中国医学科学院整形外科医院

整形美容外科护理学

主　编：胡志红
副主编：吴文红　袁凤华
编　者（按姓氏笔画排序）：
马小英　马红彤　王一瑾　王大方　王冬云　王秀云
王春华　王　焱　王　瑶　冯素芳　田　玫　申顺英
边　静　刘丁香　刘国蕊　刘学红　刘宝芹　刘　霞
孙秀梅　祁桂华　邢松梅　齐凤美　何红宾　佟　梅
吴启侠　吴　彤　吴海燕　张宁宁　张秀芝　张连艺
张春红　张春花　张　容　张　捷　李文军　李玉红
李亚男　李志华　李俊敏　李桂红　李桂敏　杜　红
杨月娥　杨海苹　杨素丽　杨燕华　花　卉　陆　萌
陈　莉　周春凤　孟庆芳　屈希珍　范利娜　姚丽英
姜海霞　柳淑芳　段豫京　胡　兰　贺　华　赵军霞
赵胜玲　夏海霞　贾　丽　郭　佳　曹丽敏　黄绿萍
程　红　董丽霞　韩彦粉　谭　蕊　黎　寅

中国协和医科大学出版社

图书在版编目（CIP）数据

整形美容外科护理学 / 胡志红主编. —北京：中国协和医科大学出版社，2011.11（2025.1 重印
ISBN 978-7-81136-582-5

Ⅰ. ①整… Ⅱ. ②胡… Ⅲ. ①美容-整形外科学：护理 Ⅳ. ①R473.6

中国版本图书馆 CIP 数据核字（2011）第 199512 号

整形美容外科护理学

主　　编：胡志红
责任编辑：吴桂梅　林　娜

出版发行：中国协和医科大学出版社
（北京东单三条九号　邮编 100730　电话 65260431）
网　　址：www.pumcp.com
经　　销：新华书店总店北京发行所
印　　刷：北京捷迅佳彩印刷有限公司

开　　本：787×1092　1/16 开
印　　张：15.75
字　　数：360 千字
版　　次：2012 年 2 月第 1 版
印　　次：2025 年 1 月第 2 次印刷
定　　价：32.00 元

ISBN 978-7-81136-582-5

序

整形外科是以对体表的创伤、病损及畸形进行修复、重建或再造为工作内容，是一门技术性较强的外科医学专业。医疗美容，它是一门医学与美学交叉、结合的医学学科。医学美容更注重通过医学手段，修复和塑造人体的形式美，使局部外形或容貌，达到美观靓丽，满足求美者的期望，增添生活信心和活力。

中国医学科学院整形外科医院是集医疗、教学、科研为一体的三级甲等专科医院。具有雄厚科研力量，承担多项国家省、部级科研课题，并获得许多项科技进步奖。每年收治来自国内外的整形美容患者5万余人次。护士承担了从患者咨询、就诊、住院，到手术、康复、出院的全程护理工作。优质的护理提高了医疗质量，保证了手术的成功。

当前整形、美容外科发展迅猛，新理论、新技术、新方法不断在临床实践中得到广泛推广与应用，系统总结整形、美容外科护理操作常规，对推动整形外科护理事业的发展有着深远的意义。我院护理人员凭借丰富的临床护理经验总结了一套具科学性、实用性为一体的整形外科病种护理常规。由我院护理部胡志红主任牵头，组织全院临床护理骨干，在教学、科研的基础上，以科学、严谨的态度，把临床的护理经验提炼总结成书稿。她们具有扎实的专业基础知识，较全面的专科护理、护理教育、护理管理等业务能力，掌握本专科护理发展的前沿动态，在临床上配合医师出色地完成了大量的工作，并参与医师的科研工作，有能力编撰一本整形外科护理专著。供整形外科护理人员借鉴。

希望本参考书能进一步推动整形外科护理的发展，在为整形外科患者服务中起到一定的作用。为提高人民群众的整体健康水平，为构建社会主义和谐社会做出更大的贡献！

曹谊林

2011年6月

序

整形外科是以对体表的畸形、缺损[illegible]进行修复、重建[illegible]为主要工作内容，是一门技术性很强的外科学专业。[illegible]它是一门医学与美学交叉结合的医学学科，[illegible]通过外科手段，修复和塑造人体的形态美，[illegible]

我国整形外科[illegible]

[illegible]保证了手术的成功。

当前整形、美容外科发展迅猛，新理论、新技术、新方法不断在临床实践中得到广泛推广与应用，[illegible]美容外科护理操作常规，对推动整形外科护理事业的发展有着深远的意义。[illegible]一套具有科学性、实用性[illegible]整形外科[illegible]护理常规。[illegible]

[illegible]会做出更大的贡献！

[illegible]

2011年6月

前　言

尊敬的读者，呈现给您的是一本内容全面，可操作性强的《整形美容外科护理学》。

随着社会的发展、医疗技术的提升，人民的生活水平、生命质量都在不断的提高。要求整形、美容手术的人群亦在不断增长。由此带来整形、美容外科专业发展迅猛，正在向着更精、更深、更广阔的方向发展。

护理工作作为医疗卫生事业的重要组成部分，与人民群众的健康利益和生命安全密切相关。护理学科的特性在于其专业实践，在实践中，通过其特定的知识、技术及与实践相符的价值观、职业道德服务于患者及社会。《整形美容外科护理学》一书是在多年的临床实践中积累、总结出来的，与目前整形、美容外科专业的诊疗技术的发展相适应的护理用书。本书是我院护理骨干总结了多年的临床经验，吸收了国内外先进的护理技术和护理理念，历时两年编撰而成。在编写的过程中，查阅了大量的参考文献，得到了医院领导的重视和众多教授的指导及帮助。在此一并深表谢意！

本书分上下两篇，共 13 章。上篇总论共 6 章，介绍了整形外科门诊、病区、手术室、麻醉恢复室以及消毒供应室的护理工作。下篇各论共 7 章，介绍了全身的不同部位实施整形、美容手术的围术期护理常规。

尽管我们做了努力，受作者的修养和素质所限，书中难免有错、漏之处，甚至谬误也在所难免，祈盼读者和同道不吝赐教，给予批评指正。

胡志红

2011 年 6 月

目　　录

上篇　总　　论

下篇 各 论

上篇 总论

第一章 概 论

第一节 整形美容外科的定义和命名

整形外科学（plastic surgery）是外科学的一个分支，又称整复（修复）外科（reparative or reparative surgery）或成形（再造）外科（plastic or reconstructive surgery），现在多称为整形美容外科（plastic and aesthetic surgery），是用外科手术的方法或组织移植（异体、异种组织）或组织代用品置入的手段，对人体组织、器官的缺损、畸形，进行修复和再造，以及对正常人形体的再塑造，达到形态的改善和美化及功能的重建。

我国整形外科是一门较新的外科专业，开始于20世纪40年代末期，尽管起始较晚，但发展很快，正在向着更加精、深、广、大的方向发展。

第二节 整形美容外科治疗范围和特点

一、整形美容外科治疗范围

整形美容外科治疗范围广泛，不像其他外科专业按人体解剖部位或系统器官划分工作，而是以对体表的创伤、病损、残缺及畸形进行修复、重建或再造为工作内容。治疗范围主要包括皮肤、肌肉及骨骼等创伤、疾病，先天性（后天性）组织或器官的缺陷与畸形。

（一）先天性缺损与畸形的整形　包括胎儿期发育过程中的组织器官畸形和成长发育期发生的形态和功能的缺陷。如颅面畸形、颌面畸形、唇裂、腭裂、外耳畸形、小眼畸形、上睑下垂、尿道下裂、阴道闭锁、并指（趾）或多指（趾）等。

（二）创伤性缺损与畸形的修复　包括机械、化学、温度、放射等因素导致的组织器官形态和功能的损伤，如创伤早期、后期，手术后继发缺损与畸形，烧烫伤的早期、后期，爪形手，瘢痕疙瘩，眼睑外翻，乳腺癌根治术后乳房缺如等。

（三）体表肿瘤切除后皮肤缺损的修复　如纤维瘤、脂肪瘤、血管瘤、斑痣以及乳腺肿瘤等。

（四）感染性缺损与畸形的整形　由于炎症导致组织坏死后遗留的缺损，如外伤感染后遗留瘢痕，天花、梅毒后遗症、走马牙疳等。

（五）疾病引起的组织器官畸形、缺损或功能障碍的整形　如面神经麻痹所致上睑下垂，类风湿关节炎引起的四肢畸形等。

（六）体形容貌的再塑造　通过整形外科技术对正常人进行艺术化的雕塑，满足其工作的需要，提高生活质量。如单睑、鞍鼻、面部老化、下睑袋、乳房下垂、局部脂肪堆积等。

（七）认知障碍的治疗　指应用整形外科手术技术治疗身体某部位的“缺陷、畸形”，以消除患者的偏执心理。

二、整形美容外科治疗特点

（一）治疗范围广泛　整形外科是在有关学科的基础上和多学科的紧密联系下成长和发展起来的一门边缘学科。工作内容从体表上看，包含了从头至足的广泛范围，而且没有年龄的限制，因此，整形外科与临床各科的治疗内容都有重叠交叉。

（二）组织移植和组织代用品的使用　组织移植包括皮肤、黏膜、脂肪、肌肉、肌腱、神经、血管、软骨和骨骼等移植。组织代用品有硅橡胶、有机玻璃、钛钉、钛板等。

（三）形态和功能的统一　整形外科手术不仅要解决患者的功能障碍，还要最大限度地改善患者的外形，以达到体表解剖上的恢复和功能上的重建，获得最佳的疗效。

（四）治疗时间与疗效的选择　整形外科多为择期手术，治疗时机的选择影响患者的功能恢复和身心康复的效果。如深度烧伤所致瘢痕，在挛缩引发关节畸形之前治疗要比瘢痕“成熟”后再医治效果好；先天性畸形最好在婴幼儿期矫正，以利于儿童的身心发育，解除家长的心理负担。

（五）计划性强　对于创伤畸形患者的多部位多器官的缺损，整形外科医师应根据患者的具体病情作出全面、合理的治疗计划。

（六）康复治疗　功能锻炼是整形外科术后康复期的重要环节，包括物理治疗、静力和动力性支架、语言训练、表情肌训练和心理治疗等，其目的是在手术修复形态和矫正畸形的基础上重建功能，以取得预期的疗效。

第三节　整形美容外科治疗方法和目标

整形美容外科的治疗方法包括外科手术、激光、注射等。外科手术主要是通过组织移植（自体的各种组织移植，如皮肤、皮瓣、软骨、骨、脂肪、黏膜、神经等）、组织代用品植入（鼻假体、乳房假体、钛钉、钛板等）为主要手段对人体组织、器官缺损、畸形进行修复和再造，以及对正常人形体的再塑造，以达到形态的改善和美化及功能的重建。经过治疗后，使因疾病、创伤或先天性畸形造成组织、器官缺损或畸形的患者，达到“伤者不残、残者不废”，使健康人更英俊、更美丽。

整形美容外科治疗目标在美容方面是超越正常，在整形方面是恢复正常。

第四节 整形美容外科的护理特点

一、专科护理特色强

手术治疗是整形外科的主要方法，组织移植是治疗重要手段，因此各类手术的围术期护理和手术配合是整形外科护理的重要工作，而各类各处的移植物护理正是整形外科的专科护理范畴。

二、多学科护理交叉

由于手术涉及范围广，包括了全身各个部位，涉及多学科交叉，患者年龄跨度大，从新生儿到老年人，因此护理面广、难度大，要求掌握多学科护理。

三、基础护理量大

整形患者中生活不能自理的儿童较多，爪形手、颏胸粘连、显微外科手术后患者自理能力差，部分整形美容手术后对体位护理和术区局部制动要求较高，生活护理量大。

四、心理护理要求高

整形美容患者部分存在认知障碍，他们在手术的不同时期有不同的心理反应，为了使患者科学地看待自身疾病，客观地评价治疗效果，消除其不切实际的幻想，树立正确的治疗信念，配合医护人员的工作，做好心理护理是非常重要的。

第五节 整形美容外科的发展前景

随着社会的进步，人们生活水平不断提高，医疗救治能力的增强，生命的数量逐渐接近人类最长寿命。提高生命质量，将成为永恒的主题。整形美容外科专业最能在这方面发挥其作用，作出更多的贡献。

一、组织重建的发展

新技术新设备的不断研发与应用，以及组织工程学、基因遗传学的研究应用将促进整形外科的不断发展。

二、整形美容外科发展

随着国民经济的稳定增长和人们生活的日益富裕，对美的追求日益强烈，消费者行为习惯发生了整体迁移，整形美容成为了民众的一种现代消费时尚。我国现代美容医学新技术新产品的应用，无创和微创医疗技术的发展具有广阔的发展前景。

三、整形美容外科市场日趋规范

当前整形外科发展迅猛，医疗市场的竞争日趋激烈，资源分布不均，机构良莠不齐，医疗整形美容医疗事故频发。2010 年 11 月 5 日，卫生部马晓伟副部长在中国医疗整形美容行业监管工作座谈会上的讲话中，分析了我国医疗整形美容行业的现状和存在的主要问题，并希望医疗机构在近几年内，抓住机遇，迎接挑战，全力以赴，齐心协力，开创医疗整形美容工作发展的新局面，为提高人民群众的整体健康水平，为构建社会主义和谐社会做出更大的贡献。

第六节 整形美容外科护士的基本要求

患者来医院就医，医师给患者开药方、作手术，护士要承担患者从进入医院开始到治疗完毕的一系列护理照顾活动。

1. 具备护士专业资格。护士条例中对护士给出明确定义：“是指经执业注册取得护士执业证书，依照本条例规定从事护理活动，履行保护生命、减轻痛苦、增进健康职责的卫生技术人员”。因此必须是取得护士执业证书的人员，依法行护。

2. 热心于护理工作，具有为人类健康服务的敬业精神。对工作有高度的责任心；对患者有同情心和爱心；自信、独立，严格、自律，能吃苦、任劳任怨，有奉献精神；热爱学习，善于观察。

3. 广阔的学科基础知识，具备扎实的普通外科基础及有关学科知识，丰富的护理专业知识和相关专业知识，如社会学、伦理学和心理医学理论，法学知识。这些都是做好护理工作的基础，不管是实践还是沟通，都需要丰富的知识做保障。

4. 具备一定的沟通技能。能够运用良好的沟通能力和语言表达能力，做好医护沟通、护患沟通、护护沟通。

5. 具有团队意识，协作精神。

6. 健康的身体，良好的心理素质，开朗、稳定的情绪，宽容豁达的胸怀，有较强的自我控制和应变能力。

第二章　整形美容外科门诊护理工作

当一个人的身体外形由于外伤、烧伤、先天畸形出现异常或要求某些方面的美化、完善外形的，到特定医疗机构，由医务人员检查身体、诊断和实施治疗，且不留住在医院的诊疗方式称为整形美容外科门诊。专科医院均按不同科室分设门诊，并配备医技科室和辅助科室。较大的专科医院为加强门诊工作，都设立门诊部，下设门诊办公室作为职能科室。

按就诊者的病情、需要处理的迫切程度，可分为一般门诊和急诊门诊两种。一般门诊的就诊者，是自觉或他觉躯体外形有异常而来就诊的人群，其病情允许在门诊时间里根据医师的安排进行检查和处理；急诊门诊的就诊对象，都是病情紧急、危重，需要及时诊疗或迅速手术的患者，急诊室应24小时开放。

一、门诊工作的重要性

门诊是医院的重要组成部分，是医疗工作的第一线，是为患者诊断、治疗的场所。多数患者的诊疗工作需在门诊进行。门诊工作是面向社会的重要窗口，它是医院接触患者时间最早、人数最多、范围最广的部门，所以门诊工作的质量高低直接反映医院的整体技术和科学管理水平。因此，在门诊工作的医护人员必须“以患者为中心”，做好门诊诊疗服务工作，发挥窗口服务功能，努力提高医疗护理质量。

二、门诊的主要任务

门诊是医院进行诊疗护理工作的重要部门，门诊的任务主要有以下几方面。

1. 负责门诊范围内的健康教育和健康促进工作。运用各种手段对整形专科疾病的认识，包括对整形美容外科的相关知识进行宣教，同时还承担对政府及相关卫生行政部门所要求的社会卫生宣教工作。

2. 负责就诊患者的预约门诊工作，以及就诊前相关的电话和网络在线咨询工作。

3. 负责门诊患者的就诊挂号、导医、分诊、治疗、护理工作及门诊病案管理工作。

4. 负责整形美容外科急诊患者的就诊、治疗和护理工作。

5. 负责门诊范围内的感染管理，严格实施消毒隔离制度，及时认真做好传染病报表工作。

第一节 设施和环境管理

一、基本要求

1. 门诊环境应宽敞、整洁、肃静，空气新鲜。诊室及走廊墙壁不得随意张贴和涂写。

2. 门诊科室布局合理，便于医疗业务工作联系，方便患者就诊，保护患者个人隐私。诊室有私密性，防止人员密集，并有计划地组织患者就诊。

3. 门诊部设有宣传栏，进行健康教育及相关就诊的宣传。设有导医服务台，向患者介绍就诊须知，备有就医指南宣传册。

二、服务设施

1. 设有完善的医院各级导引标牌，标有门诊各楼层科室分布图及医院简介。

2. 门诊大厅设有“服务台”，备有轮椅、拐杖、服务指南、针线盒、一次性水杯。

3. 门诊大厅设有供患者查询用的电子触摸屏。

4. 设有专家介绍及专家出诊动态一览表。

5. 门诊设有候诊区，候诊区内设有候诊椅、彩电、时钟、电子屏幕及电子叫号系统等。

6. 诊室设有诊室牌、坐诊专家牌。

7. 各层均有饮水处，男、女卫生间，并配有整衣化妆镜。

三、环境管理

1. 合理安排就诊流程，设置挂号、收费、办理住院接诊以及辅助检查等服务窗口，窗口要实行敞开式服务，并且采用电子信息技术采集医疗及患者信息。

2. 门诊公共设施良好。

3. 门诊实现挂号、收费、取药、住院接诊及电子病历的网络工作站管理。

4. 门诊环境美化、科技化。注重使用现代科技电子系统，方便及指导患者就医。

第二节 门诊护理工作

一、门诊护士的基本任务

1. 组织就诊，护士于开诊前备好诊室内各种诊疗用物及检查单据，备好计算机医师工作站，安排整洁的候诊环境，并根据患者情况有计划有秩序地组织患者就诊；

随时观察候诊患者的情况，善于发现问题。

2. 换药及治疗工作，整形美容的患者，门诊手术后大多需要换药，一些特殊患者还需要术后的一些特殊治疗，护士根据医嘱，按时换药，发现伤口异常时及时请示医师给予处理。

3. 卫生宣教，做好整形美容门诊患者术前和术后的宣教工作。

4. 做好各种医疗器械、药品和用品的保管、维修和补充，以利于门诊工作的顺利进行。

5. 门诊护士要具有认真负责和热情周到的服务态度，掌握整形及医疗美容医学知识来解答患者的问题。

二、门诊一般护理常规

（一）开诊前的准备

1. 整理诊室、候诊区卫生，打开窗户更换新鲜空气，治疗室及换药室应在开诊前行紫外线消毒或空气消毒。

2. 做好开诊前物品准备。如检查室的医疗器械，配制好各种消毒液，准备好医用表格及所需用品；治疗室的各种消毒器械、药品及所需物均应备齐。

（二）开诊后的工作

1. 分诊护士做好挂号次序安排，做好开诊前患者的提示工作。

2. 根据病情及特殊患者于就诊前测体温，必要时测脉搏、呼吸，眼科要查视力，并记录于病历上。

3. 对候诊患者应随时观察病情，遇年老体弱及婴幼儿就诊时，可以酌情提前安排就诊。

4. 护士要经常巡视诊室，必要时配合医师检诊。遇有患者需检查乳房、下腹部等部位时应用诊帘遮挡，保护患者隐私。

5. 对候诊患者进行卫生宣教，保持就诊环境卫生。

6. 对诊查后的患者要做好关于实验室检查以及手术治疗的具体指导，解答患者诊疗的有关询问。

（三）完诊后的处理工作

1. 整理诊室内卫生，消毒地面、诊查床、诊桌椅等。

2. 统计当日就诊及治疗人数，上报门诊部。如有疫情报告卡及传染病报告卡，应登记好上报院相关部门。

3. 下班前将门窗关好，贵重物品加锁，关好电源开关、水龙头等。

（四）换药室护理工作

1. 人员 人员相对固定，进入换药室的工作人员应戴口罩、帽子，非本室工作人员及家属严禁入内。换药前应“六步洗手法”洗手。

2. 环境 整形美容门诊换药室主要为门诊患者术后拆线、换药或就诊时带有伤口者进行换药而设置的。换药室环境整洁，光线明亮。需要分别设立清洁换药室及感染换药室，换药室内严格区分清洁区和污染区，物品定位放置，私人物品不得带入。换下的敷料及时放入医用黄色垃圾袋中。每日需要进行室内的空气消毒，每日用消毒小毛巾擦拭治疗台、治疗车，经常通风。

3. 设备 照明及通风设备、洗手池、空气消毒设备、无菌柜、换药床、治疗车等。

4. 无菌物品 每日检查无菌物品的灭菌日期。一次性物品及高压灭菌物品分开放置。

5. 换药时应严格遵守无菌操作规程 遵守先换清洁伤口、后换污染伤口的原则。特殊感染伤口，应在感染换药室处理，预防交叉感染。

（五）治疗室护理工作

1. 人员 人员相对固定，进入治疗室的工作人员应戴口罩、帽子，非本室工作人员及家属严禁入内。操作前应“六步洗手法”洗手。

2. 环境 整形美容门诊治疗室主要为门诊患者进行配液及药物治疗设置的。治疗室环境整洁，光线明亮，严格区分清洁区和污染区，物品定位放置摆放合理。每日需要进行室内的空气消毒，每日用消毒小毛巾擦拭治疗台、治疗车，经常通风。

3. 设备 诊疗床、治疗车、无菌柜、药品柜、冰箱、空气消毒设备、抢救用品(有急诊抢救室除外)。

4. 治疗操作时严格遵守无菌操作规程 严格遵守“三查七对”制度，做好护理文书的书写及记录。

（六）门诊抽血室护理工作

1. 人员 相对固定，进入抽血室的工作人员应戴口罩、帽子，操作前应“六步洗手法”洗手。

2. 环境 环境整洁，光线明亮，患者及护士操作区域有实际屏障隔开，严格区分清洁区和污染区，物品定位放置，摆放规范合理。每日需要进行室内的空气消毒，每日用消毒小毛巾擦拭治疗台、治疗车，经常通风。

3. 设备 治疗车、无菌柜、空气消毒设备。

4. 抽血操作时严格遵守无菌操作规程 做到注射时一人一针一管一巾，严格执行三查七对制度。

（七）门诊观察室护理工作

1. 留观患者范围　整形美容门诊手术后需静脉输液或需观察病情的患者，急诊手术后需输液留观的患者。

2. 留观患者特点　局部麻醉手术后、病情较轻、创伤较小的患者。

3. 留观患者的护理

（1）患者入留观室后，护士要向患者介绍留观室的环境和布局，以消除患者的陌生感。

（2）护士要了解患者的病情、手术方法、术中情况及有无药物过敏史。需静脉输液时要向患者交代输液注意事项，将呼叫器放置患者床旁告之使用方法，并经常巡视患者。

（3）护士定时巡视观察患者伤口有无渗血，必要时给予冰敷。保持患者输液管和引流管道的通畅。如遇患者伤口剧烈疼痛和有明显渗血时，及时通知医师。

（4）患者晚上睡觉前要关好门窗，保证安全。

（5）患者病情稳定，经主管医师同意，可办理停止留院手续。

（6）患者停止留观后，护士要在护理记录单上记录患者离院时间，整理病历送往病案室。

（八）急诊护理工作

1. 如有急诊患者就诊时，护士应立即通知值班医师。

2. 值班护士应迅速查看伤口情况，遇出血时，应采取止血方法。

3. 协助医师查看伤情。协助患者办理就诊手续。必要时协助医师行清创手术。

4. 术前准备

（1）备缝合包：检查缝合包是否在有效期内。

（2）备消毒液：0.5%碘伏、3%过氧化氢若干毫升（根据伤口情况），分别倒入缝合包的两个治疗碗中。

（3）配麻药：2%利多卡因5ml＋0.9%氯化钠注射液15ml＋1∶1000肾上腺素2滴。如有特殊可根据医师要求配制。

（4）其他：备5ml注射器1支，油纱，根据医师需要准备缝合针、线等，必要时备电凝器。小儿可备约束带。

5. 术中配合　及时补充物品，同时注意观察患者生命体征，协助医师完成手术。

6. 术后根据医嘱为患者注射破伤风抗毒素（6岁以下儿童正常接种的情况下，无需注射）或静脉输液等治疗。向患者交代注意事项，做好患者及家属的安慰工作。

7. 术后物品消毒及处理

（1）手术器械应按感染物品处理。

（2）手术床、手术灯、桌台面、房间地面用含氯消毒剂溶液擦拭。

（3）房间：进行空气消毒后备用。

（九）抢救室护理工作

1. 人员　急诊值班护士，熟悉一般抢救操作规程，有独立处理紧急情况的能力。

2. 环境　门诊抢救室应设在门诊通道附近，并且运输患者比较方便的位置。房间宽敞，光线充足。

3. 设备　诊疗床、急救车、氧气设备、吸引设备、治疗车、除颤仪、呼吸机、心电图设备、心电监护仪、抢救药品、抢救用品、急救包（静脉切开包、气管切开包、缝合包等）、担架车等相关抢救用品。

第三节　门诊手术室的结构和布局

门诊手术室的设计必须符合无菌技术的要求。一般应设在医院低平建筑的顶层或高层建筑的中间层，以减少人员的来往，且保持环境的安静和清洁。应处于门诊、检验科、收费处、药房等相关科室邻近的地方，便于开展工作，方便患者就医。

门诊手术室内部环境的划分符合功能流程和清洁与污染的分区要求。

1. 手术室区域划分　限制区、半限制区、非限制区。区与区之间用门隔开且有明显的分界标志。限制区包括手术间、无菌敷料间、刷手间。半限制区包括器械室、敷料室、护士站、库房等。非限制区包括男女更衣室、患者更衣室、换鞋处等。

2. 手术室设三条通道　①工作人员出入通道；②患者出入通道；③器械敷料等循环供应通道。

3. 根据功能划分　普通手术间、感染手术间、毛发移植手术间、妇科手术间及术后观察区（床）。

第四节　门诊手术室工作流程

一、门诊手术室一般工作流程

1. 门诊手术室保洁工作人员每日常规清洁手术室内环境；护理人员准时开启紫外线对手术间进行常规消毒并登记，负责清点、消毒准备当日所需特殊及精细器械并登记。

2. 护理人员于手术开始前准备好手术间、无菌间、刷手间的常规物品，接收手术病历。接手术患者进入手术间。

3. 护理人员遵守巡回护士职责，负责按医嘱开台、接台手术的工作。

4. 主班护理人员在当日手术结束后统计手术信息及报表，检查手术室内环境、设备归位、关闭水源、电源、门窗后，关闭门诊手术室。

5. 保洁工作人员随时负责门诊手术室内环境的维护，及时撤除垃圾，定点放置，分类清运。

6. 敷料室工作人员负责每日两次的无菌物品的清点交换，及特殊器械的清洗、保养。

7. 患者手术留存病理标本登记后集中存放，按时送病理科。

8. 门诊手术室消毒锅使用要登记，每周进行一次芽胞灭菌监测试验并保存结果。

9. 每月进行一次手术间空气培养监测及抽样无菌培养监测并保存结果。

二、门诊手术室患者就诊流程

1. 患者本人将选定的手术医师为其开具的门诊检查单缴费后，在抽血室抽血。约40分钟得到检验结果。

2. 患者的检验结果交予手术医师查验。允许进行门诊手术后，再将医师为其开具的门诊手术申请单、门诊手术耗材单等缴费。

3. 将检验结果及缴费单据送挂号室建立手术患者的门诊病历。

4. 患者只需在门诊手术约定时间前到门诊手术候诊室内休息等待手术。

5. 门诊手术室的工作人员会遵照患者主刀医师的医嘱在第一时间接患者进入门诊手术室。到时请患者按照接诊人员的提示要求进入。

三、门诊手术室接诊流程

1. 护士负责接收、保管当日门诊手术病历。核对患者手术信息、检验结果、手术费用等。

2. 接诊人员遵医嘱接患者，核对患者姓名、性别、年龄、手术名称、手术部位及术者。核对无误后，监测患者体温，体温正常者准许接入手术室。

3. 指导患者按要求穿鞋套或更换专用拖鞋、更换隔离衣、清洁手术区域的皮肤等。

4. 根据手术部位及要求拍摄患者术前照片，并按要求登记。

5. 询问患者个人信息，如既往病史、过敏史、用药史、月经情况等，做到心中有数。

6. 将患者手术相关信息标注在手术处置单上，传递给限制区内的护理人员。

四、门诊手术室再生器械循环流程

门诊手术室手术再生器械循环途径分为两条：自循环流程和手供一体化循环

流程。

（一）自循环流程　即门诊手术室内部针对一些精细且周转快的器械，如金针持、眼科剪、吸脂针等，自行完成器械的清洗、保养、消毒、使用的过程。

1. 每日敷料室工作人员负责配制专用器械清洗酶溶液和润滑剂溶液。根据有效手洗浓度配比：清洗酶为1∶200，润滑剂为1∶10。

2. 使用后的器械轴关节打开直接放入清洗酶溶液内浸泡3～5分钟后取出，用清水冲洗干净、拭干水分。

3. 清洗后的干燥器械轴关节打开放入润滑剂溶液内浸泡1分钟，取出后待其自然干燥。

4. 将器械放入带有侧孔的消毒盒内或直接码放在消毒锅的托盘上，消毒后立即使用或在消毒盒内备用，不超过24小时。

5. 每1～2个月进行一次除锈处理，除锈剂溶液浓度配比为1∶7。将清洗后的器械轴关节打开在除锈剂溶液中浸泡10分钟后取出，用清水冲洗干净、拭干水分，再放入润滑剂溶液中保养。

（二）手供一体化循环流程　是门诊手术室与医院消毒供应室之间就手术再生器械的处理的协作流程。门诊手术室负责提供书面的基础包内器械的种类和数量，消毒供应室负责提供器械回收密封箱和相关耗材。双方确定备用和周转基础包的数量。

1. 门诊手术室敷料室的工作人员将使用后的器械计数、分类放入回收的密封箱内。

2. 消毒供应室的回收人员按规定定时、定次回收密封箱。回收时清点并填写收货单，与敷料室工作人员核对，有误差及时沟通。

3. 消毒供应室将器械处理灭菌后及时送回门诊手术室。

4. 在医疗手术高峰期或遇有特殊情况时，双方及时沟通，确保医疗工作顺利进行。

五、门诊手术室常规药品领取流程

1. 门诊手术室药事员负责随时查看药品使用情况。根据不同药品的用量消耗分配制定出每月、每周的储备和使用量化指标，酌情申领药品。

2. 发药人负责打印领取的药品清单，领发双方清单核对无误后签字，并保存领药单（上有药品批次标注）。

3. 领取的药品按照药品有效期顺序，内、外用，或需避光、低温储存等要求分别摆放。

4. 随时观察药品使用情况、批次更换、用药反馈等，做好每月药品使用小结。

5. 急救药品常规每年进行1～2次批次更新、查验记录。

六、门诊手术室特殊药品（注射用A型肉毒毒素）领取流程

1. 领取人员必须将处方与所对应的手术申请单核对无误，用红色记号笔圈示出价格（价格是处方上国产与进口药品惟一的差别）。

2. 领取人员在处方上签字，与发药人员核对，领取相应的药品。

3. 领取人员将药品与术者核对交接，并在《肉毒毒素注射登记本》上登记批号及相关信息。

4. 注射完成后，术者将空药瓶交还领取人员。由领取人员将空药瓶送回药房，与发药人员再次核对。

第五节　门诊手术患者的一般护理

一、术前常规准备

（一）患者的准备

1. 实验室检查、交费、建病历应遵循门诊手术室患者就诊流程。

2. 当患者患有严重的心脏病、高血压、糖尿病、较重的颈椎病；服用某些特殊药物期间，如阿司匹林等；女性患者月经期间；手术区域有炎症、破损等均应延期手术，待患者身体状况良好时再行手术。

3. 门诊手术前需由患者本人签手术同意书，若不满18周岁，应由其家属签字且注明所属关系。另外，在手术前需要为患者照术前像，医务人员应向患者解释，得到理解。患者进入手术室后应听从医务人员引导，更换拖鞋、清洁术区、穿好隔离衣，遵守手术室相关规定，以保证手术能够顺利进行。

（二）手术室的准备

1. 手术包的准备

（1）基础器械包：双层包布×2块，治疗巾×4块，盖单×1块，5cm×7cm纱布块×40块，弯盘×1个，治疗碗×1个，小量杯×2个，卵圆钳×1把，艾利斯×1把，蚊式钳×6把，持针器×2把，布巾钳×4把，线剪×1把，整形牙镊×1把，3号刀柄×1把，牙签×1根。

（2）毛发移植手术包：双层包布×2块，5cm×7cm纱布块×40块，7cm×9cm纱布块×40块，15cm×20cm纱布块×10块，牙签×1根，治疗碗16cm×2个，治疗碗直径14cm×2个，治疗碗直径12cm×1个，玻璃培养皿×4个，小量杯×1个，硅胶板×2个，压舌板×2个，卵圆钳×1把，直蚊式钳×1把，弯蚊式钳×2把，毛发平

镊 ×2 把，毛发牙镊 ×2 把，整形牙镊 ×1 把，16cm 金持针器 ×2 把，布巾钳 ×4 把，线剪 ×1 把，组织剪 ×1 把，3 号刀柄 ×1 把。

2. 特殊器械的准备

（1）鼻科器械包：保护性骨凿左、中、右各 1 把，4 号骨凿 ×1 把，骨锉直、弯各 1 把，鼻中隔剥离子 ×1 把，骨锤 ×1 把，鼻翼拉钩 ×1 把，单钩 ×1 把，双面细齿锉 ×1 把，金刚砂骨锉 ×1 把，骨锉 ×1 把。

（2）拇外翻器械包：宽窄骨凿 ×1 对，骨锉 ×1 把，骨锤 ×1 把，双爪拉钩 ×2 把。

（三）常规手术配合

1. 巡回护士根据手术通知单做好各项准备工作。

2. 选择合适的手术间，调节室内灯光、温度、湿度等物理因素，使其有利于手术的开展。

3. 熟悉将实施的手术，准备和检查手术所需物品、设备、仪器是否齐全，性能是否良好。

4. 准备无菌物品，布置无菌器械台，准备特殊器械和耗材。

5. 患者进入限制区后，巡回护士持手术核查表核对患者姓名、性别、年龄、门诊病案号、手术名称、手术部位、主刀医师，确认无误后将其带入相应的手术间。

6. 根据手术要求，协助患者采取合适的体位，充分暴露手术野，但要注意遮挡患者，保护其隐私，并注意安全、保暖和舒适。

7. 巡回护士要利用接触患者短暂的时间里，与其进行交流，做好安慰和解释工作，交代注意事项，让患者感到手术室的准备工作是充分的，医护人员是认真负责的，从而缓解其紧张情绪，增强安全感和信任感。

8. 协助医师开台，消毒、铺巾、调节灯光、接好仪器，将无菌器械台置于最佳位置，并随时供应术中所需的各种物品。

9. 术中要注意观察患者生命体征的变化和认真倾听患者的主诉，当发现异常及时采取措施。

10. 监督手术间各级人员，严格执行无菌技术操作，保持手术间的安静、整洁。

11. 妥善保管切下的组织或病理标本，并做好登记工作。

12. 术毕协助医师包扎伤口，此时患者最想知道的是手术是否成功，护士应主动向患者交代，手术已顺利完成，使其放心，并交代术后注意事项。

13. 护士将术后温馨提示卡交予患者后将其妥善送出手术室。

14. 护士认真填写核查表并放入病历内。

15. 整理手术间、器械、手术用品、各种仪器，填写仪器使用登记本，特殊、贵重仪器交班。

16. 补充手术间内所需物品。

17. 清洁，消毒。

第六节 门诊手术各病种分述

门诊手术涉及整形和美容手术共12大类，180余项手术，手术室术前准备和术中配合比较简单、流程化。围术期针对不同手术，手术医师和手术室护士对患者进行必要的术前、术后的健康宣教是保障手术成功的重要组成部分。

一、面部整形美容手术

（一）治疗范围

1. 治疗性手术 瘢痕、体表肿瘤、斜颈、面瘫等。

2. 美容性手术 重睑、隆鼻、色素痣、部分颜面除皱术等。

（二）术前准备

1. 常规术前准备。

2. 术前清洁面部、口鼻腔，男患者应刮胡须、剪鼻毛。

3. 眼部手术前应摘掉接触镜（隐形眼镜），口腔内手术应摘掉义齿。

4. 手术部位有粉刺、疖肿、破溃或女性患者月经来潮应及时告知医师，必要时应延期手术。

二、皮肤磨削术

皮肤磨削术是通过使用机械摩擦以去除皮肤的表浅瘢痕、某些色素斑痣、外伤性文身等。

（一）治疗方法 机械磨削术、微晶磨削术。

（二）术前准备

1. 常规术前准备。

2. 特殊物品准备 磨皮机（动力系统和微晶磨皮机）、溃疡绸、手机、各种规格磨头。

（三）术后护理

1. 机械磨削术后第二天更换外层敷料纱布，勿动内层的溃疡绸。

2. 术后10天左右溃疡绸自行脱落，呈现潮红细嫩的新生创面。

3. 1个月内避免日晒。术后创面会逐渐出现色素沉着，无需处理，一般3～6个月后可恢复至正常肤色。

4. 二次磨削，可于术后6~12个月进行。

5. 微晶磨削术后涂一层抗生素药膏后无需包扎。应避免日光直接照射。术后14~21天可行二次手术。

三、眼部整形术

（一）治疗范围　眼部整形术包括重睑术（埋线法、缝合法）、眼袋整形术、无痕下睑脂肪去除术、切眉术等。

（二）术后护理

1. 手术当日冷敷可以减轻眼睑的肿胀。将冰袋放于纱布外冷敷2~3次，每次冷敷15分钟，间隔30分钟。手术后第二日停止冷敷。

2. 手术后数日要避免低头，不要过多活动，避免看电视、书刊，使用电脑，减少用眼，否则会使肿胀时间延长。

3. 眼睑的明显肿胀可能持续一周左右，淤血青紫会持续2~4周。

4. 按时拆线、换药；拆线后第二日方可用水洗脸。

5. 切口发红会持续一段时间，3~6个月后呈现手术的最终结果。

四、自体脂肪颗粒移植术

自体脂肪颗粒移植术是指将人体较丰厚的部位的部分脂肪，通过负压吸引的方法吸出，再将脂肪经过特殊处理成纯净脂肪颗粒，注射植入需要改变的有缺陷的受区内，以改变受区形态的一种手术方法。

（一）治疗范围　乳房、面部等身体其他部位。

（二）常规术前准备。

（三）术后护理

1. 注射部位24小时后方可用水清洁，勿按摩、热敷，1个半月后方可进行美容护理；注射隆乳，1个月内避免上肢剧烈活动。

2. 注射针孔处如有少量渗血，应用无菌棉签或纱布按压，伤口处涂眼药膏保护。

3. 吸脂区域需要加压包扎2~3天，手术部位的淤血青紫通常在一周左右消退，手术的最终效果要到4~6个月后才能确定。

4. 注意植入部位伤口疼痛情况，近期避免外力碰撞。

5. 填充后脂肪会部分液化吸收，常需2~3次手术，再次注射需间隔1~2个月。

五、乳房整形手术

（一）治疗范围　乳房整形手术包括乳头内陷矫正术（支架法）、乳房上提术、乳头乳晕缩小术、乳头再造术、吸脂隆乳术、男性乳房脂肪抽吸术、乳房腺体切除术等。

（二）术前准备

1. 常规术前准备。

2. 根据不同手术准备用物　乳晕环、酒精灯、长40cm直径0.6mm钢丝1根、钢丝剪、甲状腺拉钩、吸脂机、胸带。

（三）术后护理

1. 乳头内陷矫正术后第一日换药，根据情况确定第二次换药时间，以后常规每月复诊一次（调整支架），6～12个月拆除支架，术后一周可以淋浴。

2. 乳房上提术后胸部使用弹力带加压1个月，且1个月内避免上肢剧烈活动。

3. 男性乳房脂肪抽吸和乳房腺体切除术后胸部需要24小时弹力加压包扎，2～3日后可改穿弹力背心，坚持1～2个月，且1个月内避免上肢剧烈活动。

4. 手术后均需按医嘱口服抗生素、拆线、换药，拆线后两日可以淋浴。

六、生殖器整形

生殖器整形是指通过对生殖器先天性畸形或者后天缺损进行重建和修复，以达到恢复或者接近正常生理功能和外形的目的。

（一）分类

1. 女性生殖器整形术　包括处女膜修复术、阴道紧缩术、小阴唇整形术等。

2. 男性生殖器整形术　包括无痛液压治疗小儿包茎术、包皮环切术、包皮系带延长术、阴茎矫直等。

（二）术前准备

1. 常规术前准备。

2. 根据不同手术准备　8～12号硅胶球囊导尿管、一次性引流袋、丁字带、截石位体位垫、1号弹力网、0.9%氯化钠注射液（冰）。

3. 术前3日清洁外阴，用温水或用1∶5000高锰酸钾溶液坐浴，每日2次，每次10～15分钟。

4. 手术前1～2日进流质饮食，利于手术后控制排便。

5. 手术当日按需要剃掉阴毛。

6. 局部有感染应控制感染后方可手术。

7. 女性患者月经来潮应改期手术，男性患者手术当日需穿宽松内衣和外裤。

（三）术后护理

1. 卧床休息2～3天，清淡饮食，预防便秘。

2. 术后拆线后1∶5000的高锰酸钾溶液坐浴，每日两次，每次15分钟。阴道紧缩术后12小时取出纱条，24小时后同样方法坐浴。

3．处女膜修复术后及男性生殖器整形术后一周尽量少活动，1个月内避免剧烈运动。

4．按医嘱口服抗生素、换药和拆线，手术后1个月内避免同房。

5．无痛液压治疗小儿包茎术后，遵医嘱每日用凉开水翻洗阴茎包皮；洗前30分钟将利多卡因凝胶挤入包皮和阴茎头之间；洗后涂抹红霉素眼膏1～2ml，涂药后将包皮翻回自然状态。

6．家庭导尿管护理

（1）术后多饮水，以减少尿路感染。

（2）导尿管外露部分不要再往尿道里插送，避免污染和减少尿路感染。

（3）尿袋放置位置不高于骨盆水平，防止尿液反流入膀胱引起尿路感染。

（4）尿袋内尿液充盈时，轻拔尿袋下方的阀门将尿液放出，然后将阀门用力按回，以免尿袋漏尿。

（5）导尿管保留1～2天，于术后次日下午拔除。

（6）拔除导尿管时要先将注射器尖端用力插入导尿管尾端侧方的硬质头的插孔内，顶紧接口注射器回抽其中的数毫升水，使导尿管尾端起固定作用的管腔变扁平后，再轻拉导尿管拔除。

（7）如在应用导尿管或拔除导尿管的过程中出现任何问题，及时与医师联系或来院处理。

七、毛发移植术

毛发移植手术是通过手术的方法让自体残存的、健康的毛发重新分布到其他区域的过程。

（一）毛发移植范围　包括头发、眉毛、睫毛及会阴部毛发。

（二）术前准备

1．物品准备　口腔科手术床、毛发移植手术包、3倍放大镜。

2．患者准备

（1）术前1周嘱患者停服阿司匹林、维生素C等药物。

（2）手术前一日常规清洗头发，确保手术区域的清洁，避免术后感染。

（3）术前一晚保证充足的睡眠，必要时口服地西泮等镇静药。

（4）手术当日晨用早餐，少饮含糖类食物，以减少术中排尿次数，减少感染的机会。因手术时间较长患者可自带方便食品做午餐，以补充机体能量。

（5）患者进入手术室后更换病服。

(6) 必要时遵医嘱术前30分钟口服地西泮5mg。

(三) 手术后护理

1. 术日晚睡眠时头抬高10°~15°。

2. 术后3日可洗头，选用婴幼儿洗发水（刺激小），洗头时受发区不要用力抓挠，用指腹轻轻揉搓即可，严禁手抠结痂。

3. 移植的毛发（头发、眉毛）需要6个月左右重新生长出来，睫毛种植术后3日可清洗眼部。

4. 手术后食高蛋白、高维生素饮食，少吃辛辣刺激性食物、忌烟。

5. 术后遵医嘱口服镇痛药、抗生素，按时拆线、换药。

6. 术后1个月内，为防止枕后瘢痕增生、术区感染，少做或勿做低头、提重物、健身、游泳等活动。

八、拇外翻矫治术

拇外翻是指足指向外偏离第1跖骨及拇指通过关节的纵轴线，局部形成向内>20°的成角畸形。微创矫治拇外翻手术刀口小，仅1cm左右；手术时间短，痛苦小；不复发，效果理想；术后固定简单，患者早期即可下地活动。

(一) 术前准备

1. 常规术前准备。

2. 特殊器械准备　动力系统1套、骨科器械、驱血带。

3. 术前遵医嘱拍足部X线片，术日带到手术室。

4. 术前清洁足部，剪指甲，擦掉指甲油。

5. 手术日着肥大下装，自备一双宽大的拖鞋。

6. 近期防止足部扭伤、挫伤，皮肤破溃。

(二) 术后护理

1. 手术后可自行回家，卧床休息3天，患肢抬高。

2. 遵医嘱口服镇痛药、抗生素，按时拆线、换药。

3. 拆线后需要绷带包扎6周，绷带未拆除前坚持足趾功能锻炼（足趾伸屈活动）。如有问题可及时与医师联系。

4. 术后1、3、6个月来院复诊。

(三) 建议　手术后穿鞋要宽松、舒适，少穿高跟鞋，以减少对足的摩擦和刺激，经常充分活动足趾。

九、腋臭去除术

腋臭去除术是通过微小的皮肤切口，将汗腺去除，以达到消除身体异味的目的。

（一）术前准备

1. 常规术前准备。

2. 备皮　剃腋毛。

3. 自备特别肥大的内衣和外衣。

（二）术后护理

1. 加压包扎，患肢抬高。

2. 观察患肢血运，手部冰凉、麻木持续加重不缓解，或肿胀疼痛，及时联系医师来院复诊。

3. 术后上肢制动 5 ~7 天。

4. 按时拆线、换药，拆线后第二天可淋浴。

5. 1 ~2 个月内避免上肢剧烈活动。

（三）常见并发症

1. 术后血肿　如果处理不及时可以导致皮瓣皮肤坏死、切口感染和延迟愈合等严重后果。

2. 皮肤淤斑　术后术区周围皮肤出现淤斑，主要是术后包扎太紧，包扎部位皮肤血液循环较差所致。

3. 异味残留　主要是顶泌汗腺清除不彻底。

十、注射美容手术

凡通过局部注射的方法，将可注射材料直接注射于人体局部或特定部位，使人体的容貌或形体有所改观，起到增进容貌美或同时改善功能者，统称为注射美容术。

（一）注射用 A 型肉毒毒素（Botox ®）作为一种肌肉化学去神经药物广泛应用于美容外科领域中。

1. 治疗范围　局部注射鱼尾纹、额纹、眉间纹等去除皱纹，局部注射咬肌治疗咬肌肥大及治疗面部不对称、手足多汗症和腋臭等疾病。

2. 使用方法

（1）剧毒药物，依据毒麻药物管理规定领取、使用、登记。

（2）2 ~8℃冷藏或 -5℃冷冻保存。

（3）配置后 2 ~8℃冷藏保存，4 小时内用完。

（4）使用人员需经专业培训，并具有主治医师以上资格。

3. 常规术前准备。

4. 因有急性变态反应的病例，注射前抽取 0.1% 肾上腺素 1 支备用，

5. 术后护理

（1）注射后观察20～30分钟后再离院，叮嘱患者勿做剧烈活动。

（2）手术后2周内避免注射部位按摩、浸浴。

（3）禁止使用氨基糖苷类药物，如庆大霉素等。

（4）注射后1小时，每15分钟主动地做一些肌肉运动如抬眉、皱眉等。

（5）注射治疗良性咬肌肥大，于手术后3日内间歇咀嚼口香糖，每日3次，每次持续15分钟。

（6）再次注射手术须间隔6～8个月。

（7）术后有任何不适，及时与医师联系或来院复诊。

（二）注射用透明质酸钠凝胶（瑞兰2） 是一种真皮组织填充剂，通过填充面部皮肤修复皮肤表面轮廓，以达到满意的修复效果。

1．治疗范围 鼻唇沟填充。

2．使用方法

（1）低于25℃储存，禁止冷冻、避免阳光照射。

（2）使用人员需经专业培训，并具有主治医师以上资格。

（3）保存全息防伪标志、产品批号和产品识别码，粘贴于患者病历中。

3．术后护理

（1）术后可立即对注射部位进行冷敷，缓解注射部位的肿胀及不适感，可重复冷敷，每次5～15分钟。

（2）注射后当日可出现注射部位红，肿、疼痛、淤血等征象，3～7天症状自行缓解。

（3）注射后2～3天出现隆起、不平现象，与医师联系重新塑形。

（4）瑞兰2会在人体内逐渐降解，维持时间6个月，治疗效果消失后可再次接受注射。

（三）胶原蛋白植入剂 目前是运用最广泛的生物医学材料之一，具有高度的安全性和相容性。

1．治疗范围 面部的各种皱纹填充及塑形。

2．2～8℃冷藏保存。

3．术后护理

（1）注射部位轻微红肿、疼痛，3日内逐渐消失。

（2）注射后6小时内不要碰触注射区域，24小时内避免沾水、外涂化妆品。

（3）注射后48小时内尽量保持注射部位呈静止状态，避免大哭、大笑等肌肉频繁运动。

（4）注射后1周内、1个月内复诊。

（四）平阳霉素 用于体表血管瘤及浅表淋巴管畸形的治疗。平阳霉素为抗肿瘤药物，护理人员在接触药物过程中具有潜在危险性，抗肿瘤药可经过直接接触、呼吸道吸入或消化道摄入致医护人员职业损伤。

1. 接触化疗药物的防护 配制前洗手，穿一次性防护衣，佩戴口罩、帽子，戴双层手套，戴防护眼镜或眼罩，以减少呼吸道吸入及皮肤接触。

2. 配置过程中注意 防止药液外溢；注射后会有少量药液溢出，应以多层纱布按压针眼处；如果药液不慎溅在皮肤上或眼睛里，应立即用0.9%氯化钠注射液反复冲洗。

3. 使用过物品的处理 操作中使用的注射器、敷料及放置化疗药物的安瓿等物品应放在专用的塑料袋内集中封闭处理，以免药液蒸发污染室内空气。注射完毕后，需用75%乙醇擦拭操作台表面，室内开窗通风。

第三章 整形美容外科病区护理工作

第一节 病区的管理

病区是住院患者接受诊疗、护理及休养的场所，也是医护人员全面开展医疗、教学、科研活动的重要基地。病区的管理就是为患者提供一个安全、舒适、安静、整洁的就医环境，以满足患者生理、心理及整形治疗的需求，使患者安心配合手术、治疗，并早日康复。

一、病区设置和主要护理工作

（一）病区的设置和布局 每个病区设有若干病室、护士站、治疗室、换药室、麻醉恢复室、医师办公室、浴室、厕所、库房及护休室等。

病区实行科主任领导下的主治医师、护士长分工负责制。每个病区设30～40张病床为宜，每间病房设1～3张病床，并配有卫生间。病床之间应有布帘隔开，以便必要时遮挡患者。两床之间的距离不少于1m。

（二）病区的护理工作内容 临床护理的内容是以患者为中心运用护理程序对患者实施整体护理，满足其生理、心理和社会的需要，促使其早日康复。主要内容可归纳为。

1. 准确评估患者健康状况，正确进行护理诊断，及时制定护理计划，全面落实护理措施，及时评价护理效果，并适时补充修改护理计划。

2. 巡视病室，进行临床病情观察，了解患者的病情变化及治疗效果。

3. 正确执行医嘱，协助医师完成各项诊疗护理技术操作及抢救工作，杜绝各种差错事故的发生。

4. 了解患者心理需求变化，认真做好心理护理。

5. 做好患者的生活护理，满足患者舒适、清洁、安全的需要。

6. 做好病区的消毒、隔离工作，预防医院内感染的发生。

7. 开展健康教育，指导患者进行功能锻炼等自护活动。

8. 严格按要求书写和保管各种护理文件。

9. 做好入院、出院、转院及死亡患者的护理工作。

10. 做好病区的环境管理工作，避免和消除一切不利于患者康复的环境因素。

11. 开展临床护理科研，不断提高临床护理质量和水平。

二、病区的环境管理

医院是社会的一部分，病区是医院的一部分，护士要帮助患者尽快转变角色，适应病区这一特殊的社会环境。良好的病区环境是保证医疗、护理工作顺利运行，促进康复的重要条件，创造优美、舒适的休养环境是护士工作的责任，是医院管理的组成部分。从管理角度看，病区既是一个具有特殊性质的人文环境，又是一个必须符合医疗、卫生原则，满足患者身心需要的物理环境。它们构成了病区环境管理工作的重心。

（一）病区物理环境的管理　物理环境对增进医疗效果，帮助患者适应患者角色具有不可忽视的作用。其管理的重点有以下方面：

1. 整洁的病区　整洁主要指病区的空间环境及各类陈设的规格统一、布局整齐，各种设备和用物设置合理、清洁卫生，达到避免污垢积存，防止细菌扩散，给患者以清新、舒适、美感。保持环境整洁的措施：物有定位，用后归位，养成随时随地注意清理环境，保持整洁的习惯；室内墙定期除尘，地面及所有物品用湿式清扫法；及时清除治疗护理后的废弃物及患者排泄物；非必需生活用品及非医疗护理必需用物一律不得带入病区。

2. 安静的病区　清静的环境能减轻患者的烦躁不安情绪，使之身心闲适地充分休息和睡眠，同进也是患者康复、医护人员能够专注有序地投入工作的重要保证。医护人员应做到：走路轻、说话轻、操作轻、关门轻。易发出响声的椅脚应钉橡胶垫，推车的轮轴、门窗交合链应定期滴注润滑油。积极开展保持环境安静的教育和管理。

3. 舒适的病区　舒适的环境主要指患者能置身于恬静、温湿度适宜、空气清新、阳光充足、用物清洁、生活方便的环境中，才有安宁、惬意、心情舒畅感。

（1）舒适的温、湿度可使患者感到心境愉悦，安然处之。湿度过高，利于细菌繁殖，且机体散热慢，患者感到湿闷不适；湿度过低，则空气干燥，人体水分蒸发快，温度过高，易致呼吸道黏膜干燥。因此，应根据季节和条件因地制宜地采用开窗通风、地面洒水、空气调节器等措施，调节室内温湿度，保持病室温度18～22℃，相对湿度50%～60%为宜。

（2）良好的病室空气流通可以调节室内温、湿度，增加空气中的含氧量，降低二氧化碳浓度和微生物的密度，使患者感到舒适，避免产生烦闷、倦怠、头晕、食欲差等症状，有利于病体康复。可以根据气候变化情况定时开窗通风，一般每次通风30

分钟左右；病室应为无烟区；及时清除污物及不良气味。

（3）阳光充足的病室不仅能保护患者的视力，增加活力，且可利用阳光中的紫外线，发挥其杀菌作用，净化室内空气；适当的“阳光浴”还可以增进患者的体质，尤其是冬季的阳光，使患者感觉温暖舒适，激发情趣。但必须注意，阳光不宜直射眼睛，以免引起目眩；午睡时宜用窗帘遮挡阳光，不至于影响患者午休；室内的人工光源，既要保证晚夜间的工作、生活照明，又不可影响患者睡眠。

4. 安全的病区　可使患者心理松弛，可以避免意外事故，提高治愈率，增进护理的社会效应。所以应全力消除一切妨碍患者安全的因素，做好安全保障，避免各种因素所致的意外损伤。如浴洗室地面潮湿，致使患者滑倒跌伤；昏迷或儿童患者因未加床档、保护用具而坠床或撞伤；神志不清或躁动患者触接电源而灼伤等；杜绝医源性损害，如粗心大意引发的护理差错、事故，服务态度欠佳，致使患者心理失衡等。严格执行消毒隔离制度防止院内交叉感染。

5. 美观的病区　可调节患者的精神生活，包括环境美和生活美两方面的内容。

（1）环境美：主要指布局、设施、用品整洁美，色调美。可在病室和病区内走廊摆设绿色盆景植物、花卉、壁画等，既能点缀美化环境，还能调整患者的心情。

（2）生活美：主要指患者休养生活涉及的各个方面。如护理工具、餐具等生活用品美观适用；护士的心灵、语言、行为美；患者、医护人员的服饰美；医疗护理技术操作艺术设计美等。所有这些都按审美规律来做，就能激励患者热爱生活，调适护患心理距离，满足患者的精神心理需要。

（二）病区人际环境的管理　医院是社会的组成部分，病区医护人员与患者及其亲属之间，医师与护士之间，由于工作的需要，构成了一个特殊的社会人际环境，在这个特定的人际环境中，护士所施行的护理管理工作，均与人际交往发生密切联系。因此，做好病区人际环境的管理工作，对于贯彻医院的管理制度，维持病区的正常秩序，改善医患关系，促进各项工作的有效运行，具有积极的示范、协调和推动作用。

1. 建立良好的医护患关系　建立良好的医护患关系，有助于增加患者战胜疾病的信心。良好的护患关系取决于护理工作者正确的医学观和道德观，首先要使患者感到是受欢迎与被关心的，护士要维护他们的自尊，要根据患者的年龄、性别、民族、文化程度、职业、病情轻重等差异给予个性化的心理护理，必须做到：把患者视为社会的、不同心理与感情的人，而患者的心理状态又直接影响患者的治疗护理效果。因此首先应尊重、理解患者，视护患双方的地位平等；并重视患者的主诉，关心、满足患者对护理的需求。充分发挥患者的主观能动性，一切治疗护理活动均应取得患者及其家属的理解。以疏导、示范的方式帮助患者适应病区环境，积极配合治疗，遵守有关管理规定和制度。护士端庄的仪表、和蔼的态度、得体的言谈、良好的医德医风、丰富的专业知识、娴熟的技术都会带给患者心理上的安慰，从而产生安全感和依赖感。

2. 建立良好的群体关系　同住一室的患者构成一个群体。护士是患者群体中的调节者。护士要引导他们互相关心、帮助、鼓励，共同遵守医院制度，积极配合治疗与护理，使病友间呈现愉快、和谐的气氛，有利于疾病的康复。另外家属的关心和支持，也可增强患者战胜疾病的信心和勇气，解除患者后顾之忧。因此，护士应与家属加强沟通，取得信任与理解，共同做好患者的心理护理。

三、病区人员的管理

（一）护理人员的管理

1. 病房由护士长全面负责管理，科主任及各级医护人员都应该尊重和支持护士长履行职责，做好病区管理。制订相关规章制度：查对制度、交接班制度、安全管理制度、差错事故报告制度等。

2. 护理人员必须按要求统一着装，佩戴胸卡上岗。严格执行各项规章制度及操作规程，确保治疗、护理工作的正常进行。

3. 病区应保持安静、整洁、舒适、安全。护理人员应做到“四轻”，即说话轻、走路轻、操作轻、关门轻。

4. 病区陈设规范，室内物品和床单位摆放整齐，位置固定，任何人不得任意搬动，病床单位物品齐全、整洁，污染及时更换。

5. 护理人员应保持病区清洁、整齐，按时通风，保持室内空气新鲜。

6. 护理人员应对新入院的患者介绍医院的制度及环境，了解患者想法和要求，鼓励其树立战胜疾病的信心。

7. 护理人员态度要亲切和蔼、语言要温和，避免恶性刺激。对个别患者提出的不合理要求，应耐心劝解，既要体贴关怀又要掌握治疗原则。

8. 遵守保护性医疗制度，尊重患者，注意保护患者隐私。在检查、治疗和处理中要耐心细致，选用合适的器械，不增加患者痛苦。

9. 不要对患者谈论与工作无关的事情，以免造成不良影响。医院各科室间、医务人员间应协作配合。

10. 建立作息制度，合理安排检查、治疗时间，午间及晚间休息时保持病区安静，夜间灯光不宜过强，避免混乱。对其治疗、生活、饮食、护理等各方面的问题，尽可能设法解决。

（二）住院患者的管理

1. 患者的权利

（1）有享受医疗的权利：患者最基本的权利就是有权获得良好的医疗诊治。包括：①享受平等医疗权，凡患者不分性别、国籍、民族、信仰、社会地位和病情轻重，都有权受到礼貌、周到、耐心细致、合理连续的诊治；②有权享受安全有效的诊治，凡病情需要，有助于改善健康状况的诊断方法、治疗措施、护理条件都有权获得；③有权要求清洁、安静的医疗环境，并有权知道主管医师及护士的姓名；④患者有权了解有关诊断、治疗、处置及病情预后等确切内容和结果，并有权要求对此作出通俗易懂的解释；⑤患者有权决定自己的手术及各种特殊诊治手段，未经患者及家属的理解和同意，医务人员不得私自进行；⑥有权了解各种诊治手段的有关情况，如有何副作用，对健康的影响，可能发生的意外及并发症、预后等。

（2）有拒绝治疗的权利：患者在法律允许的范围内可拒绝治疗，也有权拒绝某些实验性治疗。但医师应说明拒绝治疗的危害。在不违反法律规定的范围内，有权出院，但必须由医院和医师作出对其出院及后果不负任何责任的签字。

（3）有要求保密的权利：患者在医疗过程中，对由于医疗需要提供的个人各种秘密或隐私，有要求保密的权利；患者有权对接受检查的环境要求具有合理的声像方面的隐蔽性。由异性医务人员进行某些部位的体格检查治疗时，有权要求第三人在场；在进行涉及其病案的讨论或会诊时，可要求不让不涉及其医疗的人参加；有权要求其病案只能由直接涉及其治疗或监督病案质量的人阅读。

（4）有参与评估的权利：患者在接受治疗的过程中，对施治单位或个人各个环节的工作有权作出客观、恰如其分的评价，无论由谁支付医疗费用，患者都有权审查自己的账单，并有权要求解释各项支出的用途。

（5）有监督维护自己医疗权利实现的权利：患者在享有平等的医疗权的同时，也有维护这种权利实现的权利，在其医疗权利受到侵犯、生命受到威胁而又被拒绝治疗时，患者有权直接提出疑问，寻求解释或通过社会舆论提出批评，要求有关医疗单位或人员改正错误，求得解决。

2. 患者的义务

（1）患者有积极配合医疗、护理及遵守住院规则的义务。

（2）护士应成为患者权利的忠实维护者，还要通过积极宣传和指导，使之承担患者应尽的义务。

3. 患者守则及住院制度

（1）住院患者应遵守住院规则，听从医护人员的指导，与医护人员密切合作，服从治疗和护理，安心休养。

（2）住院患者应遵守病房作息时间，经常保持病室内环境整洁与安静，不随地吐痰，不在室内吸烟和喧哗。

（3）住院患者的饮食须遵照医师的决定，接受医师和护士的饮食指导。

（4）住院患者未经许可不得进入诊疗场所，不得翻阅病历及其他有关医疗记录。

（5）住院患者不得随意外出或在院外住宿。如有特殊情况，须经医师批准后方可离开。

（6）住院患者应爱护公共财物。

（7）住院患者可以携带必需的生活用品，其他物品不得带入，贵重财物自行保管，严防遗失。

（8）为了避免交叉感染，患者不得乱串病房或自行调换床位，非探视时间不许会客。

（9）患者如有不遵守院规或违反纪律者，应及时劝阻和教育。

（10）住院患者及家属应遵守探视及陪伴制度，探视者不得影响患者的休息和医疗护理。

第二节　病区换药室的工作

换药工作是整形外科病房日常医疗护理工作的重要组成部分，换药室工作的好坏直接影响着手术治疗的效果。

一、换药室的功能

（一）提供更换敷料的场所　医师可以在换药室通过为患者更换敷料，检查及处理伤口，以保证伤口的正常愈合，利于移植组织的正常生长。

（二）提供术前准备工作场所　医师可以在此为患者设计手术方案，探测血管的走行，绘制皮瓣或手术切口的标志，制备修复代用品的模型，术前处理肉芽创面。

（三）便于处理术后并发症　某些术后并发症须在换药室内处理，如伤口出血的止血、伤口裂开的缝合、移植组织血运障碍的处理及肉芽创面的处理等。

二、设置换药室的必要性

（一）换药应严格执行消毒隔离与无菌操作制度　整形外科患者的伤口多种多样，包括无菌缝合的一级切口、大面积的开放性伤口、新鲜或陈旧的肉芽创面，以及延迟不愈的慢性溃疡等；污染或感染的程度也各不相同。一般常需要多次换药，故受环境污染和交叉感染的可能性极大。因此，对于换药室环境、空气、器械、敷料等的消毒隔离和换药工作中的无菌操作要求十分严格，这样才能避免伤口的外源性感染，保证正常良好的愈合。

（二）换药应有良好的条件 基于整形外科手术范围面积广、部位多，有些还比较隐蔽，缝合又细密，而且换药次数多、难度大、时间较长，有些手术切口的设计、术前检查、皮肤准备等均需在换药室进行。这就要求换药室有良好的操作条件，如室内面积、光线、室温等，便于医师、护士操作。

（三）换药时须有护士的默契配合 整形外科患者术后换药一般均由医师亲自进行，由于手术范围广，从头皮到足底，如表浅组织的修整、形态功能的改善、各种组织的移植、外表器官的再造等，与其他专业有交叉联系，所以全部换药过程都离不开护士的默契配合，及时保障换药过程中所需要的器械、敷料及其他用品的供给。

三、换药室的设置与要求

（一）便于隔离的环境位置 换药室应设在病房的一端，不与病室紧密相邻，以便于保持一个相对隔离的环境。一般应设两个房间，一间用于无菌伤口的换药，另一间用于一般的包括感染伤口的换药及术前检查、设计和皮肤准备。

（二）照明及通风设备 换药室内要求自然光线充足，通风设备良好，还应配备室内温度调节器及辅助照明，如无影灯、地灯等设备。

（三）有良好的卫生设施 换药室内应配备紫外线消毒灯，用于室内空气消毒。安装洗手池。

四、换药室制度

（一）一般管理制度

1. 换药室应由具有一定临床工作经验和技术水平较高的护士负责管理，严格执行消毒隔离和无菌操作制度，对任何违反换药室制度和无菌操作的行为都有责任监督和制止。

2. 非换药人员及家属等闲杂人员均不得进入换药室内。

3. 门诊患者不得进入病房换药室换药。

4. 禁止在换药室内拆石膏；患部有石膏绷带固定者，换药前应在病室内拆除后再进入换药室。

5. 换药室护士必须保证患者换药所需敷料及物品的供应；凡需特殊材料者，应由医师提前通知换药室护士进行准备。

6. 换药室内专用器械及物品一般不得外借，特殊需要时必须经病房护士长批准；非换药室专用物品或私人用物一律不得携带入内。

7. 为保证换药室的清洁消毒隔离及各项常规工作的进行，应根据医师的具体工作情况将换药工作集中固定在一定时间，非特殊情况不在晚间进行换药。

8. 换药时应该安排患者卧位或坐位，切不可让患者站立换药；多人或男女患者同在一室换药时应用布帘或屏风隔开。

（二）消毒隔离制度

1. 医师、护士进入换药室必须穿工作服，戴工作帽及口罩，每次换药前后均须用肥皂或洗手液彻底洗手，为感染伤口换药后须用有效浓度的含氯消毒液洗手。

2. 凡接触伤口的器械、敷料及药品等，必须进行高压灭菌处理；灭菌包应注明有效期，夏秋季节（5～10 月）为1 周，春冬季节（11～次年4 月）为两周，潮湿多雨地区应根据本地区情况缩短有效期，但棉球罐等使用频繁无抗菌能力的无菌物品则应每24 小时更换一次。

3. 严格区分无菌区和非无菌区，清洁区和污染区，并标上明显标志；严格按区域分别放置无菌器械、敷料及各种物品；无菌物品要专柜放置，并有定期消毒制度。

4. 已被污染的敷料、器械及物品应及时处理和更换。有脓、血污染的器械应用75%乙醇棉球擦净后及时送供应室清洗、消毒、灭菌。精细锐利的器械应单独处理、存放。

5. 换下的污染敷料要放在带盖的污物桶内及时送去焚化；布类用品及时送洗，禁止在换药室内过夜。

6. 换药根据伤口情况应安排先后顺序，先换无菌伤口，后换感染伤口，即无菌供皮区——拆线——未愈合伤口——一般伤口——一般感染伤口。

7. 患者有特殊感染的伤口（如铜绿假单胞菌等）时，严禁医师在换药室内换药，应由护士准备好无菌盘及所需物品置于专用换药车上，推至患者床旁进行换药；操作者应戴一次性手套；换药完毕所用的污染敷料及手套一并装入医用垃圾袋内，立即送焚化；其他器械及布类敷料分别单独进行双蒸处理；换药车用消毒液擦拭。

（三）无菌操作原则

1. 医师独自一人进行换药时，应根据患者的伤口情况，按顺序一次备齐敷料及器械，凡接触伤口辅料者不得再接触供应台上的无菌物品，需要时应重新洗手后方可再取，以保持无菌台面的清洁。

2. 开瓶后的无菌溶液（如0.9%氯化钠注射液等），应标明开瓶时间，超过24 小时则不可继续使用。

3. 换药室护士协助医师换药只负责供应工作，不得接触患者伤口，不给患者解开绷带、揭敷料；多个患者换药时，每位患者用过的器具及换下的敷料，由医师放置在规定地方；全部换药完毕后由护士集中处理，严禁将揭下的敷料任意放置在床上、桌上或地上。

五、换药室的常规工作

（一）清洁工作

1. 每日打扫一次，用含氯消毒液擦换药车、换药床、物品柜、器械柜的尘土；每日换药结束后用含氯消毒液擦地面；每月大扫除一次，用含氯消毒液冲刷地面、墙面，保证室内窗明几净。

2. 换药时使用一次性隔离单置于换药床上，做到一人一单，及时更换。

（二）器械管理

1. 每日清点检查常用物品，每月总清点检查一次，保证一次性无菌物品种类及数量齐全，其他器具使用性能良好，发现损坏应及时报告护士长补充更新。

2. 每日检查无菌包的有效期，到期物品应及时更换或重新灭菌。

3. 操作台上的器械盒、油纱盒等无抗菌能力无菌物品，一经打开使用不得超过24 小时，无菌持物钳每 4 小时更换。

（三）空气消毒及检测

1. 每日换药结束后先通风换气 30 分钟，然后用紫外线灯照射 60 分钟后再通风换气 5 分钟，以减少室内的臭氧气味；准确记录紫外线灯照射时间。

2. 每周用 95% 乙醇纱布擦拭紫外线灯管一次，以保持灯管表面清洁；发现灯管表面有灰尘或油污应随时擦拭。

3. 每 3 个月或每 100 小时用紫外线强度指示卡对紫外线 KJ 管进行测定（具体测定方法按有关部门规定进行），以检测紫外线灯管的性能，便于及时更新。在不具备检测的条件下，可根据紫外线灯管照射的累计时间计算。每只灯管使用寿命约为 1000 小时，当使用时间达到 3/4 时应予以更换。

4. 每月进行一次换药室内空气的细菌培养。

六、基本换药技术

换药室护士根据医嘱进行或参与一定的换药配合工作，所以换药室的护士应具备一定的基本技能，才能更好地完成此项工作。

1. 拔引流条或拆线　缝合伤口留有引流条者，一般在术后 24 ~ 48 小时拔出，置负压引流管者在确诊无积液吸出后拔除；伤口拆线时间可根据伤口的部位和性质不同，一般应按医嘱执行。伤口在颜面部者一般直接缝合，可于术后 5 ~ 7 天拆线；锁骨上、腹部伤口在术后 10 天拆线；游离植皮拆线，在关节等活动部位，一般延长到14 天左右；手部伤口者在术后 10 天；皮管及皮瓣的缝线在术后 10 ~ 14 天拆线，若张力较大可延长 2 ~ 4 天。

（1）用物准备：换药用具 1 套（包括换药碗、镊子、止血钳各 1 把）、剪刀 1 把、

75%乙醇棉球、0.9%氯化钠注射液棉球、凡士林油纱或溃疡油纱布及适宜的纱布敷料、胶布、绷带及弯盘等。

（2）操作步骤：除去敷料，观察缝线周围皮肤有无红肿、感染、积液或积血等。用止血钳夹持75%乙醇棉球消毒伤口及周围皮肤。拔除引流物前应轻压患部并观察有无积血或积液，如仍有时，应将引流条或引流管稍做旋转或拔出一点，重新包扎，继续保持一天。需拆线的伤口，若愈合情况良好可一次拆除；较大的缝合伤口或缝合有张力的伤口应作间断拆线，待1～2天后再全部拆完。拆线后如发现伤口愈合不良，可用创口黏合胶布粘贴，用汽油棉签擦去伤口周围皮肤的胶布痕迹，伤口处覆盖凡士林油纱布和无菌敷料，并用胶布绷带固定。

2. 肉芽创面的换药

（1）用物准备：同缝合伤口拆线。

（2）操作步骤：首先应观察创面的肉芽成长情况，正常的新鲜健康肉芽创面可用75%乙醇棉球消毒伤口周围皮肤。用无菌0.9%氯化钠注射液冲洗创面，或用0.9%氯化钠注射液棉球蘸净创面分泌物，然后用干棉球蘸干，再用75%乙醇棉球消毒创面周围皮肤。用凡士林油纱布或溃疡油纱布一层覆盖创面，多层纱布包扎。

（3）对肉芽组织不健康创面的处理：应根据所见情况予以相应处理。①水肿肉芽：肉芽色苍白、表面臃肿，生长过度，常突出于创面，触之有浮动感，3%～10%高渗氯化钠或10%硫酸镁溶液湿敷，并进行加压包扎；水肿肉芽创面不宜用油纱布覆盖，因其不吸收渗液，反而会促进水肿肉芽的增生；②陈旧性肉芽：肉芽色暗红，不新鲜，有时其表面有一层猪油样分泌物，创面高低不平，呈陈旧性出血状态，生长缓慢。创面周边常有一圈硬化皮阻碍生长，俗称“锁口皮”，应予揭取，肉芽创面应轻轻剪平。但不可粗暴乱刮，以防仅存的少许肉芽结缔组织被全刮去，随即用0.9%氯化钠注射液棉球压迫止血，其换药不可过勤，换药时也不可过分擦洗。必要时局部可用去腐生肌的中药敷用，以促进坏死组织脱落；③炎症肉芽：肉芽易出血，表面有较多脓性分泌物，创面周围可有红肿，患者自觉局部疼痛，应加强局部抑菌、灭菌处置，取创面拭子做细菌培养及药物敏感试验，选用对细菌敏感的抗生素行局部创面的湿敷，保持引流通畅。这种肉芽创面换药应较勤，可每日更换；④坏死肉芽：肉芽呈灰白或紫黑色，表面污秽或干燥，有时为干痂，应将坏死部分剪除，并注意改进创面局部的血液供应，加强营养。肉芽创面经以上处理，如面积过大，仍然难自行愈合者应作埋管湿敷后进行表皮移植修复。

3. 创面埋管湿敷换药法　用于肉芽创面，其目的是清除分泌物及污染物，清洁创面，促使新鲜上皮生长或为创面做表皮移植准备。

（1）用物准备：换药用具一套（同拆线的用物准备），另备湿敷溶液、细孔及大孔纱布、乳胶或硅胶的注液管。

（2）操作步骤：按常规消毒肉芽创面，紧贴创面覆盖一层细孔、吸水性强的纱布（以利于引流和防止肉芽组织长入纱布孔内）。覆盖2～3层的大孔纱布，并将注液管（管的末端用线扎紧，环管周相错剪穿多个小孔，使注入液体均匀分布）盘在大孔纱上，其开口端留在大孔纱外，用无菌纱布包扎并以胶布固定在正常皮肤上。在注液管上再依次覆盖几层凡士林油纱，最后加棉垫并行加压包扎。按医嘱每日4～6次注入湿敷液，如0.9%氯化钠注射液、呋喃西林或乳酸依沙吖啶（利凡诺）溶液，也可根据细菌培养结果及药物敏感试验的结果给予不同的抗生素溶液，每次注水量按创面大小而定，以能保持内层敷料湿润为度，一般20～30ml即可，过多浸透外层敷料则影响无菌状态。操作时应严格掌握无菌技术，否则可经注液管引起感染。一般情况不主张抗生素局部使用，因较易引起变态反应，并增加细菌的抗药性。但根据整形外科多年使用经验，抗生素局部湿敷，较全身使用更为有效，并能迅速地控制肉芽创面的感染。

4．供皮区换药　供皮区一般应在术后2周进行第一次换药，检查创面愈合状况，如果在此以前发现供皮区敷料有特殊臭味，或者有脓性分泌物渗出，或有较严重的疼痛感，并伴有体温升高时，提示局部发生感染，应提前换药检查和处理。

（1）用物准备：同一般换药。

（2）操作步骤：轻轻地揭除各层敷料，保留归蜡绸。用75%乙醇棉球消毒供皮区周围皮肤。如归蜡绸干燥且紧贴创面，则不要勉强揭开，待第二、三次换药时任其自然分离脱落，或将消毒凡士林涂搽在归蜡绸上，也可覆盖1层凡士林油纱，再次换药时便可揭除归蜡绸。揭除归蜡绸后，用凡士林油纱覆盖创面，再按常规加压包扎。3～5天后再次换药，可用弹性绷带或护腿包扎。

（3）供皮区创面部分感染的处理：第一次打开敷料如发现有供皮区部分感染时（部分归蜡绸浮起，下有积液），应以无菌剪刀剪去浮起的归蜡绸，用生理盐水棉球清洁创面分泌物，其他部位的归蜡绸仍保留，但应以酒精棉球消毒并覆盖凡士林油纱或溃疡油纱，然后用纱布棉垫加压包扎，再次换药的时间根据感染情况而定。

（4）供皮区大部分感染的处理：发生较严重感染的供皮区分泌物甚多，痂皮积聚，创面很脏。此时换药前必须先做细菌培养和药物敏感试验，然后再做冲洗。具体操作：先以2%肥皂水棉球擦洗创面，清除坏死组织和脓液。用0.9%氯化钠注射液充分冲洗，边冲边用棉球擦拭创面积垢。用干纱布擦掉周围皮肤的水迹，创面或敷溃疡油纱，或根据药物敏感试验结果用敏感抗生素混合液做湿敷，最后按常规加压包扎。

在每次更换敷料时一定要注意保护创面，勿损伤新生上皮组织，尽量使之自愈。对感染严重，破溃较深的供皮区形成经久不愈的肉芽创面时，应先控制感染，可用埋管湿敷换药，待新生肉芽出现后再行表皮植皮或中厚植皮，以消除创面。

七、整形外科手术前皮肤准备

对行外科手术的患者进行手术区域的体毛清除就叫备皮。

（一）备皮目的　整形外科手术前剃除切口周围的毛发，是为了防止手术时毛发误入伤口内，引起异物感染。

（二）皮肤准备范围

1. 头部、耳部手术　男性患者剃光头；女性患者一般剃除切口周围5～6cm头发，其余头发可梳理编成辫子。

2. 面部手术　修面，剪除鼻毛。

3. 颌颈手术　剃毛范围为颈部周径及环耳周1cm，前胸至乳头平线，修面、剪除鼻毛。

4. 胸部手术　剃毛范围范围为上过肩、下至脐平线，双侧至腋后线。若为单侧胸部手术，单侧剃腋毛对侧应达锁骨中线（头中线）。

5. 腹部手术　剃毛范围为上起乳头平线，下至耻骨联合部，双侧达腋后线，剃阴毛。若单侧腹部手术者，对侧达乳中线。

6. 背部手术　剃毛范围为上过肩，下至第四腰椎水平线，双侧达腋前线，剃腋毛，单侧达对侧的肩胛中线。

7. 上肢手术　剃毛范围为上过肩颈根部下至指端，剃腋毛，剪指甲。若上臂手术者，下至肘下10cm。采用臂丛麻醉者应剃去同侧腋毛。

8. 下肢手术　剃毛范围为上起腹股沟，下至趾端，剪趾甲；股部取皮者应下膝至下10cm，剃阴毛，剪趾甲；小腿手术，自足端至膝上10cm，剪趾甲。

9. 会阴及肛门手术　剃毛范围为上起髂前上棘水平线，两侧包括股内侧上1/3，后至腰骶关节平面，包括骨臀部、会阴部，剃阴毛。

（三）备皮方法　嘱患者先沐浴，根据手术需要及备皮范围仔细剃除该区域毛发。对陈旧性瘢痕者要特殊处理，要求患者术前2～3天泡洗，使积垢软化，再小心剃除，以保证术野无毛发、无污垢、无破损。

（四）备皮用物　治疗盘、一次性备皮刀、纱布。

第三节 整形美容外科围术期的护理常规

一、入院护理

（一）床单位的准备 护士应将病床的备用床改为暂空床，并备齐用物。

（二）健康评估

1. 为患者测量生命体征，进行护理评估，整形专科评估。

2. 观察患者全身健康状况，如有无上呼吸道感染或其他不适，对患儿还应了解近期内是否接触或患过急性传染病，如水痘、麻疹、腮腺炎等。通过定时测量体温、脉搏、呼吸、血压和实验室检查，进一步了解患者是否有潜在的疾病，作为医师在手术前的参考依据。

3. 了解患者伤病或畸形发病的原因、部位、性质、时间及伤病部位的现状（如有无瘢痕挛缩或有无创面、湿疹、脓疮等），根据具体情况做相应的处理，如浸洗、换药、抬高患肢以及卧床休息等，以促进伤口愈合。

4. 了解患者的生活习惯，如饮食、睡眠及兴趣爱好，是否吸烟和生活自理程度等，以便按具体情况给予恰当的护理。对术后需卧床或行姿势固定者，应嘱患者在床上练习排便及行姿势固定体位的训练。

5. 评估患者的精神、心理状态，整形外科患者有些涉及功能和形态，患者对手术效果顾虑多，而且往往抱以较高的期望，以为通过手术能完全恢复伤病前的形象或能“改头换面”变得更加美好。为此，护理人员应该理解他们的心情，并与医师密切配合，耐心地做好恰如其分的解释工作，使患者能面对现实，正确地对待治疗及其效果。

（三）入院宣教 向患者介绍医院环境、主管医师及责任护士、住院相关制度，如住院守则、设施使用、陪床制度、安全管理制度等。

二、手术前护理

（一）完成各项检查 协助医师准确及时地做好患者的全面检查，如手术前需做血常规，尿常规，出、凝血时间，血型及肝、肾、心、肺功能等检查。必要时做CT、磁共振及三维CT等检查；病变部位的X线片、造影检查及患部的普通摄影记录，必要时还要为患部做蜡或石膏模型，作为立体形象记录，以便于手术前后做对比。护士应了解各种检查的目的、意义及其正常值，如发现异常或有遗漏的项目应及早与医师联系，进行必要的纠正及处理。

（二）心理准备 评估患者的身心状况，护士向患者说明麻醉、术中及术后可能遇到的问题（如饮食、体位固定等），以及如何正确对待，使他们有充分的思想准备，以减轻其术前害怕、紧张、焦虑、恐惧等心理问题，增加患者参与治疗和护理的意识，建立面对现实，稳定乐观的心理状态，解除思想顾虑，更好地配合手术及治疗，有利于机体更快地康复。

（三）皮肤准备　手术前一日，彻底清洁皮肤，嘱患者剪指（趾）甲、沐浴。护士遵医嘱按备皮范围剃去术区毛发，清洁皮肤，防止切口感染。对不能自理者，护士应协助进行。对行颜面部美容手术不剃头发者，则分别于术前1日下午及晚上用1%~2%碘伏洗头一次，用无菌治疗巾擦干后戴上无菌圆帽，睡前在枕头上铺两块无菌治疗巾；术晨按上法再洗头一次，擦干后护士戴无菌手套将头发梳理编辫子，戴无菌帽。洗头时注意勿使消毒液流入眼、耳内，以免引起不适。同时还应修面、剪鼻毛、清洁口鼻腔，再次沐浴后更换清洁衣服，有溃疡或肉芽创面者，沐浴后应用2%肥皂水及0.9%氨化钠擦洗创面后进行湿敷换药。行肛门会阴部手术者，应从术前3日起开始用温水或1:5000高锰酸钾溶液坐浴，每日两次，每次10~15分钟。

（四）胃肠道准备　全部麻醉手术前一日服用泻药或灌肠，以排除粪便。术前12小时禁食，4~6小时禁水，防止麻醉或手术过程中因呕吐物误入气管引起窒息或吸入性肺炎。

（五）配血及药物过敏试验　根据手术大小，按医嘱提前备血做好药物过敏试验。

（六）保证休息　术前应保证良好的睡眠。为了使患者得到足够的睡眠和减少精神上的紧张，术前1日晚睡前按医嘱给予镇静剂。

（七）病情观察　了解一般情况，注意观察病情变化，测量患者的体温、脉搏、呼吸、血压及体重并记录，询问女性患者是否有月经来潮。如发现生命体征异常者应检查原因，女性患者月经来潮，都应及时通知医师，以考虑是否需延期手术。

（八）术晨准备　术晨护士应再次检查术区皮肤准备的范围是否正确及完善，有无破溃或疖肿。肢体手术者，用75%乙醇或碘伏消毒后用治疗巾包裹；颜面部手术者，应嘱患者清洗后不可用任何化妆品及油脂类润肤膏；眼部手术者，要冲洗结膜囊及滴眼药水；口鼻部手术者应用1.5%过氧化氢与0.9%氯化钠注射液棉签清洁口鼻腔；有创面者，应用0.9%氯化钠注射液纱布湿敷换药，但不可覆盖油纱；阴道手术者，应按医嘱冲洗阴道。根据不同手术的需要按医嘱安插胃管及留置导尿管，并妥为固定。患者去手术室前应排空膀胱，取下眼镜、活动义齿、发夹、手表及贵重物品，应当面交给护士长妥善保管，病房护士将病历、胸腹带（必要时）及其他所需物品送往手术室或当面交给手术室护士。

（九）手术后用物准备　患者去手术室后，病房护士应根据手术的性质、方法、部位及麻醉等要求做好相应的准备。

1. 床单位的准备　更换床上用品，铺好麻醉床（便于搬移患者），如病情较重或需要隔离的患者，应准备单间，便于观察护理。

2. 准备支架　如为胸或腹部皮管、皮瓣成形或转移、尿道下裂修复及下肢术后等，应准备支被架，以保护术区，防止足下垂。姿势固定术后应安装牵引支架，以便于抬高患肢和患者在床上活动。

3. 引流装置的准备　凡术后带有引流管（如乳房再造、会阴部手术等）者，应准备无菌引流瓶于床旁备用。

4. 其他用物准备　如输液架、血压计、听诊器、吸引器、弯盘，必要时还应准备多普勒血流测定仪、皮温计、胃肠减压器、输氧装置及急救用品等。

三、手术后护理

（一）妥善搬运患者　手术后患者回病房，病房护理人员应协同护者，将患者谨慎安全地搬移至病床（搬移的方法按基础护理的操作要求），动作要轻巧，不可用力拖、拉或震动患者，以免因体位的改变引起血压的波动，或影响肢体、敷料的固定及输液、引流管道的固定。

（二）保持正确体位　按医嘱要求给予患者恰当舒适的卧位，保持呼吸道通畅，防止误吸。

1. 全身麻醉术后患者，去枕平卧，头偏向一侧；腰麻术后平卧6小时；颈、胸、腹部手术患者，麻醉清醒后可改为半卧位，抬高床头30°～40°；头部手术患者，麻醉清醒后可改为半卧位，抬高床头15°～30°；脊柱手术后患者，需卧硬板床；四肢手术后患者，应抬高患肢。

2. 麻醉平稳后给予患者保持正确的卧位　如胸、腹部手术后给予平卧，双膝下垫软枕使双膝微屈，以利于放松腹部肌肉；头面部手术一般应给予半卧位；四肢手术应抬高患肢，可利于静脉回流，减轻手术部位的肿胀；颈部植皮术后多采用仰卧、肩部垫高位，在肩部下置软枕使头呈后仰位，以减少颈部植皮术后皮片的挛缩；无卧位限制者，可随意卧位，以舒适为原则。在安置患者的过程中，应同时留心观察患者的皮肤有无异常，如有无破溃、压伤等，以便及时处理。

（三）病情观察

1. 监测生命体征　术后回病房后应及时向有关人员（医师或手术室护士）了解术中病情变化、用药情况及注意事项，查看医嘱，有疑问应询问清楚，以便于正确地执行医嘱。同时当面交接清点物品，以免遗失或误解。根据病情及时监测血压、脉搏、呼吸至生命平稳。测量及记录体温、脉搏、呼吸及血压，观察生命体征的变化，测量的间隔时间应按医嘱，如无特殊医嘱则根据手术大小和病情变化而定，一般常规在术后3～5日每日测4次，正常后可改为每日2次；对血压的观察，应在接患者后立即测量1次，以后视情况而定。

2．注意患者一般情况的观察　包括患者的意识、精神状态、面色、疼痛、睡眠、饮食及出入量等，如发现异常应了解原因并与医师取得联系，及时处理。

3．观察伤口渗血、渗液情况　整形外科手术后，对局部伤口的观察和正确的护理，往往关系到手术的成败，因此要特别注意：伤口有无渗血、渗液；术区有无不正常的疼痛；敷料包扎是否松脱；肢体或局部制动是否确实；移植体或肢端血运是否正常。如发现异常，应针对其具体情况及时给予处理。口内切口患者应按要求给予口腔护理。

4．各种管道的护理　妥善固定输液通道、各种引流管、尿管，防止脱落，扭曲，保证其通畅。注意观察引流液、尿液的颜色、性质和量，按要求准确记录出入量。

5．营养支持　术后应维持患者的营养需求，促进伤口愈合。禁食期间应及时给予患者营养支持，保证水及电解质平衡。根据手术要求和医嘱护士给予正确的饮食指导，并做好入量纪录。

6．疼痛护理　护士应向患者解释疼痛的原因及可能持续的时间，做好心理护理，保证正确舒适的体位，室内环境安静、整洁、舒适，必要时遵医嘱适当给予镇痛剂，并观察结果。

（四）术后常见并发症的预防及处理

1．恶心、呕吐

（1）术后恶心、呕吐的常见原因：①麻醉药物的反应（如吗啡类药物）；②电解质的紊乱；③咽喉部的刺激（肿胀、血凝块或分泌物）；④精神心理因素；⑤其他，如低血糖、缺氧、颅内压升高等，均可引起恶心、呕吐。

（2）预防及处理：①消除原因，按医嘱给予镇静或镇吐药物；②呕吐时将患者头偏向一侧并及时吸净呕吐物，给患者用温开水或冷开水漱口；③观察呕吐物的性质及量并记录，必要时送标本检验；④如为口周手术者，应用油纱布保护敷料，以保持敷料的清洁，防止伤口污染。

2．腹胀

（1）常见原因：整形外科术后患者腹胀多发生在椎管麻醉后，胃肠道功能受到抑制尚未完全恢复，或术前肠道准备不佳，进食过早或进易产生气体的食物等，造成肠腔内积气过多所致。另外在腹部手术后（腹部取皮）局部包扎过紧和长期卧床制动，导致肠道蠕动减慢，也可引起患者术后腹胀。

（2）预防及处理：①消除引起腹胀的诱因；②用肛管排气或胃肠减压；③腹部置热水袋、按摩或针灸（针刺主穴足三里，辅以天枢、关元，艾灸神厥穴）；④必要时按医嘱给予拟胆碱药物，如新斯的明，以促进肠蠕动。对老年、儿童患者应观察是否有肠梗阻或肠套叠的体征。

3．尿潴留

（1）常见原因：多因手术麻醉药对自主神经不同程度的抑制，降低了排尿反射，膀胱逼尿肌松弛，括约肌反射性痉挛，或不习惯卧床排尿，长时间不排尿，膀胱膨胀过度，使膀胱括约肌失去收缩能力所致。

（2）预防及处理：①估计患者手术持续时间较长时，应于术前留置导尿管，使术中持续引流尿液；②注意观察患者膀胱充盈情况，如术后8小时尚未排尿，而膀胱膨胀者，应消除其顾虑，积极鼓励患者自行排尿，并协助患者改变体位，下腹部置热水袋敷和轻轻按压；③用流水声或温水缓慢冲会阴部，以引起其排尿的反射；④针灸（三阴交、阳陵泉、关元、百会、曲骨等取2～3穴位针刺或艾灸中枢、中极等穴位）。如无效，应严格按无菌技术操作给予导尿，如膀胱极度膨胀，第一次放尿不可过多（400～500ml），以免引起突然收缩造成膀胱内压骤降，导致虚脱或出血。导尿后可暂时留置导尿管，待患者能自主排尿时再拔除，以避免反复导尿增加感染的机会和患者的痛苦。

4、肺部并发症

（1）常见原因：虽多见于胸腹部大手术，但在整形外科也非例外，其原因为：①麻醉药及气管内插管的刺激；②手术时间过长、麻醉较深；③误吸入呕吐物或血液（如唇腭裂手术）；④术后胸腹部包扎制动，致使肺换气不足（如取肋软骨或取皮术）；⑤术后因伤口疼痛，患者不愿或不敢深呼吸、咳嗽排痰；⑥术前有慢性气管炎或长期吸烟史；⑦老、幼及体弱患者机体抵抗力差，易罹患上呼吸道感染等，均可造成肺部并发症，如支气管炎、肺炎、肺不张（部分或一叶）。

（2）预防及处理：①在不影响伤口固定的原则下应鼓励患者早期下床活动或在床上活动，如做深呼吸、定时翻身叩背；②对长期吸烟者，应劝阻其吸烟，手术前后1周内禁止吸烟；③注意患者的饮食，增加其机体抵抗力，对老幼弱患者更要注意保温；④术后按医嘱给药，如抗生素、祛痰药及镇痛药等；⑤鼓励患者进行主动有效的咳嗽训练，促其排痰，也可采用蒸汽吸入或超声雾化吸入等方法湿化呼吸道。

5．伤口出血

（1）常见原因：术后伤口出血可分为原发性出血和继发性出血。前者多发生在术后数小时内，多因手术中止血不彻底或局部浸润麻醉时曾加用过肾上腺素，使血管暂时收缩后复又扩张所致；后者是因创面感染或坏死，涉及较大的动脉而出血，一般发生在术后6~10天（常见有腭裂术后出血、扩张器置入术后出血）。术后应密切观察患者生命体征及伤口引流情况，及早发现出血征象。

（2）预防及处理：①注意保持敷料确切的加压包扎；②伤口应保持清洁、干燥，防止敷料浸湿或污染，要加强口腔护理；③根据医嘱给予抗生素及止血药；④如发生伤口出血时，护士应保持镇静，针对具体情况抬高出血肢体，用纱布或纱布蘸麻黄碱液暂时压迫止血，及时建立静脉通道，进行输液，同时通知医师做进一步处理。

6. 切口感染

（1）常见原因：①整形外科手术野多，操作程序多，手术时间长，体表创面暴露机会多；②术中因体位改变而遭受污染机会多；③术前烧伤瘢痕凹陷处的积垢清洗不彻底；④游离移植的组织在未重新建立血供之前抗感染能力低下，带蒂组织移植的血供也往往比正常组织者降低，造成术后感染机会增加。

（2）预防及处理：①注意保持床铺衣物整洁，如有污染及时更换；②密切观察术区敷料包扎情况，有无渗血、渗液，渗出量及颜色，敷料外层有无异味，准确记录及时报告医师给予处理；③术后3~5日患者仍有剧烈疼痛，应观察切口有无感染迹象；④发生感染及时给予抗生素治疗。

四、出院护理

1. 自我护理　教会患者对伤口的自我护理，如何进行功能锻炼，出院后用药方法。

2. 健康指导　指导患者应合理的营养饮食，良好的心态，加以适当的锻炼，并保证很好的休养环境。

3. 其他　提醒患者来院就诊、复查时间及联系方式等。

五、口腔护理

在正常情况下，口腔内经常存在着大量的微生物，但由于有完整的口腔黏膜作为机械屏障，能阻挡微生物的入侵，同时健康人的抵抗力强，并能正常分泌足够量的唾液和保持唾液的一定pH值，使口腔有自洁防卫作用，而不致引起疾病和口内的感染。

牙关紧闭、颌间挛缩、颌面外伤、口内手术或口周手术后制动固定等均可影响口腔自身的防卫能力和减低口腔的自洁作用。而滞留和堆积的食物残渣，极易发生腐败发酵，使口腔微生物得以迅速繁殖，导致口齿疾病、口周各器官的并发症及伤口的感染，直接影响创伤的愈合，同时还可能引起口臭，使患者感到不适和影响患者食欲。为此，必须重视和加强口腔护理，保持口腔的清洁，以预防感染。

（一）手术前的口腔清洁

1. 对口腔卫生情况不好，有大量牙垢或牙石的患者，术前3天进行洁齿，用洁牙器械刮出结石及牙垢，以减少口内的细菌。

2. 如术后需装戴义齿或导板的患者，术前2~3日应检查义齿或导板是否合适。如不合适时应及时通知医师做适当修整，以保证术后的使用。

3. 手术前3日督促患者彻底刷牙，1日3次，并用复方硼砂溶液或1.5%过氧化氢漱口或擦洗，然后再用温开水漱口或擦洗，防止单纯使用过氧化氢致使牙龈组织疏松及牙齿表面脱钙。如患者不能自理，护士应协助进行。

4. 需行颌间栓丝固定者，固定前应进行一次洁齿；固定后应注意检查钢丝断端是否有刺破黏膜的可能，钢丝的断端应顺着牙缝向下，不可太长，同时注意栓好的牙齿是否有缝隙，以便术后插入乳胶管进行喂食。

（二）手术后的口腔护理

1. 一般口腔护理　适用于唇腭裂术后患者及一般卧床患者。

（1）物品准备：除患者的牙具外，应准备换药碗一个，内装有止血钳一把、生理盐水棉球及干棉球数个、干纱布1~2块、弯盘或痰杯一个、液状石蜡1小瓶及棉签1包。漱口水按医嘱准备，一半多采用多贝尔液、复方硼砂溶液或0.9%氯化钠注射液和1.5%过氧化氢，必要时准备治疗巾、油布或干的大毛巾。

（2）操作方法：根据病情决定由患者本人或由护士协助进行。卧床不能自理者，在其头的一侧铺治疗巾，并以弯盘盛接，以防打湿枕头及褥单。用止血钳夹紧0.9%氯化钠注射液棉球擦洗口腔及牙齿各面，擦洗后再用漱口水漱口。口腔清洁后，用液状石蜡涂口唇，以防干裂。

2. 开颌固定的口腔护理　多为颞颌关节强直或口周、口内颊部植皮的患者，在口内的上下磨牙之间垫橡胶牙垫或牙印模胶做开颌固定，用弹性绷带做顶颌固定。保持一定张口位置者，因口内不能形成负压，因此发音、吞咽、吐唾液均受影响，并常伴有口干、疼痛等症状。对这类患者进行口腔护理的具体措施如下：

（1）物品准备：同一般口腔护理，另加吸引器。

（2）因患者吞咽困难，常有唾液积存于口腔内，需经常用吸引器吸净。

（3）用温开水棉球湿润口腔及咽部，用液状石蜡涂口唇，用湿纱布覆盖口腔以免口干。

（4）口周有敷料包扎者，应用薄橡皮片或厚凡士林油纱覆盖保护，防止唾液、食物污染或浸湿敷料。

（5）随时注意检查牙垫是否合适，有无压迫口腔黏膜。

3. 闭口固定的口腔护理　多为下颌骨植骨、面颌部肿瘤切除手术后的患者，口内常用颌间栓丝或滑行导板固定，口外加石膏绷带或弹性绷带固定，以制止下颌的活动，其护理如下：

（1）物品准备：一般口腔护理用具，口腔冲洗用具。

（2）除每日进行4～5次的口腔擦洗外，由于钢丝栓丝固定，食物残渣不易消除，必须用冲洗的方法进行清洁口腔。必要时，冲洗前用口腔镊子将较大块食物残渣取出后再行冲洗。口腔冲洗：可用20ml注射器接10cm长的乳胶管，或用迨金冲创器冲洗。由护士协助操作，或用输液瓶盛冲洗液后悬挂于输液架上，患者自行冲洗。有条件最好用口腔治疗台上冲力较大的水枪冲洗，使冲洗较为彻底。

（3）口腔护理时，应检查颌间栓丝或滑行导板固定是否确实，有无固定物压迫或刺破口腔黏膜，如有应及时给予纠正。

4. 口腔护理的注意事项

（1）擦洗或冲洗时勿触碰或直接对着伤口冲，以免引起伤口出血，同时要避免引起患者呛咳或误吸。

（2）为口腔内填有碘仿纱条或油纱条的患者做口腔护理时，应保持纱条不松动或脱落，如发现松脱，应及时处理并告知医师。

（3）口腔护理时，应尽可能使患者头偏向健侧或稍低头，以免误吸。

（4）操作前彻底洗手。每个患者一套用品，用毕先消毒后清洗，最后再高压灭菌。对特殊感染者，更应注意预防交叉感染并进行隔离。护士在操作时也应采取保护性隔离，如戴手套、口罩、眼镜等，操作后要彻底洗手及用消毒液泡手，以防引起医院内感染及保护医护人员的健康。

第四节　整形美容外科患者的心理护理

一、整形美容外科心理护理的重要性

整形美容外科患者特殊的心理状态早已被关注。1960年M. T. Edgerton调查表明，要求进行整形美容者中有人格障碍和心理异常的占30%～60%。1992年中国医学科学院整形外科医院宋儒耀教授等曾对整形、美容求术者进行心理特征的研究，结果发现52%有个性异常。

1990年D. R. Millard教授在《整形外科治疗原则》中指出，在整形外科的治疗过程中，心理护理至关重要。1991年Johus Hopkins医院提出对每个整形就诊者进行“手术－心理治疗”，即在心理治疗的基础上实施整形美容手术，使心理治疗效果和整

形美容手术治疗的作用相辅相成，结果表明82.8%的就诊者得到明显的心理改善。随着研究进一步深入，1999年Borah等指出，最令整形外科医师及患者头痛的并发症是来源于心理的，心理并发症的处理不当可能会导致严重后果，如康复时间延长、顺应性下降、对手术效果不满、焦虑以及对外科医师产生敌意等。越来越多的整形美容外科工作者致力于心理方面的研究，将心理学的知识技能应用于临床。高质量的心理护理能够改善患者的不良情绪和行为，提高患者对医疗护理的满意度，预防医疗纠纷的发生。

国外专家指出，由于整形美容外科医师工作忙碌，与患者接触时间相对较短，而护士与患者接触较多，通过入院后的交谈和询问，其对患者既往心理疾病的筛查、术前术后心理并发症的协助诊治具有医师不可替代的作用。

二、整形外科患者的心理特点

不论是先天畸形，还是后天造成的瘢痕及功能障碍，整形美容外科就诊者都认为自己在外貌方面存在缺陷。外观上的丑陋和畸形，无论是先天的或是后天的，都会导致人在个性方面的代偿和失代偿。个性上的代偿可以使患者在其他方面表现得更好，而失代偿则会形成内向性格，少数情况下可能导致反社会行为。

患者往往不能像正常人一样地工作、社交、学习和工作，常设法遮盖自己的缺陷，不愿主动与别人交往，表现为思想负担重、抑郁、焦虑、多疑、恐惧、自卑和孤独。他们害怕遭到歧视，渴望得到别人的理解，自尊心强，希望得到别人的尊重。生活环境对于整形美容患者的心理影响较大，宽容的环境和患者之间的沟通有益于心理康复，社会支持给予他们被接受的感觉，能够维持他们的自尊。

初次寻求整形美容手术治疗的患者，对整形美容手术的有关知识不甚了解，因此对整形美容手术常常存在过高的期望。多次接受整形美容手术的患者一般能够客观地看待手术效果，他们更多的是因为担心手术效果、惧怕术后疼痛及麻醉恢复期的感受产生紧张恐惧情绪。青年期患者面临着升学、工作、婚姻等种种现实问题，迫切地渴望通过整形手术改变现状，对手术期望值高。

心理定势和体象障碍影响患者及家属对手术效果的评价。心理定势是人的认知和思维的惯性和倾向性，即按照一种固定了的倾向去认识事物、判断事物、思考问题时表现出心理活动的趋向性和专注性。患者对医师的心理定势越高，对整形手术的效果评价越高；反之，患者对医师的心理定势越低，对整形手术的效果评价也越低。体象障碍是一种对躯体形态的紊乱，其特征是患者对身体外表较小的，甚至想象出来的缺陷表现出过度的关心。体象障碍在整形手术中的发生率为6%~15%，他们对整形手术效果评价较低，甚至吹毛求疵，临床容易导致医疗纠纷。

国外研究证明术后并发症和心理并发症之间存在着重要的联系。心理并发症的发生率等同或高于术后并发症，而且更加普遍持久。最常见的心理并发症顺次为：失望、焦虑和心理压抑。

（一）先天性畸形患者的心理特点　人自我评价的能力在3岁儿童中还不明显，自我评价的转折年龄在3.5～4岁，5岁儿童绝大多数已能进行自我评价。包括唇裂、腭裂、尿道下裂、面部黑痣、面部发育畸形等，因从小受到别人的指指点点，甚至嘲笑、讥讽和歧视，患儿常萌生负性情绪，形成负性记忆，影响患者的个性发展。绝大多数先天性畸形患者存在自卑心理，表现为内向性格。父母对儿童的教育方式以及患儿所处的成长环境对儿童人格的发展影响很大。如果父母能够正确引导，先天性畸形患者心理健康，能够正视自己的缺陷，学习工作能力突出；如果父母从小溺爱患儿，对其存在内疚心理，先天性畸形患者在成年后往往以自我为中心，内心冷酷，缺乏爱心。

（二）后天性创伤患者的心理特点　5岁以前遭受烧伤的患者，内心已接受了自己的形体缺陷，性格发展与先天性畸形的患者相似。当一个人长大后受到烧伤造成外形缺陷，短期内可出现应激反应。应激情绪反应包括焦虑、恐惧、抑郁和愤怒，应激行为反应可包括逃避与回避、退化与依赖、敌对与攻击、无助与自怜和物质滥用。少数后天性创伤就诊者，还可能有应激反应的表现。大多数后天性创伤就诊者都已渡过应激反应期。

大面积深度烧伤造成的瘢痕经常让患者感到瘙痒难忍，瘢痕下疖肿常化脓、出血，让患者经常感到疼痛。身体时常发生的不适感及活动不便往往使患者情绪不稳定、易激惹，个别患者存在暴力倾向。创伤后造成的功能障碍越严重，受损部位越关键，患者的心理负担就越重。

烧伤初期亲人的关怀，尤其是婚恋对象的反应和表现对患者从心理创伤中恢复是非常重要的。需要多次整形外科治疗的患者如果得到社会支持，包括因公受伤后单位能够提供充足的医疗费及生活费，亲人尤其是配偶的关怀，这类患者对未来比较有信心，可以接受多次手术，能够长期治疗，生活担忧少。需要多次整形外科治疗的患者如果没有得到社会支持，包括治疗费用不足、遭到配偶抛弃等，常导致情绪行为的异常。这类患者只能接受有限的手术，尤其是对面部、手部和会阴部的手术要求高。

大多数烧伤患者在接受整形外科手术治疗后逐步接受了现状，同时配合心理治疗，若干年后逐渐形成新的意识结构和现实的人生态度，人格得到重新塑造，能够正确对待伤残，树立生活的信心和勇气。少数患者始终不能面对烧伤后的生活状态，自暴自弃、脾气古怪，对未来失去信心，患者往往躲在家里，远离社会。

（三）美容整形患者的心理特点　由于审美观和求美动机千差万别，美容整形求术者表现出不同的心理状态。国内专家将美容整形患者分为正常求美型、功能重建型、顺应他人型、偶像崇拜型、动机模糊型、情绪受挫型等。年轻求术者要求实施美容手术常与社交、升学、就业、择偶有关，中年求术者要求实施美容手术常与婚恋有关。年轻时自认为漂亮的女性，到中年寻求整形手术的比例较高。服务性行业、窗口工作人员、演艺界人士、商人、高学历者审美意识强，追求完美，比常人更注重外表。美容整形患者常常通过美容杂志和过度宣传的广告了解有关美容手术的知识，因此对手术常抱有不切实际的幻想，表现为求医心切，而对手术后必然的恢复过程及并发症却未予以足够的重视。

部分寻求美容手术的患者常隐藏着深层的动机，例如婚恋危机、人际关系紧张、就业困难等，当手术后其困难境地不能改善时，常归咎于手术失败，是导致医疗纠纷的原因之一。整形外科医师愈来愈认识到体象障碍是导致美容手术医疗纠纷的原因之一，因此部分医师已将体象障碍作为美容手术的禁忌证。

三、心理护理及其方法与程序

（一）概述　心理护理是将心理学知识运用于临床护理实践中的过程。护士在工作中针对患者现存的或潜在的心理问题，分析其心理需求，把握其心理状态，运用心理学的理论、方法及技术，为患者提供关怀和心理支持，减轻或消除负性情绪，增强疾病状态下的心理适应能力，坚定战胜疾病的信念，从而促进患者的身心康复。

（二）心理护理的方法　护士在实施心理护理时，应根据患者心理问题的严重程度和个性社会特征，给予个性化的心理护理。常用的心理护理方法有：

1. 一般性心理护理　适合于所有的护理对象，所有护士都应做到，故称为广义的心理护理，即加强护患沟通，建立良好的护患关系；通过促进患者与医院工作人员、家属以及患者之间的良性交往，强化患者的心理支持系统；创造温馨舒适的休养环境，有利于患者的心理健康；加强健康教育，满足患者的认知需求。

2. 支持性心理护理　运用治疗性的语言，如鼓励、安慰、解释、指导和启发等方法帮助患者走出心理困境，改善消极情绪，矫正不良行为。

3. 技术性心理护理　针对存在心理问题的患者，运用心理学的知识和技能，如行为主义疗法、认知疗法和森田疗法等，促进患者向心理健康转化。当患者的心理问题较为严重时，护士须配合医师给予患者心理干预。

（三）心理护理的程序　心理护理程序是以恢复或增进患者的健康，确认和解决患者的心理问题而采取的一系列有目的、有计划的步骤和行动，是一个综合的、连续的、动态的、具有决策和反馈功能的过程。心理护理程序包括以下五个基本步骤：

1. 心理护理评估 是通过收集资料，进行分析，找到患者现存的或潜在的心理问题的过程。资料的信息来源于患者、家属、医师、实验室或其他检查结果，以及护士对患者的测量、询问和观察。心理评估的方法包括访谈法、观察法和心理测验。

2. 心理护理诊断 是对护理对象心理方面现存的或潜在的心理问题进行临床判断。北美护理诊断协会1998年确定的148项护理诊断中有1/3属于心理社会范畴，例如焦虑、恐惧、绝望、自我形象紊乱、长期自尊低下、沟通障碍、悲伤、社交障碍、创伤后反应、防御性应对和精神困扰等。

3. 心理护理计划 是心理护理的具体策略，是对患者实施心理护理的行为指南。它以心理诊断为依据，为使患者尽快、更好地恢复心理健康为目标。在制定心理护理计划时，应体现个性化和动态发展性，根据患者的心理变化及时补充和调整。

4. 实施心理护理 是指为实现心理护理目标，将心理护理付诸行动，解决患者心理问题的过程。在实施心理护理的过程中，应首先建立良好的护患关系，尊重患者的人格，充分发挥患者的主观能动性，争取家属的配合，注意保护患者的隐私。

5. 心理护理评价 是将实施心理护理后所得到的患者心理健康信息与预期的目标逐一对照，按评价标准对实行的心理护理程序的效果、质量作出评定的过程。目前国内心理效果评价包括量表评价、患者满意度评价、目标评价三种方式。

四、整形外科心理护理

1. 入院护理 病区内可设立活动室，通过棋牌、报刊、电视等文娱活动增加生活的乐趣，帮助减轻患者的抑郁情绪，体疗则有益于患者术后功能锻炼。当患者入院时，护士要热情地迎接，介绍环境和规章制度。通过体贴、关心、同情、体谅、尊重患者，与患者建立良好的护患关系，注意保护患者的隐私。营造温馨、和谐的医疗环境，患者之间的相互沟通能够促进他们接受现实，更快地抚平心理创伤，客观地面对未来。当与患者沟通时，护士的目光要温柔真诚，像看正常人一样，患者会忘记自己的缺陷，内心感觉自在。烧伤患者因为功能障碍导致部分患者生活自理能力受限，护士应给予患者更多的关怀。对于患儿采用鼓励的方法则更为有效。护士应采取多种方式鼓励患者勇敢地面对未来，接受现实，调动内在的积极因素，增强生活的信心。

做好家属的思想工作，尤其是自责倾向者，给予恰当的心理评估以及尽早的心理干预。整形外科患者的家属也同患者一样，产生不同程度的精神创伤，如果不及时给予心理干预，家庭支持功能就会减弱，甚至影响患者的心理健康。

外形缺陷和功能障碍给患者的生活自理能力、工作及社交等方面带来显著的影响，是持续性刺激，整形外科常需要多次手术，患者的情绪不稳定，对住院患者的心理状态需进行动态监测。通过访谈法和观察法判断患者的心理状态，必要时应用量表法进行进一步的筛查。对于存在严重的心理障碍的患者，护士应配合医师及时给予心理干预，遵医嘱给予药物治疗。对于存在轻度心理问题的患者，护士应以真诚取得患者的信任，仔细倾听患者心灵深处的诉说，给予针对性心理护理，缓解患者的不良情绪和行为，更好地配合医疗和护理。对于处在心理应激状态的患者，护士必须给予更多的关注，耐心地开导患者，任其宣泄，矫正其错误认知，做好心理危机的干预。

2. 手术前护理　手术前耐心地向患者及家属讲解有关手术的方法、恢复过程中可能出现的不适及术后效果。护士应加强与患者的心理沟通，鼓励和引导患者及家属倾诉其真实地感觉，做好解释工作，达到医患之间相互理解和相互信任，增强患者对医师的心理定势，使患者更加配合治疗，还能有效地防止医疗纠纷的发生。评估患者焦虑紧张的程度及其原因，与患者进行合理的交流及对病情的解释可以使患者紧张焦虑的情绪得以有效的控制，使其乐于接受治疗。通过说服解释工作，降低一些患者对整形手术的过高期望。通过患者之间相互交流、观看图片等方式让患者预见到手术效果，使患者能够客观科学地看待手术效果。术前访视有助于减轻患者紧张情绪，提高患者的遵医行为。

心理干预的方法包括个别心理干预、集体心理干预和支持性心理干预。许多心理治疗的方法被提出应用于临床，包括支持性心理治疗、认知治疗、行为治疗、家庭治疗、音乐治疗等。

3. 手术中护理　护士亲切地接待患者进入手术室，通过讲解相关事项消除患者的恐惧心理。在手术过程中，注意观察患者的生命体征，配合医师缓解患者的紧张情绪，局部麻醉时不谈论与手术无关的事情。

4. 手术后护理　术后患者因为包扎紧密，术区肿胀、疼痛，麻醉后恶心、呕吐等生理性不适导致患者产生抑郁、过分忧虑、情绪紧张、过度敏感等不良情绪。研究表明术后疼痛是引起患者心理变化的因素之一，术后麻醉清醒后可出现一些消极的心理学症状，虽然比较稀少，但是整形外科护士应该认识评估 PTSD（创伤后应激障碍）的诊断标准，给予心理干预。护士要关心患者，加强基础护理，做好术后疼痛护理，树立患者信心，加强早期功能锻炼，给予患者安全感。在康复阶段，做好心理护理，使患者在情绪上由焦虑不安转为平静，意识上由懦弱转为坚强，使患者更好地配合治疗，提高生存质量。

5. 出院指导　患者出院时应详细讲解有关的注意事项，消除患者的疑虑，给予患者心理安慰。留给患者联络电话号码，让患者放心。增强患者对手术恢复的信心，提高患者对医疗机构的满意度。做好术后随访，对患者负责。

6. 患者表示对手术不满意时的心理干预　当患者表示对整形手术效果不满意时，

分为两种情况：一是整形手术的确没有成功或发生了并发症，这时应采取积极的补救措施，加强病情观察，得到患者及家属的理解和宽容；二是整形手术从医学的角度看是成功的手术，但是患者就是表示不满意。这是因为患者不能客观地看待手术效果，这时应该耐心倾听、详细解释，使患者能够客观地对待手术效果。当患者及家属情绪激动时，要冷静处理。

五、整形外科心理护理的现状及展望

当前重视心理护理已在整形外科界达成共识，然而护士在学校里所学的心理学知识远远不能满足临床需要。在临床护理实践中，存在许多复杂的心理问题，例如，不同病种的患者有哪些个性特征，如何应用心理学的方法判断患者的心理状态，认知行为疗法、集体心理治疗等应该具体如何实施等。为适应以人的健康为中心的护理教育新模式，许多发达国家和地区的高等护理教育，在课程中显著增加了心理学课程的比重，开设了普通心理学、发展心理学、社会心理学、变态心理学、临床心理治疗学等课程，以培养能满足临床需要的护理专业人才。

整形外科护士应加强心理学知识的积累与更新，引进国外的先进经验和技术，总结临床实践经验，加强与心理专家的合作，将心理学的知识和技能应用到整形外科心理护理领域，增强心理护理的效果，提高患者的满意度，减少医疗纠纷的发生，从而达到整形外科功能、形态和心理因素的辩证统一。

第四章 整形美容外科手术室护理工作

第一节 手术室的设备与要求

一、手术室的位置及条件

手术室应安排在医院大楼的顶层、污染较少的地段。为避免手术时的阳光直射，可采用环形或放射形。整形医院共有320张床位配有15个手术间，其面积为4.3m×6.4m、5.1m×6.4m、5.3m×7.4m。由部分洁净手术间、普通手术间、辅助用房组成，分成无菌手术间和污染手术间。

手术室理想的布局应是与麻醉恢复室、外科病房、血库、放射科、病理科相邻近，便于接送患者及术中取血、拍摄X线片、病理检查工作。

手术间的门窗结构应考虑其密闭性能，一般为封闭式无窗手术间。手术间的门应宽大，最好采用感应自动开启门；地面、墙壁和天花板应采用防火、耐消毒液和易清洁材料；墙角呈弧形，不易蓄积灰尘；内设隔音、空调和净化装置，防止各手术间相互干扰和保持空气洁净。手术室内走廊宽度不少于2.5m，便于工作人员、无菌器械、敷料的进出和平车运送患者。室内温度控制在22～25℃，相对湿度为40%～60%。

二、手术室的内部布局

手术室分为三个区域：清洁区、非限制区和限制区。分区的目的是控制无菌手术的区域及卫生程度，减少各区之间的相互干扰，防止医院内感染。

1. 清洁区　包括更鞋室、更衣室、卫生间、浴室、休息室、餐厅、手术患者等候区。

2. 半限制区　包括器械室、敷料室、洗涤室、办公室、库房、值班室等。

3. 限制区　包括手术间、刷手间、无菌物品间、药品间、监控室等。

三、手术间内物品的设置

手术间内只放置必需的仪器和物品，各种物品应固定放置。手术间的基本配备包括

1. 手术灯　用于手术照明，应为无影、低温、聚光和可调。

2．手术台　万能电动手术台，术中根据不同体位要求进行调节。

3．无菌物品柜（嵌入式）　存放手术用无菌物品，手套、缝线、吸引器装置等。

4．药品柜（嵌入式）　存放手术常用药品，乳酸钠林格液、灭菌0.9%氯化钠注射液等。

5．其他物品　计时器，对讲、呼叫、空调、无影灯操作面板，麻醉机、中心供氧、中心负压吸引、各种监护仪、观片灯、护士工作站（电脑记录系统）、输液架、圆凳、脚蹬、接线板、治疗车、手术车、头或脚架、手术托盘、电凝器等。

第二节　整形手术常用物品的准备

本节只介绍整形外科手术常用的物品，其他与普通外科相同的不再赘述。

一、一般物品的准备

（一）布单类

1．包布　用于包装各种敷料、器械及其他需包装后消毒灭菌的物品，按大小不同共分五种型号。规格：双层白色纯棉布。1号包布，长200cm、宽180cm；2号包布，边长为150cm的正方形；3号包布，边长为85cm的正方形；4号包布，边长为78cm的正方形；5号包布，边长为50cm的正方形。

2．治疗巾　用于铺盖治疗盘、托盘及各类手术时作为第一层遮盖手术野外周围部位或术中覆盖暂时未实施手术，但已消毒备好的手术区域。规格：由长90cm、宽70cm的单层斜纹纯棉布制成。分蓝色和绿色两种，蓝色治疗巾用于正常无感染手术，绿色治疗巾用于感染手术。

3．中单　用于铺盖手术床、器械桌及各类手术遮盖手术野外未经消毒的部位。规格：由长200cm、宽150cm的单层斜纹纯棉布制成。分蓝色和绿色两种，蓝色中单用于正常无感染手术，绿色中单用于感染手术。

4．整形大单　用于遮盖手术野以外的部位。规格：由长230cm、宽180cm的斜纹纯棉布制成。沿整形单纵轴一端的正中剪成一个长宽各为40cm的弧形缺口（缺口边缘缝好后呈U形）。整形大单开口一端长70cm，双层；其他三边各留出宽30cm的边，单层，剩余部位为双层。分蓝色和绿色两种，蓝色整形大单用于正常无感染手术，绿色整形大单用于感染手术。

5．布样子　供手术剪取皮肤形状用。由单层斜纹纯棉布制成，按需要制成大小不同的尺寸，用一次性医用塑封袋包装好，经消毒灭菌后备用，包装外注明品名、消毒日期、灭菌有效日期。

最后包装：以上3种布单可分别用2块相应包布打包。根据手术需要及无菌手术包尺寸规定，一般整形大单每包1块，中单每包两块，治疗巾每包4～6块。高压灭菌后备用，包外注明品名、消毒灭菌日期、灭菌有效日期。

（二）纱布、棉花类敷料的准备

1. 纱布类　敷料用品，应以医用脱脂纱布为材料，一般多采用21支纱和32支纱的纱布，其性能以易吸水、透气性好及平整为宜。

（1）鱼纱：供手术中擦血及手术结束时术区敷料包扎，特别是植皮区域的包堆包扎。①规格：由长宽各为24cm的单层纱布制成；②制作：将纱布按规格剪好，抽掉2～3根四周毛边的纱线，将纱布中心提起，其余部位拉拢呈鱼形即可；③包装：每10块鱼纱为一束。取其中一块鱼纱将其他九块鱼纱捆扎好，每4～6束鱼纱用包布打成1包。高压灭菌后备用，包装外注明品名、消毒灭菌日期、灭菌有效日期。

（2）平纱：主要用于手术后术区包扎。①规格：15cm×10cm的纱布4层；②制作：将纱布剪成30cm×20cm长方形，上下两边对折，然后两端再折在一起，使其成为15cm×10cm的长方形；③包装：用两块包布打包，每包10块或20块（也可将10块包在手术敷料包内）。高压灭菌后备用，包装外注明品名、消毒灭菌日期、灭菌有效日期。

（3）方纱：主要用于手术区域的皮肤消毒或小手术后上口的包扎。①规格：7cm×9cm的纱布8层；②制作：将纱布剪成18cm×28cm长方形，长边对折，然后两端对折再对折，并让所有毛边在里面，使其成为7cm×9cm的8层纱布；③包装：包在手术敷料包内，一般10块即可，也可用医用塑封袋包装。灭菌后备用，包装外注明品名、灭菌日期、灭菌有效日期。

（4）纱布垫：用于手术中擦血、覆盖创面、保护切口。①规格：22cm×15cm的纱布4层，内含深蓝色显影线，双面清晰可见，显影线总长44cm，纱布垫一角缝制双层蓝布条，术中牵引用，蓝布条双层长度8cm；②制作：将纱布剪成30cm×45cm大小，毛边折向里面叠成4层缝制，内层夹缝深蓝色显影线；③包装：将5块纱布垫包在手术敷料包内（双层大包布打包）或用医用专用塑封袋包装数块。灭菌后备用，包装外注明品名、消毒灭菌日期、灭菌有效日期。

（5）植皮纱布：用于取皮区或大面积覆盖包扎。①规格：30cm×20cm的纱布8层；②制作：将纱布剪成60cm×80cm长方形，上下两边对折，然后左右对折成为8层，并让毛边折在里面；③包装：将4块植皮纱布包在取皮鼓包内，或用医用专用塑封袋包装，每包4～6块。消毒灭菌后备用，包装外注明品名、消毒灭菌日期、灭菌有效日期。

（6）纱球：用于腭裂或手术中小的区域擦血、压迫止血或鼻腔、口腔消毒。①规格与制作：将纱布剪成6cm×6cm正方形，纵向两边向内折叠成3层后，再折成小三角形，并让毛边折在里面；②包装：用医用塑封袋包装好，每包10个。消毒灭菌后备用，包装外注明品名、消毒灭菌日期、灭菌有效日期。

2．棉花类敷料

（1）棉球：用于伤口及黏膜消毒。制作与包装：用人工或机器制作直径1.5cm左右的球形即可，材料为医用棉花，然后用医用塑封袋包装或装入搪瓷缸内，经灭菌后备用。

（2）棉垫：用于手术后包扎。①规格：30cm×20cm（如需其他规格可另定尺寸），厚度为1cm；②制作：将弹松的脱脂棉剪成30cm×20cm长方形，然后用一层纱布包裹覆盖，将纱布毛边折在里面，一般棉垫厚度为1cm棉垫以棉花均匀、平整、松软为良好；③包装：用2块包布打包，每包内装4块棉垫。消毒灭菌后备用，包装外注明品名、消毒灭菌日期、灭菌有效日期。

以上敷料可以直接购买，消毒灭菌备用。

二、特殊物品的制作准备

（一）溃疡油绸或溃疡油纱　用于供皮区创面或溃疡面的覆盖。

1．配方　大黄46.88g，白芷31.25g，植物油500ml。

2．制作方法　将原料混合后蒸至药品呈黑黄色，用3～4层纱布过滤后即成溃疡油（一般由有资格的药房配制）。将备制好的白纱绸或纱布，每块之间略错位存放于有盖的不锈钢方盒内，然后倒入溃疡油，以浸透白纱绸或纱布为宜，经高压灭菌后备用。

（二）碘仿纱条　用于溃疡创面防腐消毒和腭裂及阴道再造手术后填充敷料、压迫止血。

1．配方有两种　①碘仿10g，0.9%灭菌氯化钠注射液120ml，20%肥皂水40ml（无菌）；②碘仿187g，甘油474ml，乙醚240ml，75%乙醇240ml。

2．规格　①长20cm，宽2cm，厚4层纱布的小碘仿纱条；②长20cm，宽4cm，厚4层纱布的大碘仿纱条。

（三）凡士林油纱布　用于手术后伤口、术区的覆盖。

1．制作　将小方纱每块之间略错位平放于有盖的不锈钢方盒内，然后将凡士林溶化后倒入以浸透纱布为宜，经高压灭菌后备用。

2．规格　同小方纱布。

三、手术间内常用物品

（一）缝线类　用于缝合皮肤组织、肌腱及缝扎或结扎血管，常为黑色丝线。

1. 常用缝线　一次性已灭菌的独立包装，包装外注有品名、规格、型号、灭菌日期、灭菌有效期等信息。规格：粗线一般号码越大越粗，常用的粗线有1#、4#、7#。而细线是零数越多越细，常用的有1－0、3－0、5－0三种。

2. 特殊缝线　有可吸收医用缝合线和不可吸收医用缝合线两种。

（1）可吸收医用缝合线：针与线为一体，独立无菌包装，包装外注有品名、型号、灭菌日期、灭菌有效期等信息，分为圆针和角针两种，其规格为：1#、0#、2－0、3－0、5－0、6－0、7－0七种，线体长度为45cm或70cm。

（2）不可吸收医用缝合线：针与线为一体，独立无菌包装，包装外注有品名、型号、灭菌日期、灭菌有效期等信息。主要用于皮肤表面缝合，创痕细微利于美观。其规格分为3－0、5－0、6－0、7－0四种，线长度为70cm。

3. 显微缝线　用于血管、神经的缝合，尼龙线双针，独立无菌包装，包装外注有品名、型号、灭菌日期、灭菌有效期等信息。其规格为9－0、10－0、11－0三种。

4. 不锈钢丝　主要用于外耳再造手术时缝合固定耳郭支架或用于伤口减张缝合、齿间栓丝固定等。规格有1#、0#、2－0、3－0、4－0、5－0六种。包装：将不锈钢丝截成1米长度，缠绕整齐，用医用塑封袋包装好，消毒灭菌后备用。

（二）医用缝针　分为弯的圆针、三角针、三角直针及埋设导引针。

1. 1/2弧三角针　有4×10、4×12、5×12、6×14、7×17、8×20等型号，用于缝合皮肤。

2. 1/2弧圆针　有4×10、4×12、5×12、6×14、7×17、8×20等型号，用于缝合皮下组织。

3. 三角直针　6×24型号。

4. 埋设导引针　用于肌肉组织的悬吊，有1/2弧6×60和1/2弧7×38两种。针孔在中间，一端为圆针，一端为三角针，用医用塑封袋包装好，每包一根，消毒灭菌后备用。

最后包装：将各种型号的缝针分别以10枚为一组固定在缝制好的小纱布垫上，一排为圆针，一排为角针，中间放直针，然后放在针盒中。将针盒用双层包布包装好，高压灭菌备用，包外注明品名、消毒灭菌日期、灭菌有效期。

（三）一次性无菌单独包装物品　包外注明品名、灭菌日期、灭菌有效期等信息，其物品名称及规格如下：

1. 手术刀片　规格分为11#尖刀片、12#刀片、15#、10#、20#圆刀片。

2. 医用无粉手套　规格为6.5#、7#、7.5#、8#。

3. 静脉穿刺留置针　规格：黄色直型25G、黄色Y型25G、蓝色直型22G。

4．IV3000（防水贴膜） 规格：6cm×7cm。主要用于全身麻醉手术患者眼睛的遮盖，避免眼球受伤。

5．吸引器管、吸引器头 与吸引器瓶连接，用于麻醉患者吸痰或吸除术中出血。

6．导尿包、尿袋（一次性引流袋） 用于手术患者导尿。

7．输液器、输液头皮针 用于手术患者输液或作负压引流管用。

8．注射针头

（1）25G 黄色：用于接螺旋注射器，多用于手术局部麻醉注射。

（2）18G 粉红色：用于脂肪抽吸术的局部麻醉药注射。

9．三通和带延长管三通 主要用于麻醉手术的静脉推注药液。

10．医用棉签 4 根棉签为一包，塑料无菌包装，主要用于输液时皮肤消毒。

四、手术间常备药品

（一）静脉输液类药品

1．乳酸钠林格注射液 规格：500ml/瓶。

2．复方乳酸钠葡萄糖注射液 规格：500ml/瓶。

3．羟乙基淀粉 130/0.4 氯化钠注射液（万汶） 规格：500ml/袋。

4．0.9%氯化钠注射液 规格：100ml/袋、250ml/袋、500ml/瓶。

以上四种药品用于手术患者术中补充液体、维持血压。

（二）其他药品

1．2%盐酸利多卡因注射液 规格：10ml/支和 5ml/支，每盒 5 支。用于局部组织浸润麻醉、硬膜外麻醉、表面麻醉。

2．5%碳酸氢钠注射液 规格：10ml/支，每盒 5 支。用于治疗代谢性酸中毒。手术室主要用于配置大量吸脂麻醉药时，加入适量 5%碳酸氢钠注射液，可减轻局部注射麻醉药时的疼痛感。

3．地塞米松注射液 规格：5mg/支，10 支为 1 盒。用于变态性与自身免疫性炎症疾病。

4．硫酸阿托品注射液 规格：0.5mg/支。主要用于迷走神经过度兴奋所致的窦房阻滞、房室阻滞等缓慢型心律失常。

5．硫酸庆大霉素注射液 规格：8 万 U/支，容量为 2ml，每盒 10 支。主要用于伤口创面冲洗。

6．0.9%氯化钠注射液（易开型） 规格：500ml/瓶。主要用于配制局部麻醉药和伤口、创面的冲洗。

7．盐酸肾上腺素注射液 规格：1mg/支，容量为 1ml，每盒 10 支。有收缩血管及升高血压作用。此药需避光冷藏，在药品间的4℃冰箱内保存，配制局部麻醉药时需加入盐酸肾上腺素注射液（遵口头医嘱给用量）。

8. 0.5%红霉素眼药膏　规格：2.5 克/支，外用药。主要用于手术中眼睛不能闭合的患者，将红霉素眼药膏涂入眼内，起到保护作用；也可涂抹在小的伤口缝合处，例如口角开大术、内眦开大术及隆鼻术等等的伤口缝合处，不用纱布敷料包扎，直接涂抹一层药膏即可。

第三节　各种手术敷料及器械包的准备

一、手术敷料包的准备

（一）大敷料包　适用于各种特大、大、中的手术，用1号包布2块打包，经高压灭菌后备用。内容如下：

品名	数量/单位	品名	数量/单位
中单	3 条	不锈钢盆	1 个
治疗巾	11 块	不锈钢换药碗	2 个
鱼纱	2 束	不锈钢小药杯	3 个
方纱	15 块	弯盘	2 个
平纱	10 块	纱布垫	5 块
牙签	1 根	绷带	2 个
		消毒指示卡	1 个

（二）小敷料包　适用于小手术，用2号包布2块打包，经高压灭菌后备用。内容如下：

品名	数量/单位	品名	数量/单位
中单	1 条	不锈钢换药碗	1 个
治疗巾	6 块	不锈钢小药杯	2 个
消毒小方纱	8 块	弯盘	1 个
平纱	8 块	弯蚊式血管钳	6 把

续 表

品名	数量/单位	品名	数量/单位
鱼纱	2束	持针器（14cm）	2把
绷带	2个	巾钳	4把
牙签	1个	海绵钳	1把
消毒指示卡	1个	艾利斯组织钳	1把

（三）取皮包　用2号包布2块打包，经高压灭菌后备用。内容如下：

品名	数量/单位	品名	数量/单位
鼓式取皮机	1套	绷带	2卷
大棉垫	2块	不锈钢换药碗	1个
植皮纱	4块	不锈钢小药杯	1个
消毒指示卡	1个	液状石蜡球瓶	1个
平纱	6块	棉签	4根

（四）滚轴刀取皮包　用3号包布2块打包，经高压灭菌后备用。内容如下：

品名	数量/单位	品名	数量/单位
滚轴刀	1把	不锈钢换药碗	1个
大棉垫	2块	不锈钢小药杯	1个
植皮纱	4块	液状石蜡球瓶	1个
小木板	1块	绷带	2个

（五）拆线包

品名	数量/单位	品名	数量/单位
治疗巾	1块	小剪刀（直）	1把
弯盘	2个	小平镊	1把
棉球棉签小方纱	若干		

（六）其他　气管切开包、静脉切开包等由供应室准备。

二、手术器械包的准备

（一）基础器械包

品名	数量/单位	品名	数量/单位
弯蚊式血管钳	12 把	直蚊式血管钳	2 把
小弯钳	2 把	针持	3 把
组织钳	4 把	有齿直血管钳	1 把
布巾钳	10 把	3 号刀柄	2 把
4 号刀柄	1 把	整形平镊	1 把
整形牙镊	2 把	钢尺	1 把
单钩	1 把	海绵钳	4 把

（二）腭裂器械包

品名	数量/单位	品名	数量/单位
消毒钳	3 把	长平镊	1 把
巾钳	10 把	长牙镊	1 把
弯蚊钳	12 把	整形平镊	1 把
直蚊钳	2 把	整形牙镊	1 把
小弯钳	2 把	7 号刀柄	2 把
中弯钳	4 把	3 号刀柄	1 把
大弯钳	2 把	单钩	1 把
有齿直血管钳	1 把	口角拉钩	1 把
直角钳	1 把	硬剥离子	2 把
艾利斯	2 把	软剥离子	1 把
单侧开口器	1 把	长针持	3 把
压舌板	1 把	短针持	1 把
骨锤	1 把	骨凿	1 把

（三）手术针盒

品名	数量/单位	品名	数量/单位
组织剪	2 把	线剪	1 把
眼科小剪刀弯	1 块	眼科平镊	1 把
眼科牙镊	1 块	金针持	1 把
手外科剪	1 块	眼科小剪刀直	2 把

（四）整形外科特殊器械包

1. 鼻科整形器械包

品名	数量/单位（把）	品名	数量/单位（把）
鼻骨复位钳	1	鼻镜	1
骨锤	1	骨凿	13
骨刀	3	骨锉	1
鼻锯	2	鼻拉钩	1
剥离子	5	“Z”拉钩	1
直蚊钳	1	咬骨剪	1
软骨剪	1	双刃剥离子	1
鼻中隔凿	1	长镊	1
鼻中隔剪	2		

2. 取肋软骨术器械包

品名	数量/单位（把）	品名	数量/单位（把）
大甲状腺拉钩	2	浅四爪拉钩	2
骨膜剥离子	1	桃形剥离子	1
长针持	2	木板	1

3．取髂骨术器械包

品名	数量/单位（把）	品名	数量/单位（把）
大甲状腺拉钩	2	小甲状腺拉钩	2
四爪拉钩	2	骨膜剥离子	2
长牙镊	1	骨刀	4
骨锉	1	骨锤	1
咬骨钳	1	咬骨剪	1
骨凿	2	线锯	1
中弯钳	2	大针持	1

4．手部手术器械包

品名	数量/单位（把）	品名	数量/单位（把）
双关节咬骨钳	1	双关节咬骨剪	1
单关节咬骨钳	2	双爪拉钩	2
克氏钳	1	克氏针	若干
骨刀（宽）	1	骨刀（窄）	1
骨锤	1	骨锉	1
骨锯	1	手钻	1
骨砧	1	肌腱剥离子	1
神经拉钩	1	肌腱切取剥离子	1

5．大皮瓣包

品名	数量/单位（把）	品名	数量/单位（把）
大甲状腺拉钩	2	骨膜剥离子	1
小甲状腺拉钩	2	大弯钳	8
小弯钳	4	深四爪拉钩	2
浅四爪拉钩	2	双爪拉钩	2
S 拉钩	2	长牙镊	1
长平镊	1	大针持	3
咬骨剪	1	咬骨钳	1
艾利斯	1		

6. 阴道再造术器械包

品名	数量/单位（把）	品名	数量/单位（把）
大甲状腺拉钩	2	小甲状腺拉钩	2
深四爪拉钩	2	阴道拉钩	2
双爪拉钩	2	窥器	3
阴道模具	2	4 号长刀柄	1
长牙镊	1	长平镊	1
平镊	1	大弯钳	4
中弯钳	2	大针持	3
艾利斯	1	液状石蜡	
单侧开口器	1	口角拉钩	1

7. 尿道下裂修复术器械包（取口腔黏膜）

品名	数量/单位（把）	品名	数量/单位（把）
开口器	1	压舌板	1
口角拉钩	1	大甲状腺拉钩	2
小甲状腺拉钩	2	双爪拉钩	2
7 号刀柄	1	探针	1
尿道探子	3	金属尿管	2
长牙镊	1	长平镊	1
平镊	1	大弯钳	2
大针持	2	液状石蜡	1

8. 阴茎延长术器械包

品名	数量/单位（把）	品名	数量/单位（把）
大甲状腺拉钩	2	小甲状腺拉钩	2
四爪拉钩	2	双爪拉钩	1
单钩	1	探针	1
尿道探子	2	金属尿管	2
7 号刀柄	1	长牙镊	1
长平镊	1	长槽镊	2
大弯钳	8	液状石蜡	1
大针持	2		

9. 开口器

品名	数量/单位（把）	品名	数量/单位（把）
新式开口器	1 套	剥离子	5 把
弯针持	2 把	长槽镊	1 把
弯刀柄	1 对		

10. 齿槽嵴裂修复术器械包

品名	数量/单位（把）	品名	数量/单位（把）
大甲状腺拉钩	2	小甲状腺拉钩	2
四爪拉钩	2	骨膜剥离子	1
咬骨钳	2	刮匙	2
骨凿	2	骨锤	1
额眉凿	2	中弯钳	2
大针持	2	艾利斯	1
钢丝剪	1		

11．除皱术器械包

品名	数量/单位（把）	品名	数量/单位（把）
大甲状腺拉钩	2	小甲状腺拉钩	2
双爪拉钩	2	桃形剥离子	1
大弯钳	4	中弯钳	4
大针持	2	艾利斯	1
头皮夹钳	2	梳子	1
长牙镊	1	长平镊	1

12．面瘫修复术器械包

品名	数量/单位（把）	品名	数量/单位（把）
大甲状腺拉钩	2	小甲状腺拉钩	2
三爪拉钩	2	双爪拉钩	2
牙镊	1	平镊	1
剥离子	2	中弯钳	4
艾利斯	10	阔筋膜采取器	1

13．隆乳术器械包

品名	数量/单位（把）	品名	数量/单位（把）
大甲状腺拉钩	4	小甲状腺拉钩	2
S 拉钩	2	组织钳	1
U 型剥离铲	2	大弯钳	2
中弯钳	2	大针持	2
长牙镊	2	长平镊	1

14. 巨乳缩小术器械包

品名	数量/单位（把）	品名	数量/单位（把）
大甲状腺拉钩	4	小甲状腺拉钩	2
S 拉钩	2	长齿镊	1
长平镊	1	大弯钳	4
中弯钳	4	大针持	2
巾钳	4	艾利斯	6

15. 假体置换术器械包

品名	数量/单位（把）	品名	数量/单位（把）
大甲状腺拉钩	2	小甲状腺拉钩	2
S 拉钩	2	长牙镊	2
大弯钳	2	中弯钳	2
大针持	2	艾利斯	4

16. 神经纤维瘤切除术器械包

品名	数量/单位（把）	品名	数量/单位（把）
大甲状腺拉钩	4	3 号刀柄	2
7 号刀柄	2	长平镊	2
长齿镊	1	长针持	8
中弯钳	1	小镊子	2
艾利斯	10	整形平镊	2
4 号刀柄	2	剪刀	8
大弯钳	10	整形牙镊	2

17. 显微外科手术器械包（A）

品名	数量/单位（把）	品名	数量/单位（把）
笔式镊	4	显微剪	2
显微针持	2	显微血管钳	4
侧弯剪	1	标尺	1
血管夹镊	1	吻合支架	8
抱合钳	1	压角	4
细钩	1	双拉钩	2
神经拉钩	3	血管夹	若干
		吻合轮各型	若干

显微外科手术器械包（B）

品名	数量/单位（把）	品名	数量/单位（把）
笔式镊	4	显微剪	2
显微针持	2	显微血管钳	4
黑把剪刀	2	桃形剥离子	1
咬骨钳	1	血管夹镊	1
平镊	1	细钩	1
双拉钩	2	神经拉钩	4
血管夹	若干		

18. 颅颌面手术器械包

（1）矢状劈器械包

品名	数量/单位（把）	品名	数量/单位（把）
细吸引器头	1	拔牙钳	1
牙挺子	1	升支前缘拉钩	1
升支后缘拉钩	1	压舌板	1
开口器	1	矢状辟凿	2
下颌骨撑开器	1	钢丝	若干
钢丝剪	1	骨中隔凿	4

（2）下颌角常规器械

品名	数量/单位（把）	品名	数量/单位（把）
直角钳	1	骨锤	1
大弯钳	1	弯凿	2
扣扣钳	1	直凿	1
长针持	2	大甲状腺拉钩	2
长牙镊	1	升支前缘拉钩	3
长平镊	1	大球钻	1
剥离子	1	小球钻	1
弯钩剥离子	1	牙科钻	1
小钩剥离子	1	直手柄	1
骨膜剥离子	1	弯手柄	1
钥匙	1	摆动锯	1

19．拇外翻矫正术器械包

品名	数量/单位（把）	品名	数量/单位（把）
小甲状腺拉钩	2	骨锤	1
三爪拉钩	2	骨锉	2
咬骨钳	1	钻头	2
骨凿	4		

（五）其他器械及仪器的用途及准备

1．双极电凝器　用于术中止血。电凝线和电凝头需要环氧乙烷灭菌。

2．高频电刀　用于术中切割组织并能同时止血。电刀笔和线、负极板一次性使用。

3．显微镜　显微手术中微细血管和神经缝合及借助于显微镜进行的精细手术或检查。

4. 内镜　用于临床诊断、检查、治疗、手术。通过小切口插入，显示身体内部结构的放大图像。内镜整形特点：精确、到位、精细、安全、微创，可用于除皱、隆乳、耳、鼻等整形手术。

5. 吸脂注水机　集吸脂、注水于一机，用于吸脂手术中，肿胀液的注射和脂肪抽吸。

6. 冷光源　包括冷光源拉钩和导线，用于辅助术中术野照明，减少手术切口，减少创伤。如深层照明不好的手术，扩张术空穴内的照明。

7. 磨皮机　用于治疗皮肤表面的各种病症，去除皮肤表层坏死角质细胞，而达到机械去角质刨光的效果。

8. 动力系统　分为电动和气动两种。气动以氮气作为能源，用于术中骨的切割打磨，如颅颌面手术中的应用。

第四节　整形外科无菌手术台的使用

一、无菌手术台

（一）无菌包物品的准备

1. 布单类　大包布（2 块）、整形单（1 块）、中单（3 块）、治疗巾（12 块）、手术衣（4 件）。

2. 纱布类　平纱（20 块）、方纱（20 块）、鱼纱（4 捆）、棉垫（2 块）、绷带（2 卷）。

3. 其他物品　大、中、治疗碗各一，小量杯 3 个，弯盘 2 个。

4. 器械类　基础器械盘一个，针盒一个（内有剪刀、镊子），特殊器械等。

（二）一次性物品的准备　缝合线，油纱，吸引器管，吸引器头，注射器，针头，电凝线，电刀线，手套，刀片。

（三）液体准备　0.9%氯化钠注射液，75%乙醇，美蓝，碘伏。

（四）铺无菌手术桌的原则

1. 洗手护士负责铺置无菌手术台。

2. 无菌桌巾应铺置 4 层以上，桌巾下垂超过 35cm。

3. 器械的整理顺序为从左向右摆在铺好的手术桌上，一般顺序为血管钳、刀、剪、镊、尺、单钩、特殊器械。

4. 供应护士移动已铺好的无菌手术台时，手不可触及下垂桌巾，应握于下垂桌巾下面使之移动。

5. 洗手护士推移无菌桌时，手不可握桌缘的栏杆，应在栏杆内使之推移。

6. 放置在无菌桌内的物品不能伸于桌缘以外。

7. 如果水倒在无菌桌单上则认为已被污染，应立即加盖无菌单。

（五）无菌台的铺置方法

1. 移开手术床，将操作车摆放在手术间较宽敞的地方，以手臂伸展为宜。

2. 洗手护士检查无菌敷料、器械、手术用物有效期及包布有无破损。

3. 面向操作台将无菌包的最外层包布用手依次打开，再使用2把无菌持物钳将第2层包布打开，持物钳不可超出台面，取出指示卡检查是否合格，二人核对。

4. 将器械、主敷料单（整形单、中单、手术衣）依次打开，2层包布置于无菌台右侧，并将洗手护士手套打在手术衣旁边，远离器械的地方。

5. 无菌台最左侧铺一块治疗巾，将治疗碗、弯盘、小量杯依次排开，分别倒入0.9%氯化钠注射液、75%乙醇、美蓝。

6. 持物钳夹取灯柄，特殊器械于无菌台上。将刀片、注射器、电凝线、吸引器管、缝合线等至于弯盘中，所有一次性物品均放在无菌台左侧。

7. 使用持物钳将最上层盖单依次打开，盖好手术台备用，无菌台铺置完成。将手术台移至手术间一侧，距离墙面30cm。

二、无菌手术台物品的摆放及使用要求

（一）无菌手术台的摆放

1. 巡回护士将盖单掀开。

2. 洗手护士刷手后，穿手术衣，戴无菌手套，冲掉手套上的滑石粉。

3. 将手术衣放在手术台右上角，手套放在第1件手术衣下面（注意放稳）。

4. 移出器械盘，将整形单，中单、治疗巾、紧挨衣服放置，并依次排开。

5. 手术台左侧再铺一块治疗巾，将治疗碗，弯盘依次排开放在无菌台的左上角，一次性物品放在弯盘中保存。

6. 取出器械并点数，确保完好无损，按使用顺序依次放置。

7. 准备3把海绵钳夹取小方纱备用，将15号刀片分别上于4号刀柄，20号刀片上于4号刀柄上备用。

8. 清点纱垫、缝合针、线轴，并记录。

注意严格执行无菌技术操作。器械、敷料不得出无菌台边缘。无菌桌打湿后必须用双层治疗巾铺置。动作应准确，快速。

第五节 手术前患者的准备及麻醉配合

一、手术前患者的准备

麻醉前充分的准备目的是为了保证麻醉中患者的安全，减少麻醉并发症。

（一）术前访视

1. 术前一日手术室护士应到病房探望患者，与患者及家属交谈，了解患者的心理状态，解答患者的疑虑，使患者对进入手术室后的情况有大致的了解，便于双方更好地合作。了解患者皮肤准备情况，有无肢体功能障碍、血管走向、充盈程度、有无困难输液。叮嘱患者须身着病服，方可进入手术室，如天气凉，应外披大衣或棉衣，注意保暖。

2. 翻阅病历，了解患者全身状态。心、肺、肝肾及实验室检查是否齐备合格，还应了解患者的药物过敏史、既往史及手术史。

3. 特殊或重大手术要参加病例讨论，以便做好充分的准备。

4. 术日护士接患者要严格核对：姓名、性别、住院号、科室、手术名称（手术部位）、麻醉方式。询问患者有无药物过敏史，术前禁食、禁水时间，用药情况、有无义齿及佩戴饰物。

5. 入手术室后，护士根据手术部位、麻醉方式，协助脱下患者衣服，平卧于手术床、手术单遮盖身体，测量血压，约束患者肢体。

6. 建立静脉通道　根据手术部位、麻醉医师要求及患者静脉情况选择建立静脉通路的位置，通常选择较粗、不影响术者操作的静脉，但老年人、长期卧床患者宜选择上肢静脉，以防下肢静脉血栓发生。如选择近关节部位的静脉穿刺后，应用小夹板跨关节固定，以保证输液通畅，防止套管针脱出。全身麻醉、大手术一般选择 18 号、20 号套管针，紧密连接输液专用三通管，方便术中给药。

整形外科烧伤患者常因肢体的损伤和以往的输液治疗造成的血管栓塞或结扎导致困难输液，这时护士应仔细挑选静脉，最好找有经验的护士实施静脉穿刺技术，争取一次成功。

（二）物品的准备

1. 安装好吸引器，并协助麻醉医师准备好麻醉用具。

2. 严格核对麻醉用药，备好抢救药品，严防麻醉意外的发生。

二、各种麻醉护理的配合

（一）全身麻醉的护理配合　麻醉药经吸入、静脉、肌肉等途径进入人体，使患者意识消失，周身不感到疼痛，神经反射及肌肉等都有不同程度的抑制，这种麻醉方法称为全身麻醉（全麻）。

1. 全身麻醉可分为基础全身麻醉、吸入全身麻醉、静脉全身麻醉、复合全身麻醉。

2. 全身麻醉诱导的配合　患者接受全麻药后，意识自清醒进入全身麻醉状态直至手术开始，这一阶段称为麻醉诱导期。

（1）诱导方法

1）吸入诱导：常用麻醉机面罩吸入诱导法。将面罩扣于患者口鼻上，开启麻醉挥发器，逐渐增加吸入浓度，待患者意识消失并进入麻醉第三期，即可静注肌松药行气管内插管。

2）静脉诱导：比面罩吸入法迅速，患者舒适，但对呼吸循环干扰较大。面罩须预吸氧去氮，护士遵医嘱推注麻醉药，如丙泊酚或其他药物，要严格执行查对制度，并大声重复药名、剂量、用法，无误后方可执行。推注时要根据年龄和静脉的粗细程度掌握推药速度，并随时报知注入量（1、2…5、6…ml）。肌松药维库溴铵（万可松）起效慢于琥珀胆碱（司可林），所以若用维库溴铵诱导，应先给维库溴铵后给丙泊酚，若用琥珀胆碱诱导则反之。

（2）气管插管的配合

1）经口腔气管插管：①护士站在患者一侧，协助麻醉医师施行表面喷雾麻醉；②插管成功后拔出管芯，连接麻醉机螺纹管；③协助麻醉医师固定气管导管，单手示指和拇指把持导管，小鱼际处贴在患者面部，以防导管脱出或插入过深。协助麻醉医师绑牙线，待导管固定后，方可松手。

2）经鼻腔气管插管：口腔内手术、颅颌面外科手术常需要经鼻气管插管。声门显露不佳时常需要一名护士按压喉头，另一名护士递上插管钳，在麻醉医师夹住气管导管前端对准声门时，辅助麻醉医师送管。

3）盲探插管：采用常规直接喉镜多次试操作仍不能显露声门的任何部分。①协助显露声门：颈前加压手法：部位：喉结；用力方向：向（患者）上、向右推，同时向后压；个别困难插管病例，喉头位置改变，听从麻醉医师的按压方向；②拔出管芯方法：护士用双手协助拔出管芯，左手握住气管导管向下用力，以防导管脱出，右手顺着导管缓慢拔出管芯，切不可突然大力拔出管芯，带出气管导管；③正确判断气管插管的位置：可在胸前按压1～2下，辅助麻醉医师用面部感觉从气管导管呼出的气流。

4）困难呼吸道的气管插管：面颈部畸形患者，如瘢痕挛缩造成的颏胸粘连、小口畸形或颞下颌关节僵直造成的牙关闭锁等，均会造成气管插管困难。面罩通气困难时护士应辅助麻醉医师加压给氧，具体方法是：护士先快速按压呼吸囊，停顿2秒后再快速松开呼吸囊，同时观看患者胸廓起伏情况，以平视可以看到患者胸廓起伏为佳，小儿患者要注意按压呼吸囊不能太用力，以免肺泡破裂，按压频率为15～20次/分。

5）气管插管失败时，护士重新准备气管导管以做好再次插管的准备，专人保护好静脉通路的畅通，以防患者躁动时静脉通路的脱出，随时遵医嘱给药，用于加深麻醉。

（3）麻醉期间的配合：密切观察患者血氧饱和度、心率、血压的变化。要保持输血、输液通畅，以确保各种静脉用药及时准确地进入体内。给药时严格执行查对制度，用药毕及时提醒麻醉医师将用药情况记录在麻醉记录单上，以便核查。抽吸药液的注射器必须有标记并定位放置，所有用后的液体瓶、袋必须保留，患者离室后方可处理。

（4）拔管的配合：拔管时巡回护士和器械护士应站在患者两侧，协助麻醉医师拔管。拔管前准备好吸引设备；不要清理药物，尤其是琥珀胆碱；患者躁动时，要有专人看管好静脉输液通路，防止静脉输液通路脱落；在麻醉医师割断牙线清理分泌物，尚未拔除气管导管时，应有一名护士把持住导管（手法同绑牙线），以防导管脱落；拔除导管后，应协助麻醉医师从呼吸回路上取下气管导管，连接面罩，对患者进行面罩通气，待患者生命体征平稳后一同送至麻醉恢复室。

（5）小儿麻醉的护理配合

1）婴幼儿手术，在围术期注意保暖，防止着凉。护士接患儿入手术室前仔细询问患儿家长禁食、禁水时间，是否有流涕、咳嗽症状。

2）婴幼儿施行手术和麻醉多不能合作，常选择氯胺酮作为基础麻醉药。患儿进入手术间前，应准确测量体重，保证用药剂量准确。采取深部肌内注射，促进药物吸收，减少麻醉药对组织刺激，禁止注入皮下和动脉，更不能注入神经部位，注射时固定好针头，防止断针。

3）固定好静脉通路，保持其通畅，遵医嘱调节输液滴速，避免短时间输入液体过多造成肺水肿。

4）拔管时，专人守护，防止液体脱出和坠床。

5）喉痉挛常见于小儿患者，因近期有上呼吸道感染史、拔管时机选择不当或因患儿在清醒和深麻醉状态之间咽喉部分泌物刺激引起。主要表现为呼吸抑制，面罩加压给氧阻力非常大，患者血氧饱和度迅速下降，口唇颜色迅速发绀。护士应及时辅助麻醉医师挤压呼吸囊加压给氧，遵医嘱静推琥珀胆碱100mg/支，静脉推注异丙酚，同时立即呼叫上级麻醉医师及护士，做好急救的准备。

（二）局部麻醉的护理配合　局部麻醉是指对机体任何一处周围神经，通过化学或物理作用使其丧失传导能力，从而由该神经所支配的区域进入感觉麻痹状态。主要方法包括表面麻醉、局部浸润麻醉、神经干及神经丛阻滞麻醉、椎管内麻醉。椎管内麻醉又包括蛛网膜下隙阻滞麻醉和硬脊膜外腔阻滞麻醉。

1. 硬脊膜外腔阻滞麻醉的护理配合

（1）麻醉前准备：①准备硬膜外穿刺包；②按医嘱准备麻醉药及急救用药；③备好麻醉机、监护仪、氧气、全套气管内插管用具、吸引器；④建立静脉通道，进行心率、血氧饱和度、血压监测。

（2）麻醉期间的配合：①体位：患者的体位安置不当是造成穿刺不顺利的重要原因，最常用的体位是侧卧位。穿刺操作时巡回护士将患者摆好左侧或右侧体位，患者背部要与手术台的边沿相齐，双肩在同一垂直线上，两手抱膝，股贴近腹壁，头尽量向胸部屈曲，以便腰背部尽量向后弓，使棘突间张开以利穿刺；同时护士站在患者腹侧，保持患者身体姿态平稳，叮嘱患者在穿刺过程中绝对不能咳嗽和移动位置；②术中确保静脉输液通畅，以维持正常血压和急救需要。穿刺过程中注意观察患者面部表情、呼吸、脉搏情况，发现异常及时报告麻醉医师。不时与患者交谈，分散其注意力，减轻紧张心理；③当导管置入后，协助麻醉医师用胶布妥善固定，防止导管扭折或滑脱；④协助麻醉医师观察患者血压、脉搏及呼吸的变化，随时做好治疗和抢救的准备；⑤术毕，协助麻醉医师拔出硬膜外导管并检查导管是否完整。移动体位时，动作要轻，使患者保持平卧位。尤其腰麻患者要严格去枕平卧6小时，以防发生术后并发症。

2. 局部浸润麻醉的护理配合　局部浸润麻醉是整形外科常用的麻醉方法。其主要由于时间段、范围小的手术，先决条件是患者精神状态稳定且乐于接受，并能安静配合。

（1）基本方法：①在切口处，自浅入深逐步逐层浸润每一层组织，使手术切开组织前，该组织已经完全浸泡于局部麻醉药之中；②以单纯浸润某一组织层为主，以期在广泛浸润的同时，对浸润区中存在的某感觉神经分支也一并被阻滞，由此达到整个手术野的麻醉。

（2）局部浸润麻醉常用药物：①利多卡因：毒性较低，渗透力强，起效较快3～10分钟；作用维持时间为1.5～2小时；浓度为0.25%～2%；一次最大剂量（极量）为400～500mg；②丁吡卡因（布比卡因）：起效较慢5～15分钟，维持时间长3～15

小时，用于神经阻滞麻醉的浓度为0.25%~0.75%，一次最大用量为50~100mg；③罗哌卡因：常用浓度0.375%~0.75%，起效慢，作用时间长。

（3）局部麻醉前准备：手术室护士应熟悉掌握局部麻醉药的种类、药理特性、浓度、剂量及配置方法。根据局部麻醉不同的方法、患者年龄、身体状况，遵医嘱准备好所需用的局部麻醉药、肾上腺素及0.9%氯化钠注射液。①局部麻醉药的配置及用量：局部麻醉药均有轻微的血管扩张作用。为了使局部麻醉药吸收缓慢、延长作用时间、减少局麻药中毒的可能，以及减少术中出血，在患者身体条件许可下，按医嘱在局部麻醉药中加入适量的肾上腺素，一般常用浓度为1∶40万或1∶80万。具体配置方法：以1∶1000肾上腺素1ml为40滴计算用7号针头，每10ml麻醉药中加入肾上腺素1滴，其浓度为1∶40。用量：利多卡因：3~10分钟就可起效，弥散广，穿透性强，无明显扩张血管作用，除了麻醉还可用于静脉推注或滴注，治疗室性心律失常；②局部麻醉下手术患者更易出现精神紧张、恐惧，手术时肌肉紧张甚至颤抖，适时与患者进行交流，分散注意力，解释术中可能会出现的感觉。正确识别局部麻醉药的中毒反应（惊恐、多语、判断力减退、肌肉抽动、突然入睡）。如出现并发症（早期表现兴奋、痉挛、恶心、呕吐、血压升高、脉搏变缓；严重者则出现全身抽搐、意识消失、呼吸停止及血压下降），应及时告知医师进行针对性的治疗及抢救；③护士要掌握好局部麻醉药的浓度换算及剂量，严格落实用药查对制度，同时要通报手术医师用药的数量，以防过量。

第六节　手术中患者体位的固定

手术体位直接关系到患者手术时能否充分暴露手术视野，有利于手术操作，减少手术难度，缩短手术时间。同时，患者手术期间长时间不能活动，身体某些部位易产生压疮，医护人员可通过恰当的体位摆放，防止不必要的损伤。

由于全身麻醉患者在麻醉后失去意识和知觉，不能进行配合，所以摆放患者体位有一定难度，因此以下均以全麻患者为例。

一、仰卧位

适用于头、面、颈、胸、腹部及四肢手术。

方法：患者平卧，如需要，颈部可垫以棉卷，双臂自然置于身旁，并以中单约束，双膝以约束带固定。如需要手臂外展可放手托板及软垫，并以约束带固定，足跟部垫以棉垫。

注意事项：仰卧位手术较长时间固定不变可引起头皮缺血和脱发，应垫以棉垫或软枕，手臂不能过度外展，以免臂丛神经受压。

二、侧卧位

适用于头、肩、背、臀部的手术。

方法：

1. 患者麻醉后两名医师分别立于手术床两侧，麻醉医师负责患者的头部，一名护士负责保护患者的静脉通路，另一名护士负责放置体位垫。

2. 如果摆左侧位，两名医师合力提起横铺在患者身体下方的中单向右侧移动患者，然后将患者面向左侧摆放。同时一名护士在患者身体下方的侧胸或齐腋部，于中单下方放置大长方形软垫，以免腋部神经、血管受压，头部垫头圈，以防耳部受压。

3. 胸前、背部各置一个长圆卷于长方垫下，并将中单塞于床垫下，骨盆处用床挡固定，并用小方垫加紧固定。

4. 将身体下方手臂平放于手托板上并固定，上方手臂则根据需要可搭在头架上，也可消毒后包裹于无菌区内。

5. 位于上方的下肢在髋部屈曲120°，膝关节屈曲90°，并垫大方垫于膝下，内踝部垫小方垫，位于下方的腿伸直。

6. 膝关节处用约束带固定。

注意事项：防止耳部受压，头部不能过度屈曲，以防损害颈椎。侧卧的肩部、髂部、膝部以及外踝均垫以棉垫。使用侧卧位固定器时要留意男性的外生殖器，不能与体位垫接触，避免受压。

三、俯卧位

适用于头、背、臀、腘窝及足跟部的手术。

方法：

1. 由几人合作将仰卧位的患者移至一侧床边，护士将俯卧位垫放于患者胸前，使腹部悬空，然后将患者翻身俯卧。

2. 头部垫头圈并使头偏向一侧，双上肢呈曲肘状态置于头部两侧并固定。

3. 膝关节下垫棉垫，足腕部垫圆卷，足尖部垫棉垫，使下肢处于生理弯曲状态，用约束带固定腘窝处。

注意事项：头圈放置不当或大小不适时，有可能导致眼球受压或损伤角膜，严重者可导致失明。胸、腹部不可过分挤压，以免影响腹式呼吸。避免男性外生殖器受压。软垫与皮肤之间须放置棉垫。

四、截石位

适用于会阴及肛门部手术。

方法：

1. 将手术床下段卸下，两侧插入支腿架，初步调节好高度然后固定。

2. 移动患者使其臀部齐床下端，两腿分开放在支腿架上，臀部、腘窝处均垫棉垫，调整适宜高度及角度，用约束带固定双腿。

3. 双手外展置于手托板上并固定。

注意事项：由于股和小腿外旋，坐骨神经可受牵拉而损伤，腘窝受压，可致腓总神经损伤。因此腿架高矮、外旋角度要适当，既要充分暴露术区，又要防止双腿过度外展。

第七节 手术野的皮肤消毒与无菌单的铺法

器械护士应协助第一助手的医师进行手术野皮肤消毒及铺无菌单。

一、手术野的皮肤消毒

手术野皮肤消毒的目的是杀灭切口及其周围皮肤上的致病微生物。

（一）消毒方法

1. 检查消毒区皮肤清洁情况。消毒皮肤前要检查手术区域内皮肤的清洁程度，是否有破损及感染等。如皮肤上有较多油脂或胶布粘贴的痕迹，先用汽油擦拭干净后再行消毒。

2. 器械护士消毒手臂后，穿无菌手术衣，戴无菌手套。取无菌持物钳夹住消毒纱布，传递给第一助手进行消毒（一遍2%碘酊，两遍75%乙醇脱碘；或用0.5%碘伏擦拭两遍）。

（二）消毒方式

1. 环形或螺旋形消毒　用于小手术野的消毒。

2. 平行形或叠瓦形消毒　用于大手术野的消毒。

（三）消毒原则

1. 离心形消毒　清洁刀口皮肤消毒应从手术野中心部开始向周围涂擦。

2. 向心形消毒　感染伤口或肛门、会阴部的消毒，应从手术区外周清洁部向感染伤口或肛门、会阴部涂擦。

（四）手术野使用的消毒液及方法

1. 一般体表皮肤　用2%碘酊擦拭一遍，待干后，用75%乙醇脱碘2遍，或用0.5%碘伏擦拭2遍。

2. 供皮区的皮肤　用1%碘酊擦拭一遍，待干后，用75%乙醇脱碘2遍，或用

0.5%碘伏擦拭2遍。

3. 头皮部　消毒医师戴无菌手套，用纱布接取0.5%碘伏擦拭2遍，第二遍消至颈部及双肩部。

4. 面部　只用75%乙醇消毒3遍，第一遍后换持物钳。

5. 口腔、鼻腔及会阴黏膜　用0.02%碘伏消毒2~3遍。

6. 会阴及肛门部　用0.5%碘伏擦拭2遍。

7. 新鲜创伤手术　应先用20%肥皂水刷洗伤口周围的皮肤，然后用0.9%氯化钠注射液冲洗（必要时用3%过氧化氢溶液冲洗）伤口内外，并用纱布拭干，最后再进行皮肤消毒。

8. 感染创面手术　先用多层2%碘酊纱布覆盖创面，再进行病损外周的皮肤消毒。

（五）手术野皮肤消毒范围

1. 头部手术皮肤消毒范围　头及前额。

2. 面部手术皮肤消毒范围　面、颈。

3. 颈部手术皮肤消毒范围　上至面部，下至乳头下，两侧至斜方肌前缘。

4. 胸部手术皮肤消毒范围（侧卧位）　前后过中线，上至锁骨及上臂1/3处，下至髂前上棘。

5. 胸部手术皮肤消毒范围（平卧位）　上至锁骨，下至髂前上棘的连线，两侧至腋中线。

6. 上腹部手术皮肤消毒范围　上至乳头，下至耻骨联合，两侧至腋中线。

7. 下腹部手术皮肤消毒范围　上至剑突，下至股上1/3，两侧至腋中线。

8. 腹股沟及阴囊部手术皮肤消毒范围　上至肚脐线，下至股上1/3，两侧至腋中线。

9. 会阴部手术皮肤消毒范围　上至肚脐线、耻骨联合、肛门周围及臀，股上1/3处。

10. 四肢手术皮肤消毒范围　周围消毒，上下各超过一个关节。

11. 口腔、鼻腔的消毒范围　面部及口鼻腔。

（六）注意事项

1. 口唇、鼻腔和会阴部黏膜、阴囊等处，不能耐受碘酊的刺激，宜用刺激性小的消毒液来代替。如用0.5%碘伏液消毒，且不能与碘接触或混用。

2. 涂擦各种消毒液时应稍用力，以便增加消毒剂渗透力。

3. 清洁刀口应以切口为中心向四周消毒；感染伤口或肛门处手术，则应由手术区外周开始向感染伤口或肛门处消毒。已接触消毒范围边缘或污染部位的消毒纱布，不能再返擦清洁处。

4. 消毒范围要包括手术切口周围15～20cm的区域，如有延长切口的可能，则应扩大消毒范围。

5. 碘酒纱布勿蘸过多，以免流散，烧伤皮肤。脱碘必须干净。

6. 消毒者双手勿与患者皮肤或其他未消毒物品接触，消毒用钳不可放回手术器械台。

7. 面部消毒时用棉球塞入耳道，以防药液流入耳道，并用无菌干纱布蘸干眼周消毒液，防止药液刺激眼球，造成角膜损伤。

二、手术野无菌单的铺法

（一）原则要求

1. 手术野灭菌后，由第一助手（一助）和器械护士协同完成铺无菌手术单。除暴露手术切口所必需的最小皮肤区外，遮盖手术患者其他部位，使手术周围环境成为一个较大范围的无菌区域，目的是避免和尽量减少手术中的污染。

2. 铺单原则是既要避免手术切口暴露太小，又要尽量少使切口周围皮肤暴露在外。手术野周围一般应有4层无菌巾遮盖，其外周至少有两层；小手术仅铺无菌孔巾一块即可。

3. 铺单顺序　先铺四块治疗巾：通常先铺操作者的对面，或铺相对不洁区（如会阴部、下腹部和头部），最后铺靠近操作者的一侧，再在手术野的下端对齐整形单，然后展开。

（二）具体方法

1. 头、面、颌部手术铺单法

（1）第一助手（一助）站在头部上方，器械护士取一块治疗巾长边折入1/4，治疗巾折边面向一助传递，一助以示指和中指夹住治疗巾，器械护士再取一块对折中单传递，一助以拇指和示指夹住中单（中单上缘超出治疗巾上缘10cm），置于患者的肩、颈、头下面，中单平铺于床面，治疗巾包头，并用布巾钳固定。

（2）器械护士依次传递3块治疗巾（前两块折边面向一助，第三块折边面向自己），一助将前两块折边向下，做“人”字形遮盖于面颊部，第三块折边向下遮盖于额顶部，用布巾钳固定三块治疗巾的交叉点。暴露面部要双侧对称，便于术中做对比观察。

（3）递整形单一块，整形单U开口向术区，遮盖颈部以下的区域。

（4）取中单一块，与一助配合，横向打开，长边折入1/4，折边向术区，自头部向两侧环绕手术床至胸部，用布巾钳固定。

2. 胸腹联合铺单法

（1）第一助手（一助）站在患者右侧，器械护士将中单纵向对折后，依次递给一助2块，分别置于患者胸腹部左右侧壁之下。

（2）治疗巾长边折入1/4，器械护士依次递给一助4块（前3块折边面向一助，第4块折边面向自己），分别置于胸腹部手术野周围，并用布巾钳固定。

（3）整形单U开口向术区，遮盖胸腹部手术野以下的区域至足部。

（4）如手术野在头面和腹部，还需在颈胸部遮盖中单1块。

3. 上肢手术铺单法

（1）手术床旁放置一手桌，桌面与床同高，将术肢外展置于手桌上，器械护士取中单一块纵向折入1/3（折边面向自己），递给一助，铺在手桌上至患者肩下。

（2）依次传递2块治疗巾，横折1/4，铺于上肢的上下面，环住上臂，用布巾钳固定。

（3）递整形单一块，整形单U形开口置于腋下，两边环绕上肢两侧，用布巾钳固定于肩部，下段平铺于手桌桌面。

（4）取治疗巾一块平铺于整形单上。

（5）递中单2块，“十字”遮盖头架。

（6）整形单或中单一块，遮盖胸腹部以下的区域至足部。

4. 下肢手术铺单法

（1）器械护士取中单一块纵向折入1/3（折边面向自己），递给一助，铺在患肢股根部至手术床下段。

（2）依次传递2块治疗巾，横折1/4，分别铺于股根部上下面，环住股部，用布巾钳固定。

（3）递整形单一块，整形单U形开口置于股根部两边环绕大腿两侧，用布巾钳固定，下段展开铺至床尾。

（4）中单纵向对折，铺于手术野下段，用以包裹小腿和足部，用绷带缠绕固定；若是小腿手术，则用2块治疗巾包裹足部；若是足部手术，用两块治疗巾包裹小腿。

（5）中单纵向对折，遮盖腹部至头架。

5. 尿道下裂手术铺单法

（1）器械护士取中单一块纵向折入1/3（折边面向自己），递给一助，铺在患肢股根部至手术床下段。

（2）取一块治疗巾对角打开，卷成球状，塞于会阴部。

（3）依次传递3块治疗巾，横折1/4，第一块（折边面向自己）传递，铺于双侧髂前上嵴连线以上，另外2块沿双侧腹股沟旁开2cm与第一块交叉，形成倒三角形，用布巾钳固定。

（4）递整形单一块，整形单U形开口对齐倒三角形的下角，两边环绕股两侧，下段展开铺至床尾。

（5）中单纵向对折，遮盖腹部至头架。

6. 截石位手术铺单法

（1）中单纵向对折，铺于臀部，余部下垂。上铺一块横折1/4的治疗巾。

（2）依次传递3块治疗巾，横折1/4，第一块（折边面向自己）传递，铺于双侧髂前上棘连线以上，另外2块沿双侧腹股沟与第一块交叉，形成倒三角形，用布巾钳固定。

（3）递整形单一块整形单U形开口对齐腹部治疗巾折边，两边铺于股两侧，下段展开铺至头架。

（4）递两个腿套，分别套住双股至股根部。

（5）递2块纵向对折的中单，铺于腿套之上，用布巾钳固定。

（6）递一块治疗巾展开铺于整形单上。

（三）铺单注意事项

1. 无菌巾铺下后，不能随意移动，如位置不准确，只能由手术区向外移，而不能向内移，以免污染手术区。

2. 无菌单下垂部分应超过手术床边缘30cm以上。

3. 术者在铺整形单之前要再次洗手、穿手术衣、戴手套，再铺整形单及以后的操作。

4. 手术野周边的无菌单应保证在4~6层。

第八节　出血量的测量和记录

一、概述

随着医学科学的迅速发展，整形外科也迎来了新的里程碑。近些年开展了许多新的手术范畴如开颅手术，颅骨缺损修复，经口入路下颌骨升支矢状劈开等手术，手术风险大，出血较多。还有患者的年龄越来越小，术中及时准确地测量出血量就显得尤为重要。术中测出血量可以说是一项确保患者安全，预防手术中发生低血容量性休克的重要措施。

手术中出血量的测定方法有①测定血浆容积和血细胞比容；②测定血红蛋白的数值；③估算法：根据临床征象估计出血量，如脉搏、血压、每小时的尿量、静脉毛细血管充盈情况、皮肤黏膜颜色、肢端颜色、呼吸深浅以及方式。

二、称血纱布重量法

概述中提及的三种方法不是操作过于繁琐就是存在较大的误差。近年临床最常用的是称血纱布重量法，即通过称量血纱布重量的方法计算出血量。

用物

1．无菌鱼纱无菌纱垫或纱条，由手术室统一制定规格。

2．电子秤一台。

3．持物钳一把。

4．出血记录单一张。

5．避污单两张。

6．中心吸引器一套。

7．污物桶一个。

术中出血量记录单

患者姓名：　　　　科室：　　　　病案号：　　　　手术日期：

手术名称：

称重时间	纱布名称	纱布重量（g）	纱布数量（块）	出血量（ml）	备注
	干鱼纱（用前）				
	干纱垫（用前）				
	血鱼纱（用后）				
	血纱垫（用后）				
	负压吸引瓶内（血量）				
总计					

说明：重量为1g的血液体积约为1ml。

总出血量（ml）＝负压吸引瓶内血量（ml）＋（血纱布总重量－干纱布总重量）÷1

巡回护士签名：

第九节 急性等容量血液稀释

一、概述

血液稀释疗法是指输入适当的各种稀释液和（或）放血，以期使血液浓度变稀，血细胞比容、血液黏稠度降低，血流阻力减小，从而改善、增加脑局部血流量，以达到治疗疾病为目的的一种治疗方法。

急性等容量血液稀释是指患者在全身麻醉后，手术开始前，先抽取一定量的血液（8～12ml/kg），相当于总血容量的10%～15%，同时以2～3倍量的稀释液，根据血细胞比容（Hct）的变化，快速输入，以补充血容量，维持正常血压，使血细胞比容维持25%～30%。

二、目的

减少手术出血量，节约库血用量，防止血行传染病的传播以及输异体血可能出现的一系列输血并发症。当机体处于血液稀释状态时，且术中出血时，实际丢失的血液比血液浓缩状态时明显减少。

健康、正常血容量的人，在血细胞比容为18%～25%时，不会发生组织器官缺氧，所以通常血红蛋白<70g/L的患者才考虑输血。

三、适应证

1. 适用于眶距增宽矫治术、开颅手术、神经纤维瘤切除术等。
2. 对某些出血量较多的大手术可作自体输血术前的替代治疗。

四、禁忌证

1. 严重高血压。
2. 严重肝、肾、心脏功能不良或衰竭。
3. 高热。
4. 颅内新近出血及颅内压增高者。
5. 年老体弱者

五、举例

以成年人60kg体重为例，在经术前心、肺、肝、肾及神经系统检查无异常，血液凝聚机制正常，血红蛋白≥100g/L，预计术中出血在800ml以上者，可采用急性血液稀释。

稀释液主要以羟乙基淀粉氯化钠注射液（胶体液）、乳酸钠林格注射液（晶体液）为主，稀释量为抽取血量的2～3倍为益，血细胞比容在30%。

六、操作方法

1. 该操作由2名护士、1名血库人员及麻醉医师共同完成。

2. 患者麻醉前应选用较粗的套管针建立静脉通道（必要时可建立2条静脉通道），以保证稀释液的快速输入。

3. 患者麻醉后，由血库人员携带采血设备在无输液的一侧上肢进行采血，并在血袋上标注取血的序号（1、2、3、4等）。

4. 护士协助麻醉医师在已建立好的静脉通道进行稀释液的输入，同时通报放血量，提醒麻醉医师密切观察患者生命体征的变化。

5. 待术中主要出血步骤结束时，将采取的自体血回输，回输时注意，按取血时的倒序号（4→3→2→1）进行回输，即先输最后抽取的一袋血，再依次向前推。因最后抽取的一袋血相对较稀。

6. 在手术进行中，巡回护士需测量术中出血量。

七、注意事项

1. 护士在操作中严格执行无菌操作原则。

2. 为观察血容量的变化情况，术前应给患者放置导尿管，便于观察尿液的颜色及尿量。

3. 密切观察患者的生命体征、皮肤温度及皮肤颜色变化情况。

第十节　自体血回输技术

一、概述

输血是临床上抢救危重患者的一种行之有效的，而且是最为常用的治疗手段。近年来，随着输血技术的迅速发展，其安全性比过去有很大的改进。但是，由于种种因输血造成的危害，如异体输血后变态反应、免疫抑制以及艾滋病、病毒性肝炎等疾病的传播，输血传染病已成为医疗和社会问题，并被越来越多的人士所关注。人们对以前的异体输血的血源和输血方法进行反思和总结发现，既能满足危重患者对血液的需求，安全系数又高的方法，就是以患者自身为献血者的自体血回输技术。自体血回输技术在临床各个科室的应用不断拓展，特别是在外科较大手术中已经应用越来越广泛。

自身输血分为三种方式：①储存式自身输血；②急性血液稀释；③回收式自身输血。以下针对三种方式做详细介绍。

二、储存式自身输血

（一）特点　身体较强壮的择期手术的患者，如术中需要输血，可在术前2～4周将采集的自身血液出储存，然后在手术中或失血后回输给患者。具有适应范围广，自身血液的储存量多，且血液质量大致相同等优点。

（二）适应证

1. 只要患者身体条件状况好，血红蛋白 > 110g/L、血细胞比容 > 33% 都适合自身储血，没有年龄界限。

2. 术前估计术中出血量超过循环血量的 15%，且必须要输血的患者或成人预计出血量在 600ml 以上的患者。

3. 患者对自身输血的优越性了解并愿意配合。

4. 稀有血型配血困难的患者。

（三）禁忌证

1. 输血可能性小的患者不需做自身储血。

2. 有造血功能障碍，凝血功能异常者禁忌自身储血。

3. 血红蛋白 < 100g/L 的、有器质性病变、有菌血症的患者不能采集自体血。

4. 心、肺、肾功能障碍者不适应自身储血。

（四）方法　根据需储血的多少，可在手术前 2 ~ 4 周采血，每次采血量不应超过 500ml（或自身血容量的 10%），两次采血间隔不少于 5 天。最后一次采血距手术日必须大于 3 天。

采血一般是由检验科、病房护士及外科医师共同完成。采血地点设在病房的清洁换药室，采血前紫外线照射 24 小时。由病房护士选好血管穿刺成功后检验科人员连接血袋并震动混匀，并在血袋上签上患者的姓名、病案号、血型、日期。采血成功后将血储存于血库。

（五）注意事项

1. 患者身体条件状况好，血红蛋白 > 110g/L、血细胞比容 > 33%。

2. 严格各项无菌操作，以免储血被污染造成菌血症，连接引流装置时保持无菌，认真检查管路连接处是否密封，有无漏气现象，发现后要及时更换。如果是手术前采集受血者血液储备，则要注意血液的保护，防止丢失、损坏或污染。

3. 嘱咐患者采血 24 小时前沐浴，采血后 24 小时禁止沐浴。

4. 采血前后多食清淡、易消化的饮食，多喝水。

5. 采血前后可给患者铁剂、维生素 C 及叶酸。

6. 嘱咐患者采血后不要剧烈运动，注意保暖增强机体抵抗力，防止感染。

三、急性血液稀释

急性血液稀释的原理是通过补充血浆代用品或血液代用品来降低单位体积血液中

的红细胞数量，使同等量的外科出血情况下，明显减少红细胞的丢失数。

（一）急性血液稀释的分类

1. 按循环血容量的变化　分为急性等容血液稀释和急性高容血液稀释

2. 按血细胞比容的变化程度　可将血液稀释分5度：

（1）轻度血液稀释，血细胞比容≥30%。

（2）重度血液稀释，血细胞比容20%～29%。

（3）中深度血液稀释，血细胞比容15%～19%。

（4）深度血液稀释，血细胞比容在10%～14%。

（5）极度血液稀释，血细胞比容<10%。

（二）急性等容血液稀释　急性等容血液稀释一般在麻醉后，手术主要出血步骤开始前，抽取患者一定量自体血存储于手术间，同时输入胶体液、晶体液补充血容量，使血液呈一定稀释度，血红蛋白降低，手术出血造成的血液丢失减小。急性等容血液稀释也是惟一提供新鲜自体全血的方法，不会有储存期的血液生化改变；血小板及凝血因子功能完整，RBC损失少。

1. 适应证　患者一般情况好，血红蛋白≥110g/L（血细胞比容>33%），估计术中出血量超过500ml。需要降低血液黏稠度，改善微循环灌流时（如小血管吻合术）也可采用。年龄不是该技术的禁忌。

2. 禁忌证　患者血红蛋白<100g/L，有器官器质性病变的；低蛋白血症；凝血功能障碍。在血管条件差所致的才学困难者和术中出血量少的患者不宜实施。

3. 护理配合重点

（1）术前应对患者的全身情况全面了解，尤其要注意患者的体重，血压，红细胞计数，血红蛋白量，血细胞比容，血小板计数，出、凝血时间等方面。

（2）了解手术的难易程度，预计手术时间和可能的出血量。

（3）术前备好采血所需的取血袋、输液用品和胶体晶体液体等物品。

（4）在麻醉医师施行麻醉前建立两条可靠的输液通道，应选用较大号针头，尤其将作为采血用的通道，针头应适合采血需要；采血时一般输入2倍于采血量的晶、胶体液（晶体、胶体比为2∶1）维持正常血容量，使血细胞比容不低于20%。

（5）在麻醉医师采血时协助观察监测患者的血压、血氧饱和度、呼吸和脉搏等生命体征，采血过程中患者血压应保持在110/80mmHg左右，血氧饱和度在95%以上。

（6）采血后将血液应标明患者的姓名、病案号、采血时间，血液保存在手术室室温下。如果输血估计在6小时以后，血液应存放冰箱内冷藏。冷藏血应在24小时内回输或废弃。

（7）血液回输前核对血液，将血液回温至20℃左右。

（8）血液回输时观察患者的生命体征的变化，回输血按后采集的先回输的顺序进行输血。因为采集的第一袋自体血含更多红细胞、血小板及凝血因子，应最后输。

4．取血量的计算公式

$$取血量=\frac{血细胞比容（术前）-血细胞比容（拟稀释）}{血细胞比容（术前）+血细胞比容（拟稀释）/2}$$

$$=每千克血容量\times 体重$$

5．注意事项

（1）应注意调整取血及输液的速度，以免造成血容量不足而致意外的发生。

（2）护士操作时要轻、稳、快，严格按照无菌操作原则进行。

（3）手术中给患者安置导尿管，一边观察尿量及尿液的颜色。

（4）要密切观察患者的生命体征，如血压皮肤的温度和颜色等，了解血容量的补充情况。

四、回收式自体输血

回收式自体输血应用血液回收装置，将手术中创面流出的血液或术后伤口引流血液进行清洗处理，然后再回输给患者。主要有术中回收式和术后回收式。①术中回收式采用自体血液回收机，血液收集采用一次性血液回收罐，利用负压吸引将手术野的血液吸入贮血罐内，经过大量0.9%氯化钠注射液清洗后，再分离、净化，将清洗液、抗凝剂、游离血红蛋白、细胞碎片等分离流入废液袋内，而清洗后或浓缩的红细胞排入血液袋内，回输给患者；②术后血液回收大多采用进口血液回收器，手术缝合切口前留置引流器，除去大颗粒物质，不用洗涤，滤膜滤过后直接回输给患者。适用于外科脊柱、关节置换手术术后出血较多者。

（一）优点　回收式自体输血的优点是简便、安全和节省费用，在外科手术中应用越来越广。血液回收机和CBCⅡ自体血液回输器对外科手术中后的伤口引流血进行回输，其血细胞比容可高达60%～70%。这种输血方式与同种异体输血相比较，没有疾病传播的危险（如肝炎、梅毒、艾滋病等）；能避免发生移植物抗宿主病（GVHD）的危险；没有免疫作用而致的溶血、发热及变态反应的危险；对少数罕见血型或配血有困难的患者，自身输血可以解决输血上的困难；扩大血源，废物利用，减少患者经济开支。应用自体血液回输技术，缩短了血交叉配合实验、预约、领取等繁琐过程，操作简便，能方便、迅速、有效地抢救术后大量出血。

（二）护理要点

1．严格各项无菌操作，以免储血或引流血被污染造成菌血症，连接引流装置时，认真检查管路连接处是否密封，有无漏气现象，发现后要及时更换。如果是手术前采集受血者血液储备，则要注意血液的保护，防止丢失、损坏或污染。

2. 手术时回收血液过程中，由于大量的洗涤可能造成酸碱平衡紊乱，应该注意观察患者血液 pH 值的变化。

3. 手术中，血液回收与伤口冲洗液要分别使用各自不同的吸引器，以防冲洗液对血源的污染和破坏。

4. 严格该技术的适应证。尽管目前尚无统一的适应证标准，但是对于外科患者的应用，有专家认为还是以患者无心血管疾病或肝肾功能不全、无感染病灶或凝血因子缺乏为要求。

5. 密切观察生命体征，防止各类并发症，记录回输血后各种不良反应。因为术野内细胞组织、骨碎屑、微血栓、脂肪颗粒、骨水泥等都可能随引流血被回输，造成肺栓塞、脂肪栓塞、血栓等。回输血的速度要适宜，防止容量急剧增多后发生心、肾衰竭等。同时，发生溶血倾向时要立即停止输血，通知医师，并留取余血和患者血送检。

6. 目前，回输未处理血仍有争议，故在应用中应注意可能出现的溶血、抗凝和凝血紊乱，回输速度控制在 $<500ml/h$，同时注意补钙。

7. 严防血液被污染，准确记录每小时的引流量，严格掌握引流回输的时间，回输术后引流 6 小时内的血液，超过 6 小时的血液不予回输。

8. 还有报道，在回输自体血液时出现局部发绀，虽没有造成严重后果，原因有待进一步研究。所以，回输血时速度要均匀、缓慢为安全。

第十一节　手术后包扎固定

手术后的包扎固定在整形外科极为重要。能直接影响手术的成败。例如皮片移植后，若包扎固定不妥，皮片与植床间贴附不稳，血运无法建立，这可导致皮片下积液或积血，妨碍皮片的成活；皮瓣转移后包扎固定不确实可使蒂部受压、牵拉、扭转或撕脱，从而造成皮瓣的血运障碍，导致皮瓣部分坏死甚至手术完全失败。

包扎固定的方式，因手术的部位或种类不同而异，现将几种常用的包扎与固定方法分别介绍。

一、包堆加压包扎固定法

适用于游离植皮时，植床凹凸不平或不易制动的部位（如面颊部、眼部等）

1. 物品准备　凡士林油纱布或油纱条、小纱布、大小鱼纱布、棉垫或眼垫以及绷带。

2. 包扎方法

(1) 缝合皮片时，按间隔2~3针保留1根长的缝线，其长度至少为10cm，皮片缝合完毕后将相邻的3~4根长线梳理成1束，用血管钳夹住线头远端，沿植皮缘依次排列。

(2) 用0.9%氯化钠注射液冲洗皮片下的积血并以干纱布擦净后，75%乙醇纱布消毒局部，然后依次覆盖1层凡士林油纱、小纱布及松散的鱼纱后，用已整理好的一束一束的缝线左右、上下对称地结扎成包堆样。

(3) 用凡士林油纱条和大鱼纱围绕植皮缘一周；在包堆敷料上再加盖大纱布、棉垫并以胶布固定，再用绷带加压包扎固定。这种包堆加压包扎的方法既可充分地固定敷料又可保持一定的压力，使皮片与植床创面紧密贴合，便于皮片成活。

二、切取表层或中厚皮片后供皮区创面的包扎固定

1. 物品准备　归蜡油绸或溃疡油绸，也可用一包喜油纱或凡士林油纱布、植皮纱布、棉垫及绷带；若是胸腹部为供皮区，还应准备胸腹带、胶布。

2. 包扎方法

(1) 取下皮片之后，供皮区创面即用浸有肾上腺素液的湿纱布覆盖压迫止血，5~10分钟后揭去湿纱布，

(2) 依次覆盖一层溃疡油绸、4块（共16层）植皮纱布、1~2块大棉垫并以胶布固定，然后用绷带或胸腹带加压包扎固定。

(3) 包扎时内层敷料应超过创缘周边3~4cm，各层敷料均应平整。

(4) 缠绕绷带应以从肢体远端向近端进行。

(5) 包扎时压力要较大且均匀，可减少渗出液并利于供皮区的愈合。

(6) 凡患儿或女性患者由股供皮者，为防止尿液污染，应在股内侧的绷带上用多层凡士林油纱布或橡皮片覆盖胶布固定。

三、皮管成形术后的敷料包扎固定

皮管成形术后供瓣区直接缝合时的包扎固定方法。

1. 物品准备　凡士林油纱布2块、植皮纱布2块，用纱布卷成纱布卷2个（应比皮管略长和略粗），胶布或松香乙醇胶水。

2. 包扎方法

(1) 凡士林油纱两层之间夹植皮纱布1块（4层），按皮管的长度将其两端剪开，形成四尾带状形。

(2) 夹置于皮管与缝合的供瓣区之间，使皮管与供瓣区隔开，利于吸收渗出物和

汗渍。

（3）皮管两侧与皮管平行各置1个纱布卷，用胶布固定（切勿过紧以免压迫皮管），或在皮管的四周皮肤上涂抹松香乙醇胶水，用单层植皮纱布1块拉平绷紧覆盖在整个皮管和纱布卷上。

（4）四周粘贴固定，在纱布中间剪开直径1cm的小孔2～3个，便于观察皮管血运。

（5）如供瓣区为游离皮片移植修复，则在皮片上作薄层的包堆敷料（以不过多增加皮管张力为原则）包扎固定，皮管两侧用纱布卷固定。

四、手部术后包扎固定

1. 物品准备　凡士林油纱布、油纱条、植皮纱布、棉垫、绷带、胶布、石膏绷带或夹板。

2. 包扎方法　手部术后包扎固定有功能位、抗挛缩位和减张位3种方式。

（1）功能位的包扎：以手背部皮片移植术为例，包扎时先将1块棉垫平放在小桌上，使手背向下，在患者掌心中放1个大纱团，然后将手翻转放在棉垫上，以保持掌弓及各指部关节的屈曲；各指间以小鱼纱填充，使之分开，依次覆盖油纱、大鱼纱（松散的）、植皮纱和棉垫于植皮创面上；在相当于虎口处剪开棉垫，以绷带加压包扎手部敷料。包扎绷带应先在腕部缠绕固定3圈，然后按静脉回流的方向，从手的远端向近端、手背的尺侧向桡侧逐渐缠绕，为使拇指能达到对掌位，应以保持指掌部的功能位；最后用前臂石膏托固定腕部于功能位。

（2）抗挛缩位的包扎：多用于手掌或手指的掌侧的挛缩松解术后。此类手术中皮片是在抗挛缩位植入创面的，只有在同样位置包扎，才能使移植的皮片舒展地贴附于创面。因此，为这类患者包扎固定时，应将手掌或手指保持在最大限度的伸展位，即抗挛缩位。在抗挛缩位包扎时手指血管会受到牵拉，处于紧张状态，为此术后要特别观察指端的血运，预防手指的血运障碍。

（3）减张位的包扎：接受肌腱、神经及血管修复术的患者，常需要采取减张位包扎。例如施行屈肌腱缝合术后，给予屈曲位包扎固定，而施行伸肌腱缝合术后给予伸直位或背伸位包扎固定，这种固定时间一般需在3周以后才能开始逐渐进行自主功能锻炼。锻炼时不可用力过猛，以避免肌腱再次断裂，导致手术失败。

以上任何一种包扎固定时，均要注意压力均匀和速度，指端应外露，以便观察血运。

五、鼻部手术的敷料包扎

1. 物品准备　液状石蜡或凡士林油纱布（宽1cm、长度适当）、鼻镜、膝状镊、

1mm 厚的软铅片（剪成与外鼻大小相似的梯形状）、绒布 1 块（应比铅片约大 5mm），松香胶水，胶布及棉卷 4 个。

2. 包扎方法

（1）填充鼻腔：多数行鼻部手术后者，都需进行鼻腔内填塞，以保持移植物密切吻合和正常鼻的外形。用鼻镜扩开鼻孔，以膝状镊夹持油纱条一端，从深部填满鼻腔，直到鼻孔外缘时剪除多余的油纱条。

（2）鼻的外部固定：用于鼻骨整复及外鼻再造修复术后。以松香胶水将绒布与铅片粘贴，使绒布一面紧贴鼻部塑形，用胶布交叉固定，然后在外鼻的两侧各垫棉卷 2 个，从侧面压住鼻部最后用胶布固定。以保持鼻部良好的塑形，使鼻骨或移植物不移位。

第十二节 移植组织的储存与保管及病理标本的存放与送检

一、移植组织的存储与保管

移植组织存储与保管，是指用手术方法从患者身体上取下待用或 1 次使用后多余的部分组织，在严格无菌的条件下加以保存，以备日后随时进行移植手术使用。

（一）骨与软骨的存储

1. 无菌物品准备 带盖广口瓶 1 个、橡皮片及纱布各 1 块、橡皮筋 1 个、镊子 1 把、细菌培养管 1 个、1‰及 0.25‰硫柳汞溶液。

2. 存储方法

（1）将手术截取后、使用后剩余的骨或软骨用无菌 0.9% 氯化钠注射液冲洗干净，用无菌镊夹持放入广口瓶内，倒入 1‰硫柳汞溶液，浸没骨块，盖紧瓶盖后，用双层橡皮片及 1 块中纱布覆盖瓶口，以橡皮筋扎紧瓶颈。

（2）在广口瓶的标签上注明存储物的名称、病房、床号、姓名、病案号及取骨日期等。

（3）将标本置于 0～4℃冰箱中保存，1～2 周后做细菌培养。如培养结果为无菌生长，则在无菌条件下，将原 1‰硫柳汞溶液倒掉，换入 0.25‰的硫柳汞溶液继续保存，同时在标签上注明细菌培养日期、结果及换药液的浓度和这次换液的日期。以后每月做 1 次细菌培养并置换储存液（储存液浓度为 0.25‰）。凡细菌培养为阳性结果时，应弃之。如此存储的骨与软骨，半年内可随时应用。但在使用前 2～3 天，应重新做细菌培养，证明结果为无菌生长时方可使用。

（4）使用时骨或软骨块在无菌0.9%氯化钠注射液内充分浸泡1小时，以洗去残留在组织表面的硫柳汞溶液，方可植入组织内。

（5）需急用骨块时，不能做细菌培养，可采用煮沸法处理，煮沸10～15分钟即可使用。

（二）皮肤的存储

1. 无菌物品准备　粗玻璃试管或细菌培养皿、橡皮片及橡皮筋、纱布及凡士林油纱布。

2. 存储方法

（1）在无菌操作下将手术中剩余的皮片放入0.9%氯化钠注射液中洗净，擦干后平铺在凡士林油纱布上，使创面对着油纱，然后将油纱卷起或叠起并放入试管或平皿中，用橡皮片和纱布封闭试管口或皿盖，再用橡皮筋扎紧。

（2）贴上标签并注明患者姓名、住院号、病房、病床号、取皮日期，还要注明皮片的部位及厚度等。

（3）保存于0～4℃冰箱中备用。一般保存期为1个月。此皮片常用于肉芽创面的覆盖，使用时只需以无菌0.9%氯化钠注射液清洗后，便可直接贴于创面上。

（4）用此种方法存储的皮片，1周内再植能良好生长，10天后再植成活较差，但仍可作生理敷料使用。超过1个月即完全失活，应弃去。

（5）1次取皮多次移植或新鲜尸体的皮片作异体移植使用时，保存方法同上。植皮前按医嘱用抗生素溶液刷洗后再用。这种保存方法，只适宜短期保存备用。特殊制备的大面积异体皮，以液氮冷冻保存，可以维持较长使用时间，需特殊技术和装备，仅用于一般烧伤中心，不在此讨论。

二、病理标本的存放与送检

（一）病理存放

1. 洗手护士应将所取标本用湿0.9%氯化钠注射液纱布包裹，并用组织钳夹住作为标志，妥善放置于器械台上。

2. 巡回护士与洗手护士核对后，将其放入相应的病理袋内；并注明姓名、科室、病案号、标本名称、送检日期；加入10%甲醛浸泡，密封口袋后放入标本箱内；填写手术室标本登记本；督促医师填写病理报告单，并与其病理组织放在一起。

3. 若标本做冰冻切片病理检查时，巡回护士应立即将标本交与送检者，贴上标签注明姓名、科室、病案号、标本名称、采取部位；填写病理报告单，连同标本由专人送至病理科，面交负责人。

（二）病理送检

1. 每日由专人送检并查对标本

（1）按标本登记顺序将标本依次放在标本箱内。

（2）病理单与标本查对：①病理单上的内容是否与标本袋上的内容一致；②送检标本与填写的标本是否一致；③多个组织标本是否分开放置；④液体是否没过标本。

（3）标本登记本与病理单查对，查对标本登记情况。

（4）清点标本份数。

（5）检查标本袋是否封好，标本箱是否盖严。

2. 与病理科交接标本

（1）按照标本登记与病理科收查人员一起查对标本。

（2）遇有不合格的标本及时与病房医师联系。

（3）用后将标本箱擦干净。

（4）遇到意外情况及时向护士长汇报。

第十三节 器械护士与巡回护士工作流程

一、器械护士职责

1. 术前一日依据手术通知单了解患者病情及手术情况，以便术中主动配合。

2. 认真检查、核对手术所需无菌敷料包、器械盘及其他无菌物品的有效期，灭菌效果、灭菌指示卡、指示胶带等是否符合要求，做好各项准备工作，提前刷手。

3. 整理无菌手术台，检查核对器械性能是否完好，如有不当及时补充查询。

4. 与巡回护士在手术开始前、手术结束前共同清点手术器械及必要物品（纱布、纱垫、缝针、线轴、扩张器），如有疑问，告知术者及时查找。必要时使用X线检查，并记录备案、签名。

5. 配合医师消毒、铺巾，协助医师穿无菌手术衣，监督手术人员严格执行无菌操作，如有不当立即指出纠正。

6. 密切观察手术步骤，迅速、准确地传递手术器械。传递尖锐器械时，注意安全，防止误伤。对正在使用的器械、纱布、缝针、线轴用后及时收回。

7. 主动灵活处理各种紧急情况，及时将手术进展和特殊情况通知巡回护士和麻醉医师。

8. 负责保存剩余皮片和软骨。

9. 负责保管留取的手术标本。

10. 术后将器械送到器械室与清洗员核对签名确认，特殊器械、精细器械单独交接放置，以免损坏。

11. 遇到手术临时取消，负责将已备好的手术物品放归原处。

12. 与巡回护士配合麻醉医师术前诱导及术后拔管。

13. 保留每一台手术消毒指示卡、3m 胶带，贴于护理记录单上。

14. 严格执行垃圾分类处理，严格执行污染手术的处理规定。

二、巡回护士职责

1. 术前一日访视患者，了解患者基本病情，做好术前宣教。准备手术所需物品和各种设备，做到心中有数。

2. 认真核对患者姓名，性别，病区，实验室检查报告单，X 线胸片、心电图，患者带物，手术名称、部位和麻醉方式，检查术野皮肤，询问禁食、禁水时间，有无过敏史等情况。保管好患者物品。

3. 建立静脉通道，协助麻醉医师，按医嘱给药。

4. 根据手术需要，协助摆好体位，系好约束带，防止患者坠床。充分暴露伤口部位，注意保暖并保护患者受压部位。

5. 协助器械护士开台，认真清点手术器械及必要物品（纱布、纱垫、缝针、线轴、扩张器），负责手术物品供应。

6. 认真填写手术护理记录单、记账单、患者手术安全核查单、植入体登记单。与器械护士核对后，电脑录入手术耗材。

7. 负责手术间人员管理，安排各类人员就位，控制参观人数，监督无菌操作的执行情况。不谈论与手术无关的事。

8. 随时供给术中所需物品，负责调节手术间温度、湿度、灯光照明。

9. 做好患者病情变化、出血情况、手术体位、用药、输液、输血等情况和反应的观察和记录，掌握各种仪器设备使用情况。将用后的血袋存放冰箱 24 小时备查。

10. 术前术后与器械护士共同清点手术物品，术中添加物品二人清点核对记录。患者使用贵重医用材料时，负责检查出库单并核对。

11. 协助器械护士保管和处理病理标本，登记在册，督促医师填写病理报告单。迅速妥善处理冰冻标本，及时通知病理科，将报告结果及时通知医师。

12. 协助手术医师包扎伤口，检查受压部位皮肤情况。

13. 术后与医师将患者妥善送至病房，做好交接班工作。

14. 当日手术结束后，整理手术间，物归原处，补充物品基数。

15. 遇有紧急情况，及时通知麻醉科主任及护士长，填写危重护理记录单。

16. 严格执行垃圾分类处理，严格执行污染手术的处理规定。

第五章 整形美容外科麻醉恢复室护理工作

麻醉恢复是指患者从麻醉状态逐渐苏醒的过程，麻醉恢复室就是为患者提供麻醉后平稳恢复的场所及在危急情况下进行抢救的空间，对整形外科患者的围术期安全性具有重要作用。手术结束后数小时内，全身麻醉作用并未消失，主要生理功能也未完全恢复，再加上手术麻醉期间已发生的循环、呼吸、代谢功能紊乱未彻底纠正，全身麻醉后的麻醉药、肌肉松弛药及镇静镇痛药作用尚未消失，保护性反射尚未完全恢复，常易发生呼吸道梗阻、通气不足、恶心、呕吐、误吸或循环功能不稳定等各种并发症的危险。若术后未精心护理和仔细观察，可能出现意外，甚至死亡。术后麻醉恢复室（postanesthesia recovery room）或麻醉后监测室（postanesthesia care unit，PACU）在麻醉患者的恢复、麻醉并发症的防治等方面，日益发挥着重要作用，是现代化麻醉科室的重要组成部分，它的建立和完善与否，是衡量现代化医院先进性的重要标志之一。

麻醉恢复室的工作通常是在麻醉科与护理部共同领导下，由麻醉恢复室护士长全面负责行政管理及护理工作，并由一名专职麻醉医师和一组护理人员负责对患者进行专门观察和护理。

第一节 麻醉恢复室的设置与要求

一、麻醉恢复室的任务

当日全身麻醉术后、椎管内麻醉术后、全身麻醉拆线术后和局部麻醉加镇静术后患者未清醒者，直至患者清醒且无生命危险。监护在此期间患者的生命体征及病情变化。患者清醒后无异常可送回病房，如病情危重需要进一步加强监测和治疗需进入ICU。

二、麻醉恢复室的设施与要求

（一）建筑及环境的要求 麻醉恢复室宜设在手术室内或附近，其规模应按手术间数量和所实施手术的种类而定。室内布局合理，光线充足，室温一般为22～25℃，湿度为50%～70%，设有冷暖调节装置，环境安静，通风良好，易于清洁和消毒。护士站设在中央，手术间与床位之间比为（1.5～2）：1，结构上为敞开式房间，房间宽敞，每个床位之间应相距1～1.5m，以便麻醉医师和护士及时观察病情，处理和搬运患者，或患者出现紧急情况时能及时送回手术间进行进一步治疗。

（二）监护治疗设备　具有监测和和处理术后常见并发症的基本设施。床位为多功能床，每张床边设有多功能监护仪（监测心率、血压、脉搏、血氧饱和度、呼吸等）、中心氧气吸入装置、中心负压吸引装置、输液泵装置，床旁具备一次性弯盘、氧气面罩、灭菌吸痰管、雾化吸入装置。室内备有麻醉机、呼吸机，气管切开包、静脉切开包、缝合包、导尿包，各种型号的气管导管，口咽、鼻咽通气管，简易呼吸器和灭菌手套、一次性检查手套、注射器、输液输血装置等，还需准备除颤器、起搏器等心肺复苏装置。

（三）药品配备　室内应备有各种急救药品，并分门别类放置于急救车内，药品应有明显标记。常用急救药品

1. 升压药　肾上腺素、去甲肾上腺素、去氧肾上腺素（新福林）、麻黄碱、间羟胺、甲氧明、异丙肾上腺素、多巴胺、多巴酚丁胺、美芬丁胺等。

2. 降压药　酚妥拉明、硝酸甘油、硝普钠。

3. 强心药　地高辛、去乙酰毛花苷丙、毛花甘丙。

4. 抗心律失常药　利多卡因、普萘洛尔、普鲁卡因胺、苯妥英钠、氯化钾、维拉帕米等。

5. 抗胆碱药　阿托品、东莨菪碱等。

6. 抗胆碱酯酶药　毒扁豆碱、新斯的明等。

7. 利尿脱水药　呋塞米、甘露醇等。

8. 中枢兴奋药及平喘药　尼可刹米（可拉明）、山梗菜碱、氨茶碱等

9. 镇静、镇痛药及阻滞药　地西泮、咪达唑仑、丙泊酚、硫喷妥钠、异丙酚、氯丙嗪、哌替啶、芬太尼、吗啡、可待因、纳洛酮、曲马朵等。

10. 肌肉松弛药　琥珀胆碱、泮库溴铵、阿曲库铵、维库溴铵等。

11. 凝血药及抗凝药　维生素K、凝血酶、酚磺乙胺、纤维蛋白酶、6－氨基己酸、肝素等。

12. 激素　地塞米松、琥珀酸氢化可的松、氢化可的松、甲基泼尼松龙。

13. 作用于子宫的药　缩宫素（催产素）。

14. 抗组胺药　苯海拉明、异丙嗪、氯苯那敏。

15. 其他　50%葡萄糖、10%葡萄糖酸钙、10%氯化钠、10%氯化钙、5%碳酸氢钠、平衡液、10%葡萄糖、5%葡萄糖及各种人工胶体液等。

三、麻醉恢复室的工作制度

（一）麻醉恢复室护士要求　由于麻醉恢复室的患者均处在意识不清的状态下，没有主动表达和申诉的能力，因此，麻醉恢复室护士应具备比较全面的基础知识、丰富的临床工作经验、观察判断能力、极强的责任心和机警、灵活、敏捷、果断的工作作风，还要有一定的基础医学知识，了解麻醉药、肌肉松弛药、麻醉性镇痛药的药理学，掌握各种监测方法，能熟练地施行气管插管、心肺复苏、心律失常的诊断和常规治疗，并能正确使用呼吸机。

（二）室内环境要求　为让患者得到舒适的恢复环境，预防交叉感染，设有专职的保洁员进行卫生清洁，保证室内整齐，地面清洁，并建立卫生清洁工作制度，护士长随时检查卫生情况。感染患者应按消毒隔离制度做好终末的清洁消毒工作。

（三）物资保管制度　麻醉恢复室的物品设置应力求简单实用，固定放置地点及固定数量，有明显标记，用后应及时补充并归还原处。每个工作人员应熟悉物品存放的位置、数量、性能、使用方法和维护保养，指定专人保管，分别于每日、每月、每季清点，如发现物品损坏应及时送去维修或更换。室内物品不经过护士长同意不可随意外借，如借出应及时催还，以免贻误使用。

（四）护理排班制度　护士长根据工作情况和护士的人数、工作年限、工作能力进行排班，未经护士长同意不得私自换班。

四、每日收治患者前准备

（一）床单位的准备　整理床单位，铺好麻醉床，检查和试用中心氧气装置、负压吸引装置和雾化吸入装置，保证性能良好。连接多功能监护仪电源，保证监护仪的正常使用，连接血氧探头和血压袖带备用，床旁按常规准备吸痰用具、弯盘、一次性氧气面罩。

（二）检查抢救车急救物品和药品，保证性能良好、无过期、缺损情况。

（三）检查仪器设备如麻醉机、呼吸机、多功能心电监护仪等均完好备用。

第二节　麻醉恢复期的观察与护理

一、全身麻醉术后护理常规

（一）一般观察与护理

1．协同医师将患者平稳地搬移至病床上。取去枕平卧位，头偏向一侧并稍向后仰，颈部伸直以保持呼吸道通畅。连接多功能心电监护仪，监测心率、脉搏、血氧饱和度、血压、呼吸、体温并记录，及时给予患者氧气吸入。检查患者术区伤口情况及全身皮肤情况，安置好患者的输液管路和身上所带的各种引流管路，同手术室护士进行物品交接。

2. 查看医嘱及麻醉单，了解麻醉所用的药物，听取麻醉医师及手术医师介绍术中情况及术后特殊注意事项，重点了解通气功能及呼吸道通畅状况，认真执行术后医嘱。

3. 患者未清醒前，应有专人护理，每15～20分钟测量血压、脉搏、呼吸一次，并详细记录，如有波动应持续地测量和观察。患者清醒后如生命体征平稳，可改为每1～2小时测量一次。

4. 观察术后患者的排尿情况，有留置导尿者，要按时观察记录尿量；无留置导尿管者，须观察膀胱充盈情况，过分充盈经其他处理仍不能自行排尿，应导尿，并留置尿管。

5. 各种管路的护理　保证静脉通路通畅，输液部位无外漏，根据患者的病情和年龄等调整输液速度。保证负压引流通畅，无扭曲、反折和漏气。

6. 皮肤的护理　保持床单的整洁干燥，对身体状况不良者，要保护好骨突和易受压部位，防止皮肤压红和预防压疮。

（二）呼吸的观察与护理　麻醉后发生的问题大多都是由于呼吸方面因素造成的，因此，对呼吸的管理是麻醉恢复室患者护理的重点。

1. 保持呼吸道通畅

（1）患者颈部垫软垫，使其头呈后仰位，对未清醒带有气管插管、鼻咽通气管或口咽通气管的患者，及时清除呼吸道及口腔内的分泌物。要按吸痰技术操作规范进行操作，动作轻柔敏捷，待患者充分苏醒吞咽反射恢复后再行气管插管拔管。

（2）对已拔管患者还需随时清除鼻腔和咽后积贮的分泌物，尤其是颌面外科手术和口鼻腔内手术有渗血者。操作时要注意口内伤口，防止蛮力致伤口裂开；勿触动伤口填塞纱条，以免纱条松脱堵塞呼吸道。

（3）患者清醒后要协助其翻身并拍背，鼓励咳痰，痰液黏稠时可行雾化吸入。

（4）全身麻醉术后患者可因下颌肌肉松弛而发生舌后坠，造成呼吸道不同程度的梗阻，如屏气、打鼾等。此时，应将患者头后仰，下颌向前托起呈反颌状态或置入口咽导管，还可用舌钳将舌头拉出（患者有舌线固定者，应拉紧舌线，重新固定），待患者完全苏醒后方可撤去口咽导管、舌钳或舌牵引线。

2. 外固定影响呼吸通畅　面颈部手术、胸腹手术后用敷料包扎石膏体位固定及胸腹带加压包扎等，限制胸腹壁活动而致呼吸困难者，应及时通知手术医师重新调整。

3．气胸造成的呼吸困难 斜颈或胸壁手术、取肋软骨等手术可能误伤胸膜造成气胸，术中未及时发觉，回麻醉恢复室后逐渐呈现为进行性呼吸困难、气管移位向健侧、患侧胸部呼吸音减低时，应立即通知医师并协助医师在患者患侧胸前第2肋间隙锁骨中线用粗针穿刺，吸出空气缓解呼吸困难。

4．因缺氧和二氧化碳蓄积造成患者呼吸浅、快，遇此情况及时通知麻醉医师。在患者意识清醒状态下，可通过语言反复诱导，让患者自主放慢呼吸节奏，进行深而慢的呼吸，逐步缓解二氧化碳蓄积，进而缓解缺氧症状。

（三）对意识的观察与护理 判断麻醉恢复期患者的意识状态极为重要。意识状态分为6级（见下表）。对意识的观察，可通过观察患者的瞳孔、眼睑、吞咽反射和对呼唤的反应来判断麻醉的深浅及苏醒程度。

表 意识状态分级表

1级	正常
2级	问有所答，但模糊不清
3级	呼之应答，但只能回答简单语言
4级	呼之不答，可见睁眼及手等活动
5级	呼唤无反应，但有疼痛及刺激反应
6级	无疼痛反应

1．一般麻醉仍处于较深者，患者瞳孔不大、眼球固定在中央、眼睑和吞咽反射尚未恢复，肌肉松弛。

2．当麻醉较浅，患者快要苏醒时，瞳孔较大或接近正常，眼球转动灵活，睫毛及吞咽反射逐渐恢复，四肢常有无意识活动甚至躁动。此时要加强防护，防止损伤、坠床或引流管、输液管、敷料等的脱落；对苏醒较慢者，注意有无肝、肾功能损害造成的意识障碍或低血糖、低钠血症以及脑缺氧等，注意变换体位，使患者肢体保持良好的位置。

（四）循环系统的观察与护理 麻醉药和手术创伤对循环系统的抑制，并不因为手术结束而消除，尤其是小儿、老年及大手术出血较多者，常因血容量不足引起循环系统的变化；另外，肾上腺素是整形外科手术用来止血的常用药物，如术中用量及方法不当也可诱发循环系统的变化。

1．血压的监测

（1）观察术前术后的血压变化，如血压偏低，可能与出血多、液体摄入不足有关，收缩压在＜80mmHg 时，应及时报告医师给予处理；如血压过高收缩压＞180mmHg 时，应及时报告医师。

（2）控制性低血压麻醉患者的血压监测：术后3小时内5～15分钟监测血压一次，并及时准确记录，给予心电图监测，1小时测定一次尿量，（观察有无肾功能损伤），密切观察血氧饱和度的变化，观察呼吸频率、心率的变化，术区出血情况（术区渗血范围扩大、引流量增多），需要时查血电解质、血细胞比容。

2. 心率的观察和护理

（1）低血容量、缺氧和二氧化碳蓄积可引起心动过速，同时伴血氧饱和度低，应严密观察心率、血压、呼吸及血氧饱和度的变化，维持体液平衡，准确观察患者的液体出入量，观察患者有无少尿、无尿现象。

（2）体温过低等可使心动过速，应给予及时升温、保暖护理。正常成年人若心率在60次/分以下或100次/分以上并伴有心律失常时，应立即向医师报告。

（3）准确、及时、详细记录患者病情变化。

3. 休克

（1）休克的主要症状和表现：面色苍白、出汗、表情淡漠、无欲状、意识低下、脉搏细速、血压下降，常伴有心律不齐、异常呼吸等。

（2）做到早发现，早处理。

二、麻醉恢复室的常见并发症及护理

（一）寒战　麻醉后寒战是指患者于麻醉后苏醒期间出现不自主的肌肉收缩抽动，发生率5%～65%，其病因尚不清楚。

1. 下列情况使寒战的发生率增高

（1）外界温度降低。

（2）男性。

（3）术前未用抗胆碱药、镇静药、镇痛药等。

（4）长时间手术。

（5）术中大量输血、输液。

（6）应用挥发性麻醉药。

（7）术中保留自主呼吸者。

2. 寒战的程度分级一般分为四级

0级，无寒战。

1级，面颈部轻度肌颤，并影响心电检查。

2级，肌肉组织明显颤抖。

3级，引起整个躯体明显抖动。

3．可能性的危害　寒战发生时，肌肉收缩，机体耗氧量和二氧化碳生成增加，进而产生低氧血症、低混合静脉血氧饱和度、乳酸酸中毒、心肌缺血、每分通气量和心排出量增加以及眼压增高等，对手术后的恢复极为不利。

4．治疗与护理

（1）给予高流量吸氧并行保温和升温护理措施，加盖温暖床被，利用升温仪对体表施加一定温度的持续气流，在患者周围营造一个暖环境，可有效地升高体温，减短寒战时间（暖风口对着足底）。

（2）药物治疗：遵医嘱给予患者盐酸哌替啶25mg或0.33mg/kg静注，或芬太尼1.5～2μg/kg静注，术后早期使用该类药物时因其对呼吸功能有抑制，注意观察呼吸状态；曲马朵1～2mg/kg静注，有镇静和镇痛双重作用，适用于心功能较差的患者；呼吸兴奋剂多沙普仑1～1.5mg/kg静注，可加快大脑皮层从麻醉药抑制中的恢复，建立对脊髓反射的正常控制；机械性呼吸治疗患者，应用肌松药控制寒战。

（二）躁动

1．原因　患者年龄、种族文化、个体人格差异、手术方式、体位不适、不恰当的制动、药物作用、不良刺激等多种因素。

2．危害　躁动患者往往出现较高的交感神经活动，如心动过速、高血压等，增加了循环系统并发症的发生率。躁动还可造成伤口裂开、引流管和输液管拔出、肌肉挫伤、扭伤、骨折等，严重者伤及手术部位，造成手术失败，影响其他患者的术后恢复，耗费医护人员的精力和体力。

3．护理　术后躁动的处理目前仍是一个棘手的问题。为防止坠床、伤口裂开、扭伤等意外情况的发生，加强护理是最重要的。可通过对患者的观察，找出可能引起躁动的原因，如为疼痛、体位不适、尿潴留、气管导管的插入等不良刺激，可调整舒适体位，诱导小便，或遵医嘱给镇痛药和拔出气管导管。对可能导致发生躁动的原因去除后躁动仍持续或原因不明，无呼吸循环紊乱和低氧血症的患者，可遵医嘱给镇静催眠药咪唑西泮和异丙酚等，并密切监测呼吸、血氧饱和度等生命体征。

（三）呕吐

1．原因　口咽部操作，如放置口咽通气管、口腔引流管、吸痰；术后患者咳嗽和挣扎；头颈部手术，如全颜面除皱，头面颈部位扩张器置入手术等；缺氧和二氧化碳蓄积。

2．护理　避免过度刺激咽部，如放置口咽通气道、反复吸痰等，患者自主呼吸恢复后尽早拔出气管导管；减少患者移动，保持呼吸道通畅，持续吸氧；嘱患者缓慢深呼吸，减轻恶心程度；严重者遵医嘱给镇吐药。呕吐时要采取头低位，头偏向一侧，防止误吸，同时及时清理呕吐物，保持术区敷料整洁。

（四）喉头水肿

1. 原因 颏胸粘连和牙关紧闭等原因造成气管内插管困难或气管内插管时间过长以及药物过敏等因素，均可形成喉头水肿。表现为声音嘶哑、喉鸣音粗、呼吸困难，严重时可导致呼吸道完全梗阻。

2. 治疗和护理

（1）密切观察患者的呼吸频率、节律和面色变化，及时吸出呼吸道分泌物。开始有喉头水肿表现时，立即进行雾化吸入治疗。雾化液配置：氢化可的松300mg、氯霉素2.25g、75%乙醇60ml加灭菌注射用水900ml。

（2）喉头喷雾：用麻黄碱或肾上腺素做喉头喷雾。

（3）遵医嘱静脉注射地塞米松预防水肿进行性发展和促进水肿消退。

（4）氧气吸入。

（5）环甲膜穿刺或协助医师进行气管切开。

（五）喉痉挛

1. 原因 咽喉部受到机械和化学性的刺激，如拔除气管插管、放置口咽导管或吸痰管的刺激及胃内容物的反流等。

2. 喉痉挛分为轻、中、重三度。

（1）轻度：其声带并拢、声门裂隙变窄，当气流通过时发出尖锐高亢的喉鸣音。

（2）中度：真假声带均挛缩，气流阻力大、吸气难以进入、呼气时仍有小量气流自内向外冲出，发出粗沉的喉鸣音（类似猪叫）。

（3）重度：声门完全闭紧，气流不能通过，一般反而没有声音，出现严重的呼吸困难及发绀。

3. 治疗和护理 停止对咽喉部及其周围的强刺激；及时清除口腔内分泌物；采用麻醉面罩加压给氧；对严重者可按医嘱静脉注射小剂量琥珀胆碱，并行加压人工呼吸，本方法仅适用于单纯声带痉挛，而呼吸道有无梗阻者的处理。

（六）低氧血症

1. 表现 为血氧下降低于90%，最低者为65%。

2. 原因

（1）肺泡通气不足：呼吸道梗阻、呼吸抑制等有关。

（2）弥散性低氧血症。

（3）肺内分流量增加。

（4）组织耗氧量增加：寒战、发热。

（5）心排出量降低：血容量不足。

（6）二氧化碳蓄积造成患者缺氧，表现为血氧低。

3. 处理和护理

（1）呼吸道分泌物增多引起术后通气不足，患者清醒时，鼓励其深吸气、咳嗽，排出口内分泌物。

（2）患者深呼吸、咳嗽效果不佳，则应立即手法开放呼吸道吸痰（最有效的处理方法是头后仰托下颌法），同时协助麻醉医师用简易呼吸器加压面罩给氧，严密观察患者胸廓起伏、口唇颜色和血氧变化。

（3）若为肌松药残留引起，可遵医嘱用新斯的明、阿托品拮抗。

（七）尿潴留

1. 原因

（1）全身或椎管麻醉后排尿反射受到抑制。

（2）药物抑制膀胱逼尿肌收缩。

（3）手术损伤神经。

（4）切口疼痛引起膀胱括约肌反射性痉挛。

（5）机械性梗阻。

（6）患者不习惯床上排尿。

2. 处理和护理

（1）给予安慰，解除思想顾虑，消除紧张和焦虑，采用各种方法诱导患者放松情绪。

（2）热敷、按摩下腹部膀胱区，刺激膀胱肌肉收缩，引起排尿反射。

（3）各种神经反射诱导，如听流水声。

（4）患者不习惯床上排尿，病情允许，协助患者坐起，以习惯姿势床上排尿。

（5）用以上方法不能排尿者，可在严格无菌操作下实施导尿术。

（八）苏醒延迟

1. 原因

（1）麻醉药物过量。

（2）麻醉药物应用不当。

（3）麻醉中低血压和低氧血症。

（4）代谢功能紊乱。

2. 处理和护理

（1）维持呼吸道通畅和血流动力学平稳。

（2）对因处理，及时寻找患者苏醒延迟原因，进行针对性处理。

（3）加强护理，密切观察心率、静脉血氧饱和度；反复用纯氧冲洗呼吸道，促进麻醉药的排出。

三、离室标准和评分方法

（一）患者在麻醉恢复室的恢复情况及离开麻醉恢复室的判断有多种标准和评分方法，下面介绍其中一种，如下表所示。

表　改良的 Steward 麻醉后恢复评分法

观察指标		评分
肢体活动	主动活动（自主的或指令性）	2
	微弱活动（自主的或指令性）	1
	无活动	0
呼吸功能	指令性咳嗽或哭闹	2
	能维持良好的呼吸道	1
	需用人工呼吸道	0
脉搏氧饱和度仪监测	$SpO_2 \geqslant 95\%$	2
	SpO_2 91% ~94%	1
	$SpO_2 \leqslant 90\%$	0
意识水平	完全清醒或容易唤醒	2
	对刺激有反应或呈现保护性反射	1
	对刺激无反应或不呈现保护性反射	0
总分		最大分 8 分

注：累计评分达 8 分，患者可安全离开麻醉恢复室

（二）麻醉恢复室患者送回病房指征

1. 患者完全苏醒，呼之能应，对所指的动作如睁眼、张嘴、伸舌、点头等能做出正确反应；能做简单的动作如举手、抬头、握手，并有一定肌力。

2. 呼吸平稳、有足够的通气量，能行深呼吸和咳嗽，两侧肺部呼吸音对称，无异常呼吸声、无喉鸣音、呼吸道内无分泌物积存。

3. 血压平稳、脉搏正常、心律无异常、皮肤无发绀。

4. 体温正常、无高热。

5. 有正常的尿量。

6．手术部位敷料包扎固定完好，无异常出血，无血肿。

7．各种管路通畅无异常，如输液管路通畅、引流管路通畅等。

8．术后疼痛控制良好。

9．无明显的恶心呕吐。

以上各项指标均正常，准确记录后，方可将患者送回病房。

四、护士应掌握的抢救措施的操作方法

（一）气管内插管　患者平卧，头后仰位，术者右手拇指推下颌牙龈，示指推上颌牙龈，使口腔张开，用中指、环指、小指托下颌角，左手持喉镜插入患者口腔至咽喉部。在明视下见到声门处挑起，右手持气管插管敏捷准确地插入气管内，然后拔掉管芯，安置牙垫，退出喉镜，最后用胶布固定气管插管和牙垫。

（二）拔除气管内导管　将吸痰管深入气管导管内，反复吸净分泌物，然后边吸边将气管导管和吸痰管一并拔出。注意要先保留牙垫，再充分吸净口鼻腔内分泌物。观察患者呼吸情况，并记录拔管时间。

（三）心前区叩击　当心脏骤停时，立即以拳头连续捶击胸骨下端 2～3 次，同时观察脉搏、心音。如仍未恢复应即刻进行胸外心脏按压。

（四）胸外心脏按压　患者背部置于硬木板上，操作者站在凳子上或跪在床缘上，双手重叠放在其胸骨下 1/2 处（两乳头连线中点），用力按压至胸骨下陷 5cm，然后放松，如此反复有节律地按压直至心跳恢复。

（五）简易呼吸器的使用

1．简易呼吸器组成　由面罩、单向阀、球囊（或球体）、氧气储气阀、氧气储气袋、氧气导管等组成。

2．主要适应证

（1）心肺复苏。

（2）各种中毒所致的呼吸抑制。

（3）神经、肌肉疾病所致的呼吸肌麻痹。

（4）各种电解质紊乱所致的呼吸抑制。

（5）呼吸系统疾病所致的呼吸抑制。

（6）各种大型手术。

（7）配合氧疗作气溶疗法等。

3．操作方法

（1）患者仰卧，去枕、平卧；清除口腔中任何可见的异物。

（2）开放呼吸道。

（3）防止舌咬伤和舌后坠。

（4）抢救者应位于患者头部的后方，将头部向后仰，并托牢下额使其朝上，使呼吸道保持通畅。

（5）将面罩紧扣口鼻，用“EC”手势，C 手势压紧面罩，E 手势保持呼吸道通畅。

（6）用另外一只手挤压球体，将气体送入肺中，潮气量 400～600ml（约球囊的 1/3）。

（7）规律地挤压球体，提供足够的吸气/呼气时间（成人 10～12 次/分，儿童 14～20 次/分）。

（8）抢救者应注重患者是否有如下情形，以确认患者处于正常的换气：①注视患者胸部上升与下降（是否随着挤压球体而起伏）；②经由面罩透明部分观察患者嘴唇与面部颜色的变化；③经由透明盖，观察单向阀工作是否正常；④在呼气当中，观察面罩内是否呈雾气状。

4．操作中的注意事项

（1）有无发绀的情况。

（2）适当的呼吸频率。

（3）鸭嘴阀是否正常工作。

（4）连接氧气时，注意氧气是否接实。

5．清洁与消毒

（1）储气管、储气袋、球囊只需用 75% 乙醇擦拭消毒即可，禁用消毒剂浸泡，因易损坏。

（2）特殊感染患者，可使用环氧乙烷熏蒸消毒。

（3）消毒后的部件应完全干燥，并检查是否有损坏，将部件依顺序组装。

（4）做好测试工作，备用。

6．测试

（1）取下单向阀和储气阀时，挤压球体，将手松开，球体应很快自动弹回原状。

（2）将出气口用手堵住，挤压球体时，将会发觉球体不易被压下。假如发觉球体慢慢地向下漏气，请检查进气阀是否组装正确。

（3）将单向阀接上球体，并在患者接头处接上储气袋，挤压球体，单向阀会张开，使得储气袋膨胀。如储气袋没有膨胀，请检查单向阀、储气袋是否组装正确。

（4）将储气阀和储气袋接在一起，将气体挤入储气阀，使储气袋膨胀，将接头堵住，挤压储气袋，气体自储气阀溢出。如未能察觉溢出时，请检查安装是否正确。

第六章 整形美容外科供应室护理工作

第一节 消毒供应中心的管理

一、概述

医院消毒供应中心（central sterile supply department，CSSD）的管理规范、清洗消毒及监测工作应符合2009年12月颁布的卫生部行业标准WS310.1、WS310.2和WS310.3的规定。

1. 性质 消毒供应中心（室）是医院具备清洗、消毒、灭菌功能的核心科室，是再生无菌物品供应周转的物流中心，是临床医疗服务的重要保障部门。消毒供应中心是一个独立的专业的领域，依据消毒学的理论、方法和技术，去除和杀灭病原微生物，其工作质量与医院感染的发生密切相关，直接影响医疗服务质量和患者安全，是医疗安全的重要保证。

2. 任务 负责全院可重复使用物品的回收、清洗、包装、灭菌、发放，保障临床需求；实行下收下送，确保临床医疗用品使用安全；建立医院消毒、灭菌及物品供应的计算机网络系统，是物品供应流程更加便捷，管理更加经济科学；实施在职人员培训，开拓创新新技术、新项目。

3. 定义 CSSD是医院内承担各科室所有重复使用诊疗器械、器具和物品清洗消毒、灭菌以及无菌物品供应的部门。

4. 消毒供应中心的分区 去污区（decontamination area），检查、包装及灭菌区（inspection and packing sterilization area），无菌物品存放区（sterilized articles store area）。去污区为污染区域，检查、包装及灭菌区和无菌物品存放区为清洁区域。

二、管理要求

应采用集中管理的方式，对所有需要消毒或灭菌后重复使用的诊疗器械、器具和物品由CSSD回收，集中清洗、消毒、灭菌。

1. 包装材料 包括硬质容器、一次性医用皱纹纸、纸塑袋、纸袋、纺织品、无纺布等应符合GB/T19633的要求。纺织品还应符合以下要求：非漂白织物；包布除四边外不应有缝线，不应缝补；初次使用前应高温洗涤，脱脂去浆、去色；应有使用次数的记录。

2．消毒灭菌监测材料　应有卫生部消毒产品卫生许可批件，在有效期内使用。自制测试标准包应符合《消毒技术规范》有关提要求。

3．消毒管理基本措施　人员、物品、设备、区域实行分类管理。必须对人流、物流、气流进行消毒隔离的管理。明确规定工作人员必须经过相应出入口进入操作区域。通过控制工作人员流动方向，避免产生交叉污染问题。

4．锐器伤处理　消毒供应中心应建立锐器方面的管理制度，建立防范锐器伤害的措施。在操作区域设卫生箱，常备消毒药水和纱布等卫生用品。

在处理锐器的操作中，应小心处置，以防刺伤。一旦发生锐器伤应进行如下处理：

（1）立即在伤口上端轻轻地挤压，尽可能挤出损伤处的血液，再用肥皂液或流动水进行冲洗。禁止进行伤口的局部挤压。

（2）伤口冲洗后，应及时用75%乙醇或者0.5%碘伏进行消毒，并包扎伤口。

（3）医务人员在受伤后，必须尽早采集血液标本进行乙肝免疫学（HBV）检查，在受伤后的第6、12周及6个月检查其血清转化。感染人类免疫缺陷病毒（HIV）的随访必须按标准进行，而反复血清学调查需要持续1年以上。

（4）受伤后的预防应在4小时内开始，并根据情况给予预防性治疗。

（5）建立锐器伤后的登记和上报制度，及时上报院感部门。

5．环境消毒管理　消毒供应中心的环境和设备应采用不同的保洁方式，洁具不能混用。应制定环境清洁消毒制度和操作常规，保洁人员应经过培训后上岗，见下表。

表　工作区域温度、相对湿度及机械通风换气次数要求

工作区域	温度（℃）	湿度（%）	换气次数/（次·小时）
去污区	16～21	30～60	10
检查、包装及灭菌区	20～23	30～60	10
无菌物品存放区	<24	<70	4～10

环境管理基本要求：

（1）保持环境无尘，地面无水迹。

（2）采用湿法的清洁方法。日常保洁采用清水擦拭，污染区台面容易接触污染的设备部位可使用消毒剂擦拭，地面被血液和体液污染时应及时使用消毒液擦拭。

（3）建立保洁工作制度，规定保洁人员的职责及工作内容，明确保洁工作的程序，一般应按照清洁区、污染区顺序进行。

（4）规定卫生保洁用具的更换频率和消毒方法，例如抹布、拖布等用具。每次使用后的用具应清洗、消毒、晾干。

（5）规定各区域地面、墙面、家具、卫生间等处卫生保洁的频次。

（6）规定各类清洁剂和除污用品的种类和使用方法，避免对设备和设施造成损坏。

第二节　清洗、消毒及灭菌技术操作

一、诊疗器械、器具和物品处理的基本原则

通常情况下应遵循先清洗后消毒的处理程序。应遵循标准预防的原则进行清洗、消毒、灭菌，按要求着装。

二、诊疗器械、器具和物品处理的操作流程

（一）回收　重复使用的诊疗器械、器具和物品直接置于封闭的容器中，由 CSSD 集中回收处理；被朊毒体、气性坏疽和突发原因不明的传染病病原体污染的诊疗器械、器具和物品，使用者应双层封闭包装并标明感染性疾病名称，由 CSSD 单独回收处理。不应在诊疗场所对污染的诊疗器械、器具和物品进行清点，采用封闭方式回收，避免反复装卸。回收工具每次使用后清洗、消毒，干燥备用。

（二）分类　在 CSSD 的去污区进行诊疗器械、器具和物品的清点、核查。根据器械物品材质、精密程度等进行分类处理。

（三）清洗　机械清洗适用于大部分常规器械的清洗。手工清洗适用于精密、复杂器械的清洗和有机物污染较重器械的初步处理。清洗步骤包括冲洗、洗涤、漂洗、终末漂洗。

（四）消毒　清洗后的器械、器具和物品应进行消毒处理。方法首选机械热力消毒，也可采用75%乙醇、酸性氧化电位水或取得国务院卫生行政部门卫生许可批件的消毒药械进行消毒。

（五）干燥　宜首选干燥设备进行干燥处理。根据器械的材质选择适宜的干燥温度，金属类干燥温度79~90℃，塑胶类干燥温度65~75℃。无干燥设备的及不耐热器械、器具和物品可使用消毒的低纤维絮擦布进行干燥处理。不应使用自然干燥方法进行干燥。

（六）器械检查与保养 应采用目测或使用带光源放大镜对干燥后的每件器械、器具和物品进行检查。器械表面及其关节、牙齿处应光洁，无血渍、污渍、水垢等残留物质和锈斑、功能完好，无损毁。清洗质量不合格的，应重新处理；有锈迹，应除锈；器械功能损毁或锈蚀严重，应及时维修或报废。带光源器械应进行绝缘性能等安全性检查。应使用润滑剂进行器械保养，不应使用液状石蜡等非水溶性的产品作为润滑剂。

（七）包装

1. 灭菌包重量要求 器械包重量要求不宜超过7kg，敷料包重量不宜超过5kg。

2. 灭菌包体积要求 脉动预真空压力蒸气灭菌器不宜超过30cm×30cm×50cm。

3. 包装方法及材料开放式的储槽不应用于灭菌物品的包装。纺织品包装材料应清洗，无污渍，灯光检查无破损。

（八）灭菌 脉动真空灭菌器操作流程：

1. 检查设备的纯水阀，确保打开（此阀平时不用关闭）。

2. 打开蒸气总阀、支阀。

3. 打开电源开关，灭菌器开关，空气压缩机开关，冷干机开关。

4. 打开蒸气发生器排水阀，排去蒸气发生器中的积水（打开时要缓慢，一般3分钟左右）。

5. 启动监测程序及打印机，同时检查打印纸及打印字迹是否清晰。

6. 灭菌器预热大约20分钟后，选择适当程序。

7. 按开门键打开灭菌腔门，将待灭菌的物品装进灭菌腔内。

8. 按关门键，开始键，进入运行程序。

9. 程序结束，打开后门，取出无菌物品，关后门。进行下一个程序。

10. 一天工作结束后，关闭灭菌器开关、辅助设备开关、计算机、总电源。

注意事项：

1. 每天设备运行前应进行安全检查，包括灭菌器压力表处在“0”的位置；记录打印装置处于备用状态；灭菌器柜门密封圈平整无损坏，柜门安全锁扣灵活、安全有效；灭菌柜内冷凝水排出口通畅；柜内壁清洁；电源、水源、蒸汽、压缩空气等符合要求。

2. 运行过程中监测和记录灭菌室的温度、压力和时间等灭菌参数及设备运行状况。

3. 脉动真空压力蒸汽灭菌器的装载量不应超过柜室容积的90%，同时不应小于柜室容积的5%。

4. 从灭菌器卸载取出的物品，待温度降至室温时方可移动。

5. 每批次应确认灭菌过程合格、包外化学指示物合格，检查无湿包现象。无菌包掉落地上或误放到不洁处应视为被污染。

（九）储存 灭菌后物品应分类、分架存放在无菌物品存放区。物品放置应固定位置，设置标志。接触无菌物品前应洗手或手消毒。消毒后直接使用的物品应干燥、包装后专架存放。物品存放柜应距地面高度 20 ~ 25cm，离墙 5 ~ 10cm，距天花板 50cm。无菌物品储存有效期：环境的温度、湿度达到第一节表中的规定时，使用纺织品材料包装的无菌物品有效期宜为14 天，未达到环境标准时，有效期为7 天。医用一次性纸袋包装的无菌物品，有效期为 1 个月；使用一次性医用皱纹纸、医用无纺布包装的无菌物品，有效期为 6 个月。

（十）无菌物品发放 无菌物品发放时，应遵循先进先出的原则。发放时应确认无菌物品的有效性。植入物及植入性手术器械应在生物监测合格后，方可发放。运送无菌物品的器具使用后，应清洁处理，干燥存放。

第三节 清洗、消毒及灭菌的效果监测及追溯

供应室应设专人负责质量监测工作，定期对清洁剂、消毒剂、洗涤用水、润滑剂、包装材料等进行质量检查，检查结果应符合 WS310.1 的要求。设备的维护与保养应遵循生产厂家的使用说明或指导手册，对清洗消毒器、灭菌器进行日常清洁和检查。

一、清洗质量监测

1. 器械、器具和物品清洗质量的监测

（1）日常监测：在检查包装时进行，应目测和/或借助带光源放大镜检查。清洁后的器械表面及其关节、牙齿应光洁，无血渍、污渍、水垢等残留物质和锈斑。

（2）定期抽查：每月应至少随机抽查 3 ~ 5 个待灭菌包内全部物品的清洗质量，检查的内容同日常监测，并记录监测结果。

2. 清洗消毒器及其质量的监测

（1）日常监测：应每批次监测清洗消毒器的物理参数及运转情况，并记录。

（2）定期监测：对清洗消毒器的清洗效果可每年采用清洗效果测试指示物进行监测。当清洗物品或清洗程序发生改变时，也可采用清洗效果测试指示卡进行清洗效果的监测。

二、灭菌质量的监测

通用要求 对灭菌质量采用物理监测法、化学监测法和生物监测法进行。

1. B－D试验　预真空（包括脉动真空）压力蒸汽灭菌器应每日开始灭菌运行前进行B－D测试。B－D测试合格后，灭菌器方可使用；B－D测试失败，应及时查找原因进行改进，检测合格后，灭菌器方可使用。

2. 物理监测法　每次灭菌应连续监测并记录灭菌时的温度、压力和时间等灭菌参数。物理监测不合格的灭菌物品不得发放，并应分析原因进行改进，直至监测结果符合要求。

3. 化学监测法　应进行包外、包内化学指示物监测。具体要求为灭菌包包外应有化学指示物、高度危险性物品包内应放置包内化学指示物至最难灭菌的部位。如果透过包装材料可直接观察包内化学指示物的颜色变化，则不必放置包外化学指示物。通过观察化学指示物颜色的变化，判定是否达到灭菌合格要求。

包外化学监测不合格的灭菌物品不得发放，包内化学监测不合格的灭菌物品不得使用，并应分析原因进行改进，直至监测结果符合要求。

4. 生物监测法　应每周检测一次，检测方法如下：按照《消毒技术规范》的规定，将嗜热脂肪杆菌芽胞菌片制成标准生物测试包或生物PCD，对灭菌器的灭菌质量进行生物监测。

（1）监测方法：将生物指示物置于标准试验包的中心部位。经一个灭菌周期后，取出包内小瓶和对照组放于快速生物阅读器进行培养，3小时后观察培养结果。

（2）结果判定：阳性对照组培养阳性，阴性对照组培养阴性，实验组培养阴性，判定为灭菌合格；阳性对照组培养阳性，阴性对照组培养阴性，实验组培养阳性，则灭菌不合格，同时进一步鉴定试验组阳性的细菌是否为指示菌或是污染所致。

（3）生物监测不合格时，尽快召回上次生物监测合格以来所有尚未使用的灭菌物品，重新处理。分析不合格的原因，改进后，生物监测连续三次合格后方可使用。

（4）灭菌植入型器械应每批次进行生物监测。生物监测合格后，方可发放。

（5）紧急情况灭菌植入型器械时，可在生物PCD中加用5类化学指示物。5类化学指示物合格可作为提前放行的标志，生物监测的结果及时通报使用部门。

（6）采用新的包装材料和方法进行灭菌时应进行生物监测。

（7）灭菌器新安装、移位和大修后，应进行物理监测、化学监测和生物监测。物理监测、化学监测通过后，生物监测空载连续监测三次，合格后灭菌器方可使用。

三、质量控制过程的记录与可追溯要求

1. 保存清洗消毒器和灭菌器运行参数打印资料或记录。

2. 记录灭菌器每次运行情况，包括灭菌日期、灭菌器编号、批次号、装载的主要物品、灭菌程序号、主要运行参数、操作员签名或代号及灭菌质量的监测结果等，并存档。

3. 对清洗、消毒、灭菌质量的日常监测和定期监测进行记录。

4. 记录应具有可追溯性，清洗、消毒监测资料和记录的保存期应大于等于6个月，灭菌质量监测资料和记录的保存期应≥3年。

5. 灭菌标志的要求　灭菌包外有六项信息标志，内容包括物品名称、检查打包者姓名或编号、灭菌器编号、批次号、灭菌日期和失效日期。使用者应检查并确认包内化学指示物是否合格，器械是否干燥、洁净等，合格后方可使用。同时将包外标志留存或记录与手术护理记录单上。

6. 建立持续质量改进制度及措施，发现问题及时处理，并建立灭菌物品召回制度。

7. 生物监测不合格时，应通知使用部门停止使用，并召回上次监测合格以来尚未使用的所有物品。同时应书面报告相关管理部门，说明召回的原因。

8. 相关管理部门应通知使用部门对以使用该期间无菌物品的患者进行密切观察。

9. 检查灭菌过程的各个环节，查找灭菌失败的可能原因，并采取速度相应的改进措施后，重新进行生物监测，合格后该灭菌器方可正常使用。

10. 对该事件的处理情况进行总结，并向相关管理部门汇报。

下篇 各论

第七章　组织移植、组织代用品埋植和皮肤软组织扩张术的护理

第一节　皮片移植术的护理

一、概述

（一）皮片的种类　按皮片的厚度分类

1. 刃厚度片　又称表层皮片，是皮片中最薄的一种，仅含皮肤的表皮和真皮乳头层的一部分，厚度0.20～0.25mm。易存活，可多次切取，不遗留瘢痕，但弹性差，不耐磨压，易破损。

2. 中厚度片　又称断层皮片，介于刃厚度和全厚度之间的中等厚度皮层，厚度0.30～0.75mm。是整形外科应用较广的一种皮片，克服了刃厚皮片的缺点。

3. 全厚度片　包含皮肤表皮和真皮全层的皮片。成活后皮肤质地柔韧，有弹性，活动度好，色泽变化少，挛缩少，耐磨压功能和外观均较满意。

4. 带真皮下血管网皮片　又称血管网皮片，真皮下有一层血管网，移植时保留此层血管网及少许脂肪组织，移植后通过此层血管网皮肤组织可以存活，或者较易存活。存活后色泽较好，质地柔软，皮肤韧性强，不起皱，不臃肿，收缩不明显，感觉功能恢复较早。

（二）供皮区和受皮区的准备　术区皮肤应清洗、剃毛或沐浴；瘢痕表面常凹凸不平，术前1～2日根据不同部位的特点、畸形情况和手术要求细致地做好皮肤准备，防止手术后切口感染；术前和术晨检查受皮区附近有无毛囊化脓或皮疹。

如为瘢痕溃疡肉芽创面，适合于皮片成活的肉芽组织，必须是颜色鲜红，分泌物少，肉芽细致坚实，无水肿，边缘有紫蓝色的新生上皮。如遇肉芽创面严重感染，有条件时均应做好细菌培养和药物敏感试验，必要是可选用对局部细菌有效的抗生素湿敷，但不宜长期使用。

（三）皮肤移植术后固定法

1. 加压包扎法　适用创面较小及四肢易包扎部位的加压固定。

2. 缝线包扎法（打包法）　适用于眼睑、面额、腋窝、会阴部。

3. 包膜植皮法　适用于口腔、鼻腔、眼窝、阴道等与体表相通的腔穴进行皮肤移植。

上述方法的使用最终目的是使移植的皮片固定稳妥，防止皮片移动，以保皮片成活。

二、术前准备

应做好术前准备，术中规范操作及术后谨慎管理。为保证供区和受区的一期愈合。

择期手术要求患者一般健康状况良好，无贫血，无低蛋白血症，无水、电解质、酸碱平衡紊乱及重要脏器功能障碍。

供区术前以清洗为主，每日一次，女性和儿童患者除头皮外，供区不必强调剃毛，头皮剃毛应在手术之日进行，眉部手术不需剃眉。

对有创口的受区应清洁洗涤三天，尤其是将瘢痕切除的受区，要彻底清除凹凸不平瘢痕的污垢。

三、术后护理

1. 感染的防治　大多数皮片下感染，不会发生在术后24小时内，低热、局部异味、疼痛加剧、创周红晕等是感染的征象。感染发生后不能单纯寄希望于全身使用抗生素，而要重视局部处理，如清除坏死组织，用有效抗生素湿敷换药以及加强引流等都十分重要。二次植皮应待感染控制后进行。

2. 及时清除积血、积液　感染、肉芽等创面上植皮不可能彻底止血，术后第二天应检查，如有积血、积液，用尖刀片或注射器排尽积血、积液后重新加压包扎，每天一次，直到愈合。

对单纯包扎、打包包扎的无菌植皮区如无特殊（异味、发热、疼痛加剧）更换敷料可在术后5~7天。过早对伤口不利，换药时动作轻柔，防止皮片滑动。头颈部拆线8~10天，四肢躯干为14天，全厚皮及带真皮下血管网状皮肤移植可以再延长几天拆线。

3. 植皮失败的原因与预防　最常见植皮失败的原因是血肿或血清肿。此外固定不良、移植方法选择不当、感染、营养状况过低都是其原因。皮下血肿或血清肿是新鲜创面植皮失败最常见的原因，主要由于术中止血不完善、包扎不稳妥、压力不均匀或患者凝血因素异常所致。皮片下形成血肿或血清肿可使皮片部分或全部坏死。

术后24~48小时发现有皮片下血肿或血清肿形成，应及时清除，再加压包扎，皮片仍有可能成活，超过3~4天再处理多数无效，惟一方法是将坏死皮片清除。

综上所述，皮片移植的护理主要应注意血肿的观察，如发现术后出血等异常情况，应及时通知医师，及时处理，减少皮片坏死的发生。有的患者由于多次手术营养状况过于低下，会出现贫血、低蛋白血症等状况，营养不良是植皮失败常见的全身性因素，故植皮术前患者整体检查不可忽视。

第二节　带蒂皮肤移植术的护理

一、概述

皮肤的带蒂移植，亦称带蒂植皮。皮瓣与皮片不同，常带有脂肪和其他皮下组织，其底面虽与身体完全分离，边缘却有一部分仍与身体相连，这个相连的部分称为“蒂部”。蒂部可以供给皮瓣血液，在皮瓣生长于受皮区后，这个蒂部可以继续存在，也可断蒂进行修整，并把多余的部分放回原处。

由于带蒂皮瓣在移植时仍有血液供应，移植成功的把握较大，对感染的抵抗力较强，愈合的速度亦较快。皮瓣包含皮肤的全部组织，愈合后收缩较小，质地和色泽几乎没有改变，对外力冲击有较大的缓冲性。带蒂皮瓣常用于修复有肌腱、神经、大血管、骨及关节等组织裸露的创面，还适用于鼻腔、面颊等部位洞穿性缺损的修补，以及鼻、唇、手指、阴茎等器官的再造。

带蒂移植的皮瓣根据其形状可分为扁平皮瓣与管形皮瓣两大类，前者常简称为皮瓣，后者则习惯称为皮管。一般的带蒂移植术又可分为皮瓣移植术和皮管移植术。

1. 皮瓣移植术　皮瓣有多种分类方法和相应的名称，按血液供应类型，可分为任意皮瓣和轴型皮瓣；按皮瓣转移方式，可分为旋转、易位、推进、交叉皮瓣；按皮瓣的形状，可分为岛状皮瓣、V－Y 成形术、Z 成形术等；按照皮瓣形成的部位及其与缺损创面的距离，可分为局部皮瓣、邻位皮瓣和远位皮瓣。

2. 皮管移植术　皮管可以在身体的任何部位形成，一般按照其形成的部位命名和分类，如上臂皮管、胸肩峰皮管、腹部皮管、胸腹联合皮管和腹股沟皮管等。

二、术前准备

1. 心理护理　无论是先天性畸形，还是后天性创伤，整形外科患者大多有强烈的自卑感和孤独感，对他人缺乏信任，对别人的目光和言行很敏感。护理人员应充分了解患者的心理特点，热情地对待患者，加强与患者及家属的沟通，在交谈和操作时注意保护患者的隐私。初次接受治疗的患者常常对手术抱有不切实际的要求，对疗效有过高的要求，护士应协助医师予以解释。对于多次接受手术的患者，应关心了解患者心理状态，减轻患者的焦虑紧张情绪，促进其积极地配合手术治疗。

2. 手术前按要求完成各项检查　包括X线胸片、心电图、肝肾功能、血生化、血常规和尿常规等。

3. 询问患者药物过敏史和既往史，有阳性体征者作特殊标记。

4. 做好手术区的皮肤准备　对瘢痕挛缩积垢应用温肥皂水浸泡后用小镊子或棉签清除内陷污垢，供皮区备皮时要防止破损表皮。皮肤准备要仔细、彻底，清洗时注意勿擦伤或烫伤皮瓣皮管。对有用石膏行姿势固定的患者，应在几个关键部位剪断并掰开石膏，移去时应保持石膏结构的完整性，以便备皮完成后重新将石膏套上以绷带包扎固定。

5. 血供的测定及训练　皮瓣或皮管在转移或断蒂前需进行血供测定，以保证转移或断蒂后有足够的血供，防止因血运障碍产生组织坏死，血供训练可促进另一端血供的建立。护士应准备需要的工具（如肠钳、橡皮筋或气囊止血带或血压计等）并进行测试和训练。方法：用套有乳胶管的肠钳夹住蒂部，训练的时间从首次15分钟开始，每日1～2次，逐渐增加时间至2小时，其间注意观察皮瓣的颜色和温度的改变。如阻断2小时后皮瓣无发绀，松开肠钳血供恢复后无显著的反应性充血，即可行断蒂术。也可用两根圆形竹筷套上乳胶管，两端缠绕橡皮筋形成弹性压力以代替肠钳。

6. 由于带蒂皮肤移植手术次数多、疗程长，需经过成形或延迟、转移、断蒂等阶段，术后又常需要姿势固定，给患者造成痛苦和生活的不便。因此，术前需要做好解释工作，使患者能充分了解手术方案，以及术后固定的姿势所引起的不适，还应协助患者模拟术后的姿势，以提高术后的适应能力和床上生活的习惯，减少术后的痛苦。术后需固定于强迫体位2～3周者，术前应进行体位适应性训练；术后需卧床者，术前应练习在床上排便。

7. 了解患者全身情况，有无上呼吸道感染，局部手术区及供皮区有无感染疖肿和皮疹。男性患者应戒除烟酒，女性患者应避开月经期。局部麻醉加镇静者或全身麻醉、椎管内麻醉需术前禁食8～12小时，禁饮4～6小时。去手术室之前排空膀胱。

三、术后护理

1. 按麻醉护理常规做好交接班，严密观察生命体征。对口周手术及困难插管患者要加强观察，有条件安置在监护室，严密观察呼吸及呕吐情况，防止喉头水肿或呕吐导致窒息。

2. 体位护理　抬高肢体高于心脏水平面，有利于静脉回流，减轻肿胀。术后绝对卧床休息1周、术区制动，供皮区在股或下腹部时，应将膝关节抬高屈曲位；如在胸部，1周后可适当下床活动，经常变换体位，预防压疮。

姿势固定护理：姿势固定，是供瓣部位与受瓣部位固定在非功能位的一种固定方法（如头臂固定、体臂固定、臂腿固定及交腿、交臂固定等）。此固定需3~4周，固定要求准确可靠，在保证姿势固定确实无错位的前提下，应尽量减少其痛苦，所以，当患者回病房后要妥善安置其手术体位（如用支架悬吊或以软枕支垫）使之处于较舒适的位置。可用甲紫在受区和供区之间的石膏或绷带上做出标志，以便及时发现固定位置有无错位，以避免发生蒂部扭曲或牵拉。姿势固定后一周内，患者被固定的相连关节常酸痛难忍，护士应主动关心，给予热敷、按摩及针灸，必要时按医嘱给镇静、镇痛剂。

3. 密切观察血运　四肢手术要观察指（趾）端颜色，血循环及毛细血管充盈反应。临床观察指标包括移植皮瓣的皮肤颜色、温度、毛细血管充盈试验、血管搏动及出血特点等。这些观察方法简单，无需特殊仪器，临床上常用。但临床观察是主观判断的方法而非客观指标。另外，有些指标在血液循环障碍早期是不明显的，待出现明显改变时，皮瓣已进入不可逆损伤的程度，使抢救失去意义。因此，对这些方法的应用需要有丰富的经验。①观察的部位：应观察皮瓣的远端，单蒂皮瓣的远端是距离蒂部最远的边缘，而双蒂皮管的远端则是皮管的中段；②观察的方法：观察时应与邻近的正常皮肤作为对照，根据皮肤的温度、颜色、指压反应及张力的进行性变化判断血运是否充分，皮瓣颜色由淡紫红色转为青紫色（水肿期），说明静脉回流不畅，由青紫色转为白色，说明动脉供血不足，首先应检查有无固定位置错位、敷料压迫不当、皮瓣皮扭折等问题，及时纠正并立即报告主管医师作进一步检查处理。除因皮瓣、皮管设计比例不当导致血运障碍外，血肿、蒂部受压、折叠、扭转、牵拉过紧、血管痉挛（疼痛、寒冷或紧张情绪均可引起血管痉挛）以及患肢抬高不当等因素引起的血运障碍都可通过及时发现与处理加以解决纠正。正常皮瓣温度不能低于邻近皮肤温度3℃，否则为皮瓣血液循环不良，应立即报告医师。

术后2~3天内，皮管表现为充血、色泽偏红；如苍白、局部温度下降，提示动脉供血不足；若皮管呈发绀，轻者皮色为淡红色或青紫斑点，重者出现水疱，提示静脉回流不畅。毛细血管充盈试验是用手指轻压皮管皮肤，使之苍白，迅速移去，皮色在1~2秒内转为红润，如果反应迟钝，超过5秒或反应不明显，须报告医师。

纠正血供障碍的措施：静脉回流不畅可抬高患肢，用手掌或手指由远端向近端做向心性按摩；动脉供血不足应放平或放低肢体；血管痉挛应按照医嘱给予解痉、镇痛镇静或扩张血管等药物并保暖，有条件可给予高压氧治疗。血肿应及时清除血肿，蒂部受压、牵拉等应及时纠正，使血供障碍得以缓解。血管痉挛可用红外线烤灯照射，温度不超过38℃。完全愈合后可用弹力绷带或用护腿加压包扎，防止供皮区皮肤增生。有石膏和夹板固定的患者，应检查有无血液循环障碍和神经麻痹。

4．术区观察 观察包扎外敷料完整性及渗血、渗液情况，如切口外露或松动，应加棉垫加压包扎，如外敷料有渗血，可用笔画出渗血范围，观察有无扩大。观察供皮区创面有无外露，敷料松动及时用消毒棉垫加压包扎，外敷料有渗血、渗液时应观察渗血、渗液面积有无扩大。尤其是较大皮瓣转移时要特别注意有无血肿发生，避免伤口污染和感染，早期可用棉垫加压包扎，术后 7 天渗出多者应打开外敷料，用烤灯照射促使干燥。一般术后 10 天后可打开外敷料，保留油纱布待自行愈合后脱落，切忌将油纱布撕脱。夏季可适当提前数日打开外敷料。

5．预防感染 供皮区创面愈合后有瘙痒感切忌用手抓，下肢取皮区在愈合早期仍须卧床休息，防止下肢充血或表皮破溃导致感染。除按医嘱给予抗生素外，局部应保持清洁干燥，尤其是暑热季节，固定范围内皮肤相接触部位易被汗浸渍，开放性皮瓣的蒂部常有渗出物，易潮湿糜烂，应经常更换衬垫的敷料，防止继发感染。

6．饮食护理 面、口周手术及肛周会阴手术，术后服高蛋白高热量高维生素易消化流质，少吃辛辣食物。口周植皮应避免患者吸吮，用注射器慢慢注入，每次饮食后用温开水清洁口腔。

四、出院指导

1．嘱患者遵医嘱定时来医院复查。

2．皮瓣皮管移植后，局部感觉迟钝，应提醒患者加强自我保护，防止皮瓣烫伤、冻伤或撕裂伤。尤应注意保持房间和洗手间地面干燥，防止可下地活动患者滑倒而导致皮瓣撕脱。

3．手术恢复早期，功能锻炼应以术区远端的关节活动为主，有意识地练习肌肉的收缩，后期活动术区近端的关节和肌肉的收缩力，避免关节、肌肉长时间空闲。没做手术的其他部位照常功能锻炼，活动的内容应循序渐进、由简单到复杂，活动强度因人而异，锻炼的过程中若有任何不适，应立即停止，并以这次活动量作为近期锻炼的参考指标。

4．需要进一步行断蒂手术的患者需定期来医院换药，1 个月左右再次入院。

第三节 应用皮管修复瘢痕手术的护理

一、概述

皮管又称管形皮瓣，是指皮瓣在形成与转移时将皮瓣卷成管状，其外层为皮肤，中心为脂肪组织构成的实体。主要优点是：①供区多；②皮瓣转移全过程无创面暴露，减少感染的机会；③血供好，有充分血液供应；④可经皮管携带移植较大皮瓣，转移灵活，身体许多部位的皮肤、皮下脂肪均可被移至需要的部位；⑤修复后挛缩机会较少；⑥因其携带皮下组织转移，故修复后质地软，易成活；⑦由于已形成圆柱形，因此对于耳郭、鼻小柱、阴茎、手指的再造十分合适。当然皮管也有一些缺点：①不能及时转移；②手术次数多，疗程长，造成的经济费用也较高；③在转移过程中，有时需要肢体固定，给生活带来不便。

人体可形成皮管供区的部位有上臂内侧、胸腹部、腹股沟区、股内侧、股下段、小腿、背部等。

1. 耳鼻等器官不全缺损的修复或耳鼻再造　可选颈斜皮管、颈横皮管、耳前皮管、上臂内侧皮管等。

2. 拇指或手指再造　多选用胸肩峰皮管。

3. 外生殖器如阴茎、会阴再造　多选用腹部皮管，其次是股皮管。

4. 头面颈或下肢较大面积缺损的修复　可选用胸腹联合皮管或背胸腹联合皮管，有的长达40cm以上。

二、术前护理

（一）心理护理　经常与患者沟通，建立良好的护患关系。

1. 入院宣教

（1）介绍病区环境及管床医师、责任护士。

（2）帮助其安排好住院后的生活及适当休息。

（3）介绍疾病相关知识及手术前、中、后的注意事项。

（4）多与患者沟通，尽量满足其合理要求。

2. 术前宣教　根据患者年龄及文化程度等特点，结合病情进行术前宣教，减少患者的恐惧心理，主动配合治疗。

（1）介绍手术室环境。

（2）讲解术后可能的麻醉反应。

（3）解释术前各种准备的程序及意义。

（4）解释手术治疗的目的、过程和可能造成的不适。

（5）介绍术后留置引流管的目的、意义。

（6）介绍术前、术后的常规护理。

（二）身体准备

1. 完善术前检查　向患者讲解各项检查的意义及注意事项，包括血常规、尿常规、胸片、心电图及术前照相，并协助完成检查。

2. 呼吸道准备　主要是告知患者戒烟。有吸烟习惯的患者应于术前一周停止吸烟，防止呼吸道分泌物过多，影响呼吸道通畅。

3. 胃肠道准备　成年人于术前8~12小时禁食，4~6小时禁饮，以防麻醉或术中呕吐引起窒息或吸入性肺炎。手术前一日晚遵医嘱药物灌肠。

4. 手术区皮肤准备　嘱患者手术前一日沐浴，更换清洁病号服，充分清洁手术野皮肤和剃除毛发，目的是清除微生物，预防切口感染。

5. 休息　创造安静整洁的休息环境，促进患者休息和睡眠，减少术前紧张情绪。

6. 其他准备

（1）手术日晨起为患者测量生命体征（若发现患者体温升高、血压升高或月经来潮等情况，应延迟手术日期）。

（2）进入手术室前指导患者排尽尿液，取下活动义齿、假发、眼镜、手表、首饰、贵重物品等。

（3）嘱患者洗去指甲油，术日不要化妆。

（4）准备好病例，与患者一同带入手术室。

（5）与手术室接诊人员仔细核对，做好交接。

（6）准备麻醉床。

（三）健康教育

1. 饮食　嘱患者术前、术后进食富含蛋白质、能量、维生素和膳食纤维的食物。

2. 休息　劳逸结合，适当休息，保证充足的睡眠。

3. 预防感染　预防上呼吸道感染，患者不能随便外出离院，注意保暖，避免着凉感冒，减少探视，防止交叉感染。

三、术后护理

1. 与手术室护士或麻醉恢复室护士做好床边交接。

2. 搬动患者时动作轻稳，注意保护头部，检查负压引流是否有负压、静脉输液是否通畅。

3. 注意保暖，保护患者隐私。

4. 安置合适的体位，术后应去枕平卧4小时，减少术后恶心、呕吐引起的误吸，如腹部皮管术后宜取半坐位，使皮管处于松弛的位置，做好家属的解释工作。

5. 观察和记录病情

（1）严密观察皮管血供：观察部位应是皮管的远端，单蒂皮管的远端是距离蒂部最远的边缘，而双蒂皮管的远端则是皮管的中段。

（2）毛细血管充盈反应：又称指压反应，用手指轻压皮管使之苍白，然后迅速移开手指，如1~2秒内转为红润，则为正常；充盈时间缩短提示静脉回流不畅，如反应时间超过5秒，则提示供血出现问题。

（3）皮管的颜色和温度：用半导体体温计测量皮管温度，并与邻近的正常皮肤作为对照，正常情况下温差小于3℃，如果皮管温度低于正常皮肤温度3℃以上，或者温差大于3℃，常提示可能存在血液循环障碍。

（4）保持术区敷料清洁，注意皮管不能扭转，要有良好、可靠的固定。

（5）手术当日及术后3日内测量患者生命体征，每日4次，监测患者体温变化。

（6）加强巡视，注意观察负压引流管是否通畅，有无阻塞、扭曲、折叠和脱落，并记录引流的颜色、形状和量。

（7）静脉补液和药物治疗：遵医嘱合理应用抗生素预防感染，根据患者情况补充水、电解质和营养物质。

四、常见术后并发症及不适的护理

1. 伤口疼痛　麻醉作用消失后，患者往往因切口疼痛感觉不舒适。缓解疼痛的措施有：

（1）遵医嘱给予患者口服镇痛类药物。

（2）可使用患者自控式镇痛泵。

（3）将患者安置于舒适体位，有利于减轻疼痛，减少对切口张力性刺激。

（4）加强交流，鼓励患者表达疼痛的感受，并加以解释。

（5）心理疏导，分散患者注意力，减轻对疼痛的敏感性。

2. 发热　是术后最常见的症状。由于手术创伤的反应，术后患者体温可略升高0.5~1℃，一般不超过38℃，术后1~2日逐渐恢复正常。术后3~6日的发热或体温降至正常后再度发热，则要警惕继发感染的可能性。

3. 术后出血　主要原因是术中止血不完善，创面渗血未完全控制，凝血障碍等。一旦确认为术后出血，及时通知医师，迅速建立静脉通道，完善术前准备，再次手术进行止血。

4. 恶心、呕吐　常见原因为麻醉镇痛后的反应，待麻醉作用消失后自然消失。

（1）应稳定患者情绪，协助取合适体位，头偏向一侧，并及时清理呕吐物，以防发生吸入性肺炎或窒息。

（2）遵医嘱使用镇吐药物。

5. 腹胀　一般是胃肠道功能受抑制，肠腔内积气过多，鼓励患者早下床活动，开始时不宜进食含糖量过高的食品和奶制品。

五、健康教育

1. 营养和饮食护理　告知患者营养素、水分的摄入直接关系到术后的康复。鼓励患者多进食易消化、高蛋白、高能量、富含维生素和膳食纤维的食物。

2. 活动 鼓励患者根据自身情况尽早下床活动。

3. 卫生 协助患者搞好个人和床单位的卫生，每日扫床，协助患者洗漱。

4. 皮管移植后，局部感觉迟钝，应提醒受术者加强自我保护，防止烫伤、冻伤或撕裂伤。

六、出院指导

1. 患者出院后要听从医师指导，按时来医院进行换药、拆线，定期复查。拆线后24小时可用清水擦洗，但动作要轻柔。

2. 加强营养，多吃一些蛋白质含量较高的食物。避免进食刺激性较强的食物，如辛辣的食物、海鲜、鲫鱼、羊肉等。

3. 保持术区干燥清洁，如有不适及时就诊。

4. 皮管血液循环训练 使用橡皮筋或止血带进行皮管血液循环训练。方法是先用小纱布环绕包裹在拟转移或断蒂的皮管一端，再用止血带或橡皮筋适度拉紧，用止血钳夹住，切断供区血液循环。如皮管颜色无改变，阻断时间可逐渐延长，第一天可夹5分钟，以后再10、15分钟，每天可训练1～3次，直至夹住1小时以上无肤色变化及水肿时，表明皮管已能从受区获得足够的血液供应，可行皮管断蒂转移。

第四节 显微外科手术的护理

一、概述

显微外科手术是在手术显微镜或手术放大镜下，借助显微外科手术器械完成的高度精细、高度无创的外科手术。

Nyler（1921年）首先应用手术显微镜完成内耳开窗术，Jacobon（1960年）第一个在实验室应用显微镜对直径1.6～3.2mm的血管进行缝合研究，开创了显微外科应用的新纪元。

显微外科的发展有赖于四个因素：①多功能的手术显微镜及显微外科设备的研究和发展；②精细的、使用方便的显微外科手术器械及缝合材料的发展；③外科医师显微外科技巧的研究及训练；④临床医师和医学基础学科协作对显微外科解剖、组织移植后的生理、病理、药理、免疫等方面的研究发展。

（一）显微外科的器械及设备

1. 手术显微镜和手术放大镜 手术显微镜和手术放大镜是开展显微外科的最基本设施，对于直径1.5mm以下血管或神经的吻合均应借助手术显微镜或手术放大镜。

自信、年轻，视力好而轻易地采用肉眼下吻合是不可靠的。掌握好手术显微镜及放大镜的应用方法是整形外科医师的基本功之一。

（1）手术显微镜：手术显微镜分双人双目或单人双目，有落地式、悬吊式、台式或壁式，其中落地式双人双目手术显微镜最为常用。

（2）手术放大镜：手术放大镜有头盔式、台式及眼镜式，其中眼镜式最为常用。

2. 显微外科手术器械　目前国内已有定型的产品，其中包括显微外科组织镊、剪刀、持针器、血管夹、冲洗针头以及测量卡尺。

（二）显微外科手术的适应证及禁忌证　显微外科手术要求较高，因此，严格地掌握适应证是必要的。根据患者畸形、缺损及整形修复的需要，决定是否采用显微外科手术。

1. 选择显微外科手术的原则　以供区最小的牺牲修复受区的缺损或畸形。兹举例如下：

（1）游离皮瓣移植应用于下列情况：①皮肤皮下组织缺损，采用皮下移植不能达到功能及外形恢复的目的；②局部没有良好的皮瓣组织可供转移修复缺损，或虽可转移，但估计功能外形效果不良者；③局部没有适当的岛状皮瓣或岛状肌皮瓣转移者。

（2）游离足趾移植的选择：①没有可供“拇指化”转移的手指；②用单纯植骨延长法或拇指提升术难以达到功能、外形良好的效果者；③患者拒绝采用上述“拇指化”或骨延长拇指再造术。

（3）骨的带血管蒂移植，肠段游离移植。

二、术前护理

显微手术的成功除了术前供区和受区严格的检查，精心的设计及术中精湛的操作技巧，术后严密的观察和护理、及时发现并排除并发症也十分重要。

1. 术前的全身及局部检查　应常规地了解全身健康状况，心、肝、肺、肾、血液病史等询问及物理检查，特别要了解有无周围血管疾病、血液系统病史及有无吸烟嗜好。

2. 供、受区吻接血管状况的检查　供、受区吻接血管状况的优劣，关系到手术的成败。首先应详细了解病史，有无慢性炎症史、放射损伤史、撕脱挤压伤史；有无局部及近心端部分血管手术史，有无局部静脉反复穿刺及静脉炎症史，静脉是否显露饱满。多普勒检查是一种有效的方法，多普勒超声血流探测仪不仅能反映出血管存在与否，还可提示血管直径粗细和血液流量的大小等。

三、术后护理

1. 一般护理　按整形外科术后及全身麻醉后常规护理。

2. 体位 患者应卧床休息，使组织移植部位略高于心脏水平，如头面部取半卧位、肢体取抬高位等，以利于静脉回流，减轻局部组织水肿。但如果移植体出现苍白且供血不足，则宜放平或置稍低位。

3. 制动 应保持患部有效的制动，防止吻合的血管因活动受牵拉或扭曲。制动的范围及方法应根据手术具体情况而定，例如头颈部的制动，可置沙袋于颈部两侧，四肢制动，可采用石膏托或夹板或三角巾固定。

4. 局部保温 除要求室温处于25℃恒温外，患者全身保暖及移植物局部保暖也是非常重要的。冬季局部可用棉垫覆盖移植物，并用胶布或绷带包扎固定，留出观察窗。必要时可用60W 灯泡或红外线灯照射，距离移植物至少50cm，防止移植物被烤伤。

5. 饮食 鼓励患者进高热量、高蛋白、高维生素的饮食，如颏部或面颊部手术者可给予牛奶、果汁等，以增强机体抵抗力，促进伤口愈合。

6. 观察移植物血运 由于移植物的血管危象多发生在术后24 小时内及3 ~5 日。因此，手术1 ~2 日应每小时观察1 次；术后3 ~5 日改为每2 ~4 小时观察1 次；术后5 ~7 日可改为每日2 ~4 次，并做好记录。如发现异常应严密观察，及时与医师联系采取措施，以免耽误抢救时机，造成手术失败。观察血运的具体内容及方法：

（1）皮肤色泽：术后2 ~3 日内移植物皮肤色泽红润正常。如果发绀或苍白提示可能发生血运障碍。首先应辨明血运的性质，如为静脉回流不良，皮肤颜色逐渐或突然变深，由红色→紫红→发绀→紫黑→出现水疱；如果是动脉供血不足，皮肤呈苍白色，逐渐干瘪。上述变化可能发生于移植物的某一部分，也有可能发生于大部或全部，有时可能在移植物边缘出现红白相间的花斑，并可能渐趋蔓延扩大。

（2）皮肤温度：用半导体体温计测量移植物皮肤温度，并与移植物旁的健康皮肤相对照。正常情况下术后2 ~3 日移植物皮温高于健部1 ~1. 5℃，温差小于3℃。如果移植物皮温低于健部皮温3℃以上，或者温差大于3℃，常提示可能存在血液循环障碍。有些情况下皮温不能准确地反映移植物的血运情况，如游离皮瓣受深部组织热传导作用或外界室温升高、烤灯等的影响均可使移植物皮温升高。因此，在测量时需注意避免或排除可能的干扰因素，并注意：①测试时间应于停止烤灯照射20 分钟后；②测试点应定位，一般定位于的中央；③每次测试时间不得少于30 秒，而且每个点的压力要均匀，避免出现误差。

（3）毛细血管充盈反应：又称指压反应，测试时用手指或玻璃棒轻压移植物皮肤，使之苍白，然后迅速移开手指或玻璃棒，正常者皮肤颜色在1 ~2 秒内转为红润。如果充盈时间缩短提示静脉回流不畅；如果反应迟缓，时间超过5 秒，则供血出现问题，提示动脉栓塞的可能。

（4）移植物肿胀程度：正常情况下术后2～3日内移植物呈轻度肿胀。当发生静脉栓塞时，肿胀程度明显加重，甚至出现水疱；与此相反，当动脉供血受阻时肿胀则不明显，移植物皮肤皮纹增多，甚至呈干瘪状态。

（5）血管搏动及微循环情况：一般多采用扪诊方法检查动脉搏动状况。有条件可用多普勒超声血流探测仪测定动脉血流情况，用激光多普勒检测微循环情况。

上述各项观察应互相参照，综合分析才能做出判断，一旦出现血供障碍应首先检查移植物蒂部有无受压、扭曲，移植部位是否过高、过低，包扎固定是否确实，给予相应调整，静脉回流不畅者还可做移植物的向心按摩。及时通知医师，共同观察处理。按医嘱给予血管解痉、舒张、活血化淤药物如复方丹参注射液等。

7. 伤口局部的护理　组织移植后一般局部包扎固定，但有时也采用暴露或半暴露伤口法，以便观察血运，并避免局部受压阻碍血供。伤口有时有少量渗液及渗血，应注意保持伤口清洁、干燥，防止感染。术后1～2日内可用1%过氧化氢拭净伤口的血痂，再涂少许抗生素眼膏，每日1～2次。以后每日1次用75%乙醇拭净伤口及周围皮肤，保持其清洁干燥，操作时动作轻柔，切忌损伤。7～10日拆除缝线。

8. 弹性敷料的应用　游离皮瓣或肌皮瓣移植后2周开始应用弹性敷料包扎或戴弹性护套，以免水肿及瘢痕增生。

9. 功能锻炼　拇指再造术后2周开始指导患者进行并坚持主动的功能锻炼，有条件时可同时做物理治疗，促使功能恢复。

第五节　组织代用品在整形美容外科中的应用及护理

整形外科治疗中的组织缺损和畸形，离不开组织移植进行形态修复和功能重建。组织移植物包括：

1. 自体组织移植物　黏膜、真皮、脂肪、筋膜、肌肉、肌腱、神经、血管、软骨等。

2. 异体和异种移植物　目前无法解决免疫排斥反应，应用受限。

3. 组织代用品（organization substitutes）　指天然和人工合成的医用材料，又称生物医学材料或生物材料，是一种用于修复人体组织的代用品。

一、组织代用品分类

（一）按化学结构分类

1. 金属类　不锈钢、钴、钛等。

2. 聚合物类　硅酮（是最常用的组织代用品）、聚氨酯聚乙烯、聚乙烯对苯二酸盐、聚四氟乙烯等高分子聚合物。

3. 生物陶瓷类　羟基磷灰石、磷酸三钙玻璃、氧化物、碳纤维。

（二）按材料来源分类

1. 天然材料　羊肠线、牛心包等。

2. 合成材料　高分子类化合物、陶瓷材料、金属等。

二、组织代用品应具备的条件

1. 良好的物理性能　强度、弹性、耐疲劳性、体积稳定性、界面稳定性等。

2. 良好的化学性能　高纯度、结构稳定、耐老化、不易分解等。

3、良好的生物生理性能　无毒、无热源性、不致癌、不致畸、不引起炎症，组织相容性好等。

4. 其他　易加工、消毒，生产简便，价格适中等。

三、组织代用品优缺点

优点：无需选择自体组织做供区，不受取材限制，患者少受痛苦，缩短手术时间，整形简单，术后外观接近正常。

缺点：组织代用品不能生长，无生理功能，个别患者植入体内后可能出现不同程度的排异反应等。

四、适应证

1. 自体组织供量不足。

2. 自体组织移植后明显影响供区功能及外形或不能取得良好效果。

3. 患者不能耐受或拒绝接受自体组织移植。

4. 软硬组织凹陷，如半侧颜面萎缩的矫正等。

5. 器官再造的支架，如鼻再造支架等。

6. 重建关节及断裂管道等。

7. 改善体形，如隆乳、隆鼻等。

8. 其他，如组织扩张器的应用等。

五、禁忌证

1. 发育期的儿童慎用。

2. 某些重要的功能部位慎用，如视神经周围等。

3. 各种因素导致局部条件不良应慎用，如瘢痕过多、放射治疗后血供过差、潜在或活动感染等。

4. 某些全身性因素应慎用，如过敏体质、贫血、低蛋白血症、糖尿病以及免疫缺陷等。

5. 患者对组织代用品持怀疑态度时，应慎用。

六、注意事项

1. 充分了解代用品的性能。

2. 手术切口尽量远离植入物。

3. 植入物应尽量深埋，植入腔隙与植入物大小相当，适当塑形，无锐利棱角。

4. 避免杂物如粉尘、棉絮及残留消毒剂带入腔隙内。

5. 无张力下分层闭合伤口。

6. 放置引流者，引流出口应尽量远离植入物。

7. 术后如出现积液，可抽吸后加压包扎。

七、组织代用品应用现状

1. 硅橡胶　液体硅橡胶注射，曾被用来隆鼻、隆胸或用作半侧颜面萎缩及其他凹陷畸形的充填修复整形，因固化不全的硅橡胶向周围组织渗透扩散，引起不同程度的炎症反应、肉芽肿、组织坏死等并发症，目前已不使用。弹性固体硅橡胶，可作为隆鼻、隆颏、隆额术，或软硬组织凹陷畸形等的充填假体；海绵状硅橡胶则可作为乳房假体以矫治小乳畸形、乳腺癌术后缺损修复。

2. 聚四氟乙烯　在整形外科、神经外科、颌面外科采用海绵状、片状或块状聚四氟乙烯充填骨组织缺损或面部软组织凹陷。

3. 纯钛及钛合金　在整形外科领域的应用主要是人工骨、人工关节、种植体及骨固定用夹板、螺钉等。

八、术后护理

应根据所移植部位及要求，参阅有关章节。

第六节　皮肤软组织扩张术的护理

一、概述

皮肤软组织扩张术是将邻近的正常皮肤软组织通过人为的手段使之在一定时间内逐渐增大，然后以这些扩大了的“额外”皮肤组织进行修复缺损的组织和器官的再造。这一技术几乎适应于所有正常皮肤软组织缺损的患者。其治疗过程大致分为三个阶段：两期手术和一定时间的系列扩张期。首先在预定的正常皮肤区域内埋植一个组织扩张器，待伤口愈合完全后，开始进行为期 2 ~3 个月的系列注入扩张。一旦完成预期的扩张大小后，再将这些扩张的“多余”皮肤软组织合理地转移到组织缺损区或器官再造区，以完成这些皮肤软组织缺损的修复和器官的再造。整个治疗过程一般需要3~4个月。

皮肤软组织可以延伸扩张这种自然现象一直伴随着我们。随着腹内胎儿的生长，妊娠妇女腹部皮肤和其深部软组织也逐渐扩大，就是最好的例证。几十年来骨科医师不断尝试利用组织可延伸的原理延长骨的长度，整形外科医师们不自觉地应用皮肤软组织可以扩张的原理也有数十年的历史，体表小面积的病变（如黑痣、瘢痕等）采用分次切除缝合的方法治疗，关节挛缩采用持续牵引可以使关节逐渐伸直。

因各种因素造成的皮肤软组织缺损，传统的手术方式往往是皮肤移植或各种皮瓣的修复治疗。这样的治疗手段，由于采取身体其他部位的皮肤来达到修复要求的，因此，治疗效果不仅外观与原皮肤组织差距很大，而且还会遗留下身体供区的继发性缺损或瘢痕。实际上是一种“拆东墙，补西墙”的治疗方法。皮肤软组织扩张术可以改变这种治疗状况。这是目前治疗皮肤组织缺损的先进技术。这一技术不仅可以提供与缺损区域皮肤软组织色泽、质地、功能近似的充裕的皮肤软组织，供组织缺损的修复和再造所用，而且又克服了传统方法遗留供区继发性缺损的弊端，是整形外科的一大技术革命。临床上常常应用这一技术治疗因烧伤、烫伤、感染和各种创伤等造成的全身体表皮肤软组织缺损和器官再造。不仅可以达到功能上的复原治疗目的，而且也可以取得美容性康复，是目前理想的治疗皮肤组织缺损的整形外科手术。

例如大面积深度烧伤患者，创面愈合后头、面、颈以及身上留下很多又硬又厚的增生性瘢痕，不仅外形丑陋，而且生活不便，有时还有痛痒不适的症状，患者与家属均十分苦恼。过去的治疗方法主要有植皮或皮瓣转移修复，这两种基本方法，均需要从患者自身上切取皮片或皮瓣，因此必然带来新的创伤或留下新的瘢痕，况且大面积烧伤患者存留的好皮肤已经是少得可怜了，不够用，徒手切皮刀或取皮鼓切取中厚皮片非常容易出现新的瘢痕，取全厚皮，供区则更不够用。若采用皮肤扩张术则可使少量皮源得到充分合理的使用，扩张后产生的“额外”皮肤就可以替代旧的瘢痕。

二、皮肤软组织扩张术的术前护理

下面以利用扩张术修复头面部瘢痕为例了解皮肤软组织扩张术手术前护理。皮肤软组织扩张手术需分两期进行，Ⅰ期为扩张器的埋入，Ⅱ期手术为扩张器的取出、扩张后皮瓣的转移和病变部位的修复。Ⅰ、Ⅱ期手术期间患者在院外时间长，相对并发症发生多，为减少并发症的发生，护理显得十分重要。

1. 术前心理护理　面颈部瘢痕比较暴露，易造成心理上的负担，产生悲观心理，甚至产生轻生念头，有的产生恐惧、疑虑等。他们迫切希望手术，恢复原有的外貌，对施术医师及术后效果尤为关注，且对医护人员存有依赖性。因此，针对不同患者应采取不同的方法进行必要解释，使其了解手术医师的高超医术、手术方法、术后恢复效果、注意事项及出现的问题等，使其产生信任感，积极配合治疗。

2. 扩张器手术前常规护理　术前一日清洗头面部，术前宣教，并注意防止上呼吸道感染等，以免影响手术效果。术前晚确保睡眠，保证有充足的耐力和体力接受手术，如失眠可根据医嘱适当服用地西泮。注意全麻手术要求术前 8 小时禁食，4 小时禁水。排空膀胱。

三、皮肤软组织扩张术的术后护理

1. Ⅰ期手术后

（1）一般护理：保持室内清洁、安静。因手术多为全身麻醉，床旁应配置吸痰器、心电监护仪等，并确保性能良好。要及时吸出呼吸道内分泌物，保持呼吸道通畅及低流量氧气吸入。

（2）体位：未醒前头偏向一侧，去枕平卧 6 ~ 8 小时；清醒后患者应保持安静，平卧 3 ~5 天，严格控制头颈部活动，少说话、少咀嚼，防止出血及血肿形成。

（3）饮食：由于体力消化过大，要注意加强营养，多进食一些高营养、高蛋白、高热量、高维生素类食品，全流食 3 ~5 天，每日口腔护理 3 次。

（4）负压引流管的观察及护理：面颈部血管丰富，术后易出血，手术中放置引流管连接于密封的负压引流器，防止血肿形成；观察负压引流器是否通畅（引流器必须保持负压），随时检查引流管有无脱出、漏气、阻塞等；观察引流液的性质、颜色及剂量（瓶内引流量一般为 50ml 左右），3 天后无特殊情况拔出引流物，若引流量每小时大于 100ml，提示有出血可能，应密切观察，及时处理。

（5）注意体温、血象变化，预防感染。

（6）谨防包扎过紧，引起注射部位皮肤的损伤。

2. 扩张囊内注水的护理

（1）扩张Ⅰ期术后 7 ~10 天切口愈合拆线后，间隔 3 ~7 天注水一次。首次注水剂量一般为扩张器容量的 10% ~15%。

（2）用手扪及注射阀门顶盖穿刺部位，常规碘伏消毒穿刺部位及操作者左手示指、拇指，注射用 20ml 注射器抽吸 0. 9% 氯化钠注射液 20ml，选四号半头皮针垂直阀门进针至金属片时回抽，缓缓推注。

（3）推注时注意阻力大小及局部皮肤血运情况，如发现局部皮肤张力较大，苍白，无充血反应，注射停止数分钟后仍不恢复时，一定要适当回抽减压。

（4）埋植 2 个以上扩张器时，要注意患者有无血压下降或呼吸压迫等，每次注水不宜太多，或采取单侧交替注射。如出现血压有压迫症状，立即从扩张器内抽取部分液体减压，观察30分钟，以防发生意外，注射后轻压针眼1分钟防外渗。

（5）注意勿穿过紧衣物，以免摩擦引起扩张皮瓣的损伤。

（6）避免挤压水囊，防止破裂，造成手术失败；同时注意个人卫生，预防感染。

（7）注水完成后，根据扩张皮瓣的多少，一般院外需2~6个月。期间应定期随访，一旦发生皮瓣发红或扩张器突然变软，应随时来院检查。

3．Ⅱ期手术后的护理

（1）密切观察皮瓣的颜色、血运、肿胀程度。术后面部会有轻度肿胀，3天后自行消退，若肿胀加重，应报告医师，及时处理。

（2）术中放置引流管防止出血及血肿形成，密切观察引流器是否通畅、负压大小、引流物颜色等。术后限制患者活动，以防过度牵拉造成创口裂开，皮瓣坏死。

（3）患者已做2次手术，为使伤口早日愈合，提高抵抗力，应加强营养，采用高营养、高蛋白、维生素丰富的饮食。

四、皮肤软组织扩张术注水期间的健康教育

皮肤软组织扩张器目前已广泛应用于临床，是大面积瘢痕和组织缺损修复的重要方法。但由于扩张器注水期比较长，而大部分患者的注水是在出院后完成的，加之患者对扩张器的护理缺乏了解，在注水期间有时会出现各种与患者保护和处理不当相关的并发症，严重时会影响到整个扩张的过程。为了减少类似情况的发生，患者在注水期间应当注意：

1．要注意保护术区，包括扩张器和注水壶所在的区域。

（1）绝对避免暴力、锐器等直接作用于扩张皮瓣表面。直接的暴力可能会导致扩张器破裂、渗漏以及扩张皮瓣感染、坏死，甚至导致扩张的失败，所以要绝对避免。儿童往往对扩张治疗不配合，有时可能会有意无意地触摸、抓挠扩张器表面的皮瓣，家长应注意看护，说服儿童配合治疗，必要时应对其较危险的行为进行管制。

（2）紧贴扩张皮瓣表面的衣物应宽松、柔软，以纯棉织物为宜。领口常常会摩擦颈部扩张皮瓣，导致皮瓣的红肿、干燥，最好剪去领口处能够摩擦扩张皮瓣的部分。

（3）尽量不要使用化妆品。市场上销售的化妆品成分复杂，有影响扩张皮瓣的潜在可能，不宜使用。冬季较干燥时可以在扩张皮瓣表面涂凡士林、甘油或婴儿护肤用品。

（4）注意不要烫伤、晒伤皮瓣，防止蚊虫叮咬。

2．加强营养

（1）术后的恢复需要足量的蛋白质和热量。部分患者术后短期内食欲较差，应当克服困难，保证足量的蛋白质摄入，并注意膳食的均衡。

（2）注意饮食卫生，预防食物中毒。

（3）不宜吃辣椒。

3. 注意清洁卫生

（1）居住的环境应尽量整洁，衣物经常换洗。

（2）有条件尽量多沐浴，但不应用力搓洗扩张皮瓣表面。头皮下扩张器置入的患者洗头时应避免用力抓挠，不宜使用尖锐的梳子，不要使用刺激性强的洗发和沐浴液。

4. 不宜进行剧烈运动。任何剧烈运动都有可能导致扩张皮瓣的损伤，应严格限制。

5. 特殊情况

（1）注水壶外置的患者应定期换药，保持注水壶周围的干燥和清洁，发现红肿和渗出时应及时告知医师。

（2）儿童患者需家长的细心照顾。

（3）感染和扩张器外漏等情况的处理应严格遵医嘱执行。

6. 有问题及时联系管床医师。发现局部的红肿热痛、皮瓣颜色和厚度的改变、有液体渗出或注水壶、扩张器外漏等情况时，应尽快联系医师。

第八章 头颈部及外耳整形与美容的护理

第一节 头皮撕脱伤再植手术的护理

一、概述

头皮撕脱伤多因发辫受机械力牵扯，使大块头皮自帽状腱膜下层或连同颅骨骨膜被撕脱所致。它可导致失血性或疼痛性休克。治疗上应在压迫止血、防治休克、清创、抗感染的前提下，行中厚皮片植皮术，对骨膜已撕脱者，需在颅骨外板上多处钻孔至板障，然后植皮。条件允许时，应采用显微外科技术行小血管吻合、头皮原位缝合，如获成活，可望头发生长。

二、护理

（一）早期治疗的护理

1. 术前护理

（1）协助医师用灭菌的辅料加压包扎头部伤口止血，待进行全身检查。建立静脉通路，遵医嘱给予镇痛药，必要时输血。

（2）做好患者的心理护理，稳定患者情绪，树立治疗的信心，配合医护工作。

（3）若患者休克，抗休克治疗。

（4）全身检查时，做神经系统、颅内情况检查，必要时拍颅骨 X 线片，排除颅脑外病变。

（5）有肢体骨折时，应做适当的固定制动。

（6）常规注射破伤风抗毒素（TAT），遵医嘱抗感染治疗。

（7）如未伴随其他部位的损伤，无休克，患者病情稳定，立即行头皮撕脱伤的急诊手术。

2. 术后护理　根据病情及手术方法作好相应的护理。

（1）全身麻醉术后护理常规：见相关章节。

（2）重点观察患者血压、脉搏和颅内压的变化：如血压波动不稳定，查看是否有伤口渗血、血肿、血容量不足等情况，通知并协助医师采取相应的处理。

（3）保持敷料整洁干燥　如发现渗血、渗液浸透外层辅料，立即用灭菌棉垫覆盖包扎。

（4）做好患者的心理护理　如撕脱伤头皮未能回植或回植不成功，将留下永久性秃发，或还要进行下一步手术治疗。对患者心理造成严重创伤，护士应针对性地进行解释和疏导，使患者面对现实。

（5）保持敷料包扎固定位置正确　无论是头皮回植、皮片或皮瓣移植，术后伤口敷料均应加压包扎固定，不移动、不松脱。对枕部有组织移植者，采取卧位或侧卧位，枕部垫棉卷，减少受压。

（6）有供皮区者应做好供皮区的护理。

（7）头皮撕脱伤伴有眼睑损伤同期修复者，睡前用灭菌油纱覆盖角膜。

（8）术后7～10日根据组织成活情况间断拆线，继续包扎固定2周。

（9）形成秃发畸形者，可以采取进一步手术治疗或佩带假发。

（二）晚期治疗的护理　头皮撕脱伤的早期如未能得到正规妥善处理，或正规的头皮回植、皮片及皮瓣移植均失败，都会迁延成晚期问题，应针对不同情况采取相应的治疗护理措施。其护理如下：

1. 形成肉芽创面长期不愈　如伴发严重感染还可以引致颅骨骨髓炎、颅骨坏死，甚至颅内感染。患者有发热、食欲差以及慢性消耗等全身症状，应：①遵医嘱使用抗生素，控制全身感染；②进高热量、高蛋白、易消化饮食；③局部创面细菌培养及药敏试验，清除坏死及移植未成活组织，处理不健康肉芽，培养新鲜肉芽创面，可采取湿敷料或敏感抗生素湿敷，以控制创面感染，争取尽早做表皮移植，消灭创面。

2. 创面表皮愈合，不稳定　由于戴帽、枕头及假发的摩擦，易发生反复破溃，此起彼伏，甚至形成慢性溃疡，还需采取换药措施控制感染，然后全部切除不稳定的瘢痕及溃疡，做中厚皮片移植修复。

3. 创面完全愈合后　若遗留外耳部分或全部缺损、眉缺损、瘢痕挛缩眼睑外翻等畸形时，应针对存在的问题进行相应的整形治疗。

对于部分头皮撕脱，局限于额顶部或一侧颞部所形成秃发者，可采用枕部带发头皮瓣或有发部位用头皮扩张术方法转移修复（各有关治疗的手术前后护理参见相关章节）。

第二节　先天性斜颈矫正手术的护理

一、概述

先天性斜颈系指出生后即发现颈部向一侧倾斜的畸形。其中因肌肉病变所致者称为肌源性斜颈，因骨骼发育畸形所致者称为骨源性斜颈。先天性斜颈的真正原因至今仍不明了。临床表现为颈部肿块、斜颈、面部不对称和其他并发症等。对畸形已经形成，保守治疗无效者，应尽早手术矫正。根据病情采取相应术式：①胸锁乳突肌切断术；②胸锁乳突肌全切术；③部分胸锁乳突肌切除术；④胸锁乳突肌延长术。

二、术前护理

1. 按整形外科术前常规护理。

2. 心理护理　患儿由于肢体运动障碍，社会活动受到限制，在2岁时可出现情绪障碍、行为异常、认知损害等，这就需给予较正常儿童更多的关爱，使其感到安全、满足。应与家长建立良好的医患关系，相互信任和尊重，才能更好地沟通，使家长适应客观事实，克服心理障碍，勇敢地承担起父母的责任和义务，积极配合治疗，从而提高患儿的生活质量。

3. 术前常规准备

（1）为使患儿尽快适应术后不良姿势的矫正及减轻胸锁乳突肌硬块，让患儿每天将头向对侧倾斜，左右转头100~200次，分次进行，使其倾斜及旋转的角度尽量达到相反方向。

（2）教会家长手法辅助患儿矫正，作牵引伸患侧胸锁乳突肌动作，动作要轻柔，并对患侧肌肉加以按摩及热敷。

（3）完善术前各种检查，包括颈椎正侧位X线片和双侧胸锁乳突肌彩色B超，排除手术禁忌证。

（4）预定合适颈托。

三、术后护理

1. 一般护理　按整形外科术后常规护理。

2. 应注意观察面肌活动、眼裂、鼻口位置是否正常，颈是否后仰是否有提肩活动。了解术中是否有面神经和副神经的损伤。

3. 石膏护理　斜颈畸形明显者，在术后均需以头-颈-胸石膏矫正以维持患儿体位。一般使其固定在能使胸锁乳突肌拉长的状态，使头颈尽力向患侧旋转并向后仰。石膏制动4~6周后拆除。术后带有石膏固定者，应注意固定是否确切，石膏下伤口有无渗血，石膏固定是否过紧，压迫血管或阻碍呼吸，如有异常应进行相应的处理。

4. 饮食情况　斜颈患儿对头颈畸形已经习惯，手术后颈向健侧的方向固定，患儿由于不适应这样的体位，常会出现恶心、呕吐，影响营养物质的摄入。家长要注意多关心患儿，耐心哄劝，鼓励患儿多吃食物，以保证营养的需求。

5. 功能锻炼　术后1周后可以下床活动。约6周后外固定可以解除，应该加强患儿头颈部的功能锻炼。具体做法：面部转向患侧，头向健侧肩部靠近，每日可反复进行多次。这样的练习是为了巩固疗效，所以家长切不可轻视功能锻炼。加强头颈部功能锻炼的护理，长期使头颈部保持在过往矫正位，易使患侧的胸锁乳突肌断端与周围软组织粘连，缺乏弹性。因此拆线后，应该配合医师做头颈部功能锻炼。方法为拆线后指导患儿下颏向患侧，枕向健侧旋转，使胸锁乳突肌在运动中得到松解而富有弹性，锻炼范围要由小到大，循序渐进。

6. 视力锻炼　大龄患儿可有复视，术后要进行视力锻炼。方法为将一物体放在距离患儿1.5m处，让患儿集中注视一定的时间，每天训练在3小时左右。

7. 颌枕带牵引的护理　患儿清醒，病情平稳后行颌枕带牵引。牵引重量为3～4kg，向健侧偏斜20°～30°，牵引方向应与床面呈向上20°，预防枕部压伤。患儿睡眠时要防止压迫颈部造成缺氧或窒息。牵引至拆线时间为1～2周。

四、出院指导

1. 向患儿家属讲解康复训练的重要性，使其掌握要领，出院后坚持康复训练，时间不少于半年。

2. 应用颈托固定头在中立位3～6个月，大龄儿童固定2年左右。

3. 要求患儿按时复诊，分别于出院后3个月、6个月、1年来院复诊。

第三节　颈前部烧伤瘢痕挛缩与颏胸粘连松解手术的护理

一、概述

颏胸粘连是严重的颈部瘢痕挛缩畸形。是由于颈部深度烧伤的创面瘢痕挛缩造成，挛缩十分严重，多位于颈前区，不仅累及皮肤并且可使颈阔肌也发生挛缩。挛缩畸形波及唇、颏、胸部，表现为下颌和胸壁间的瘢痕粘连，颈部活动受限，颈部外形完全消失，呈强迫低头姿态，语言咀嚼受阻，下唇极度外翻，口涎垂流，下睑外翻等，重者导致呼吸及吞咽困难，患者难以平卧。因功能障碍及影响外貌严重地影响着患者的身心健康，烧伤发生在青春发育期以前，如不及时整复，长期挛缩可影响下颌骨的发育，造成下颌骨前突、开牙合等畸形。

治疗采用瘢痕切除和皮片游离植皮或皮瓣转移、供瓣区再植皮等方法。手术成功的关键在于：彻底切除瘢痕组织；创面彻底止血；植皮片不宜过薄，皮片常在术后2～3周开始收缩，影响手术效果；术后的良好固定及制动；术后早期应用抗皮片收缩的“支架”或夹板及加强功能活动。目前由于皮肤软组织扩张器扩张后的皮瓣血运好，抗感染力强，容易成活，皮瓣不臃肿，无继发挛缩。供瓣区能直接缝合，不增加新的瘢痕，修复后的创面外形好，感觉正常，既恢复了功能，又整复了容貌，正被广泛应用。手术分两期进行，Ⅰ期埋植扩张器，埋植后间隔注入0.9%氯化钠注射液完成扩张；Ⅱ期手术切除颈部瘢痕，松解粘连，修复缺损区。麻醉选择全身麻醉插管，如插管困难，可在局部麻醉下切开颈前瘢痕后再行插管。

手术后介入康复护理是提高疗效，降低致残率的主要措施，护理对手术成败和预防术后并发症起着至关重要的作用。

二、术前护理

1. 心理护理　由于烧伤患者均系意外伤，在毫无思想准备的情况下，突如其来的外伤对他们的打击很大，患者情绪极不稳定。面颈部为人体重要暴露部位，一旦瘢痕形成后使患者外观毁损、功能受限，患者因瘢痕增生与挛缩产生的毁容而自卑、性格孤僻；对整形手术期望值高；对手术效果充满焦虑；担心手术的失败而恐惧不安。针对这些情绪障碍应做到：

（1）入院后应深入病房与患者交谈，充分了解患者的受伤原因、时间及心理状态，根据患者的年龄、职业、知识层次的不同，针对性地做好知识宣传及心理干预，减轻患者术前不安心理，帮助患者增强心理应对能力，使其进入积极的术前心理状态，能够坦然接受手术。

（2）术前应向患者如实告知手术的局限性，手术所能达到的效果，消除患者不切实际的幻想，使患者对术后效果有一定的心理准备，避免不必要的纠纷。

（3）向没有手术信心的患者介绍手术成功的病例，鼓励其与同病种患者交流，了解手术的效果，增强手术信心，缓解焦虑。

（4）对因手术产生恐惧心理精神过度紧张的患者，应耐心寻找原因，做好解释工作。介绍手术的方法，利用专业权威、治愈病例的图片资料推荐方式消除其恐惧心理，必要时可请已做过同样手术且康复较好的患者“现身说法”。

（5）对失眠患者可适当给予地西泮帮助入睡。

（6）术前教会患者如何在术后与医护人员或家属进行沟通，如使用手势和书写等方法。

2. 评估全身情况　术前做好患者的生活护理及各项术前准备工作，配合医师完成患者的各项检查，如血、尿常规，胸部X线透视，肝功能等。观察患者的精神状态，全面了解患者的全身情况，特别要注意有无重要脏器的病变。由于面颈部手术要采用全身麻醉，应特别观察有无咳嗽、咳痰等呼吸道感染的症状，注意防止上呼吸道感染，详细询问过敏史及目前服用的药物，影响血小板功能的药物应于术前提前停用，做好血液配型。

3. 皮肤准备　皮肤准备为预防感染必须认真做好。注意保护供皮区，防止皮肤损伤以及对术后可能出现如感染、皮片坏死等并发症的预防；保持颊颈部干燥，防止术区皮肤糜烂，经常流涎的患者用一次性敷料覆盖胸前；植皮区和供皮区应无感染疖肿和皮疹；由于患者长期瘢痕增生或萎缩，其与正常皮肤间凹凸不平，易积存污垢，因此术前3天开始每天用温水、肥皂水清洗，清洁皮肤，每日2次，将污垢逐步清除，并起到软化瘢痕的作用，必要时用软毛刷刷洗或用小镊子、棉签清除皱褶或隐窝处的污垢，以减少感染机会；对于有创面未愈合或有溃疡创面需要继续给予换药处理，直到手术清除结束为止；供皮区常规备皮，注意不能刮破皮肤，因皮肤破损感染是术后皮片感染不能成活的潜在因素之一；供皮区禁作静脉穿刺。

4. 对于眼睑外翻的患者，术前应按时用0.25%的氯霉素滴眼液滴眼，每日3~4次，睡前用金霉素眼膏涂眼，保护眼结膜和角膜，预防结膜炎、角膜炎的发生。注意检查患者的视力变化，以防意外事故的发生。

5. 对于口腔闭合不全经常流涎或进食后口腔内残留食物的患者，做好口腔的清洁卫生，术前3天每日三餐后清洁口腔，并做好手术区域皮肤的清洁消毒工作，预防口腔内的感染。

6. 麻醉　向患者讲解麻醉的方法，全身麻醉的患者术前禁食10~12小时，禁饮6~8小时。

7. 体位　术后卧床时间长，须长时间固定于功能位，术前应向患者解释术后体位的不舒适，还应训练术后特殊体位，嘱患者术前练习床上排便、床上活动关节，以便术后能及早适应。

8. 使用皮肤扩张器的术前护理

（1）心理准备　因手术分期进行，治疗时间长、经济负担较重，而且随着扩张器的注水扩张，患者衣着受影响，体位也常有特殊要求，需患者积极配合。所以术前必须对患者进行耐心细致的宣传教育，使其有心理准备，以积极的态度接受手术治疗。

（2）备皮　扩张器是异物，在体内留置时间较长，容易感染，所以不同于一般手术，需要严格备皮。不但要剃净毛发，而且术前晚上要仔细清洗术区及附近，彻底清洗瘢痕及皮肤皱褶处的污垢。对于术区皮肤有毛囊炎等，治愈后方可手术。

三、术后护理

1. 生命体征的观察及处理　严重颈部瘢痕挛缩畸形患者手术全身麻醉插管有一定难度，且术后下唇至锁骨上加压包扎，故术后72小时严密观察生命体征变化，注意有无皮片下血肿压迫，致喉头水肿发生，保持呼吸道通畅，做好麻醉后护理直到患者清醒为止。一般患者采用仰卧位，头向后仰并垫肩枕，在其未清醒前给予氧气吸入，床头备吸引器、吸痰管、气管切开包，防止呕吐物误吸引起窒息，对于烧伤较为严重的患者给予心电监护直到麻醉清醒，应注意敷料是否包扎过紧，有无呼吸道受压情况，有无渗血、渗液及呼吸变化情况，发现呼吸困难时应立即通知医师，采取积极抢救措施。麻醉清醒后给予超声雾化吸入，每日2~3次，每次15~30分钟。

2. 术后体位与支具维护　患者清醒后卧位，选择去枕平卧位，肩下垫一枕头，保持头后仰位使皮片舒展，限制头部转动、抬起等动作。术后6小时可适当床上侧卧，背部垫枕，注意头部及上半身在同一水平，特殊体位保持1周左右，为防止压疮可使用头圈减少压迫。术后5~7天开始取半卧位，抬高床头30°~45°，身体两侧用软枕固定，膝部垫一软枕，以防下滑，保持面颈部高于心脏水平，有利于静脉回流和减轻组织水肿，保证皮片或皮瓣的成活率，同时改善肺通气，有利于呼吸运动。枕石膏托固定颈部者注意枕后垫海绵，防止压疮，有条件可持续使用自动充气式气垫床。拆线后常规使用下颌托维持功能位，并辅以理疗及手法按摩以对抗挛缩，连续使用6个月以上。

3. 面颈部制动　皮片或皮瓣移植后，供皮（瓣）与受区基底间建立血运，为防止皮片或皮瓣与受区相互移动而影响血流供应的建立，术后制动尤为重要。方法如下：

（1）用颈托，其规格是上至乳突，下至胸锁乳突肌，外层用弹力绷带加压，要求不得压迫气管以免影响呼吸。

（2）全身麻醉术后应禁饮4~6小时，待患者意识清醒4~6小时后无恶心、呕吐方可进水。术后当日禁食，3天内给予高热量、高蛋白、易消化流质饮食或行鼻饲，3天后进半流食或软食，进食时动作要轻柔，量不可太大，速度也不能太快，以免发生噎呛，禁吸吮，防止过早咀嚼、吞咽，少说话，减少面肌活动。

（3）术后必须卧床休息，取头后仰位，防止皮片挛缩。因为过早下地活动，不仅影响手术效果，而且还会延迟供皮区的愈合，同时避免过多活动使皮片移位或造成皮下血肿。协助患者翻身起床活动，护士用双手固定头颈部，防止体位改变造成皮片或皮瓣移动。

（4）给患者创造一个良好的住院环境，避免情绪激动，防止患者剧烈扭动头部而影响皮片或皮瓣的血运。可在病室置放电视机或床头设录放机，定时播放音乐或电视节目，活跃病室气氛，缓解因术区制动、卧床过久引起身体僵硬、疲惫。

4. 植皮区、供皮区的观察和护理

(1) 保持患者取皮区和植皮区敷料干燥清洁。观察术区及供皮区敷料渗血、渗液情况，并用笔作记号。如有渗出时应积极换药处理，一般早期可只换外层敷料，再加压包扎处理；若发现有感染倾向，如敷料有渗血、渗液，并嗅到恶臭味，同时体温升高，患者自述切口“疼痛”，则多有创面感染的可能，此时要及时彻底实施换药处理。

(2) 植皮区的包扎应松紧适宜，如有敷料松动、伤口外露或包扎过紧影响呼吸等情况，应及时和医师联系，给予棉垫加压包扎或适当松动、吸氧等处理。

(3) 如股取皮，取膝关节抬高屈曲位；胸腹部取皮处腹带加压包扎以减少出血和摩擦，减轻创面张力和咳嗽时创口的疼痛。术后5天供皮区应除去外层敷料，仅保留内层油纱，采取半暴露，使其自然愈合。

(4) 术后局部可有瘙痒感，忌用手搔抓或摩擦，以免伤口破溃感染。

(5) 注意患者有无颈肩部酸胀、疼痛，上肢上举沉重等损伤副神经的表现。

5. 皮瓣、皮片血运的观察和护理　注意不要变动姿势，使皮瓣不受压和不受牵拉。皮瓣为暂时性血运不良的组织，感觉和活力较差，应保持室温在25～28℃，避免温度过低导致全身血管特别是皮瓣血管痉挛，影响血液循环。局部加温时（如用烤灯照射），温度不宜超过38℃。烤灯与术区相距30～40cm，防止移植区灼伤。皮瓣转移术后使用止血药物，如出现皮肤有出血点、淤斑及其他创面有出血应立即报告医师。

术后局部包扎严密，只能通过皮瓣蒂部及敷料渗液来观察再植组织的血运，采用皮瓣蒂部开小窗观察皮瓣的颜色。术后2～3天内表现为充血，皮瓣颜色偏红。如皮瓣颜色苍白、灰暗、皮纹加深，为动脉供血不足；如皮瓣发绀、明显肿胀，考虑为静脉回流不畅；如敷料出现渗液、渗血较多，且有异味，应警惕皮片或皮瓣感染、坏死，均应报告医师及时处理。

切口有引流管时需要观察引流液的性状、量、颜色并做好记录，妥善固定引流管，防止脱出，每日更换引流器，保证引流器无菌，防止逆行感染。

6. 早期功能锻炼　有节奏的肌肉收缩和关节运动产生牵拉作用，既能消除静脉淤血，保证营养物质的充分供应，又能防止肌肉萎缩、变性、瘢痕化。当患者术区疼痛减轻，皮片（瓣）生长良好时，即开始协助患者功能锻炼。每日定时辅助患者做低头、后仰及头部两侧侧向活动，后期进行理疗局部按摩，促使其软化，并戴上预制的颈支架或颈圈，最少维持半年，使颈部保持仰展位置，保持颈前曲线形态。

7. 饮食及舒适护理　由于手术的打击及面颈部制动等原因，使患者进食减少，机体抵抗力下降，所以术后需要增加营养以促进创面愈合。术后应给予高热量、高蛋白、高维生素的流质食物，管饲3天，注意流汁的温度、浓度，每日2次口腔护理，3天后改稀软饮食，进食时可用塑料布或干净纸巾覆盖在敷料外以避免潮湿污染，减少感染机会，进食后和每日早晚用0.9氯化钠清洗口腔，避免口腔感染等并发症的发生，平时多饮水。术后遵医嘱给予静脉营养支持，做好肠外营养护理，防止并发症的发生，同时合理使用抗生素防感染，严格执行“三查七对”，保证用药准确、准时。

保持皮肤的清洁、干燥，加强皮肤护理，帮助患者定时翻身、拍背，在床上解决个人卫生问题，并保持床单的整洁、舒适，预防压疮。在允许的范围内尽量满足患者的需求。

8. 做好心理护理　术后由于敷料的包裹、头部制动、疼痛的刺激及对手术效果的担忧，使患者情绪低落、心情焦虑。在护理过程中，更应耐心细致，减少患者不必要的痛苦，注意语言的节奏、语速，使患者感到安心，同时注意用非语言方式交流，尽力纠正患者的负性心理。为了保证充足的睡眠和良好的食欲，促进伤口的早日愈合，可根据医嘱，适当使用镇痛剂。主动与患者交流，了解患者情绪状态，鼓励患者表达自己的恐惧和焦虑，同时也要与患者家属交流，形成护患及家属之间相互理解、相互支持和信任，从而护士可以客观地帮助患者及家属解决问题，减轻焦虑。指导患者家属控制情绪，不要把自己焦虑和紧张心情在患者面前表露出来，紧张可以加重患者的焦虑程度，不利于患者的康复。告诉家属在患者面前保持积极乐观的态度，以增强患者康复的信心，使之默契配合，顺利渡过围术期。

9. 扩张器置入术后的护理　首先与患者进行良好沟通，明确告诉患者置入扩张器后有发生颈部受压不适、扩张器外露、切口感染、皮瓣张力过大缺血坏死、颈托固定后颈部出现瘙痒等不适的可能性，让患者心中有数才能自觉配合护理治疗。其次勤询问、详观察，及时发现上述意外、不适，采用如下护理措施：采用先多后少、少量多次、注入量与注水间隔时间均以患者能耐受为准的注水原则，既能缓解因注水速度过快或一次性注入量过大，造成患者不能承受颈部受压不适，加重术前恐惧，甚至使皮瓣张力过大缺血坏死，又能充分扩张皮瓣，减少了扩张器外露。一旦发生扩张器外露，要及时行皮瓣移位和防止切口感染处理，如加强换药，必要时可考虑用抗生素防治感染等。

（1）体位：胸三角皮瓣、颈横皮瓣转移术后患者头部屈曲，需保持一定角度，且无法行石膏托制动，术后可头部垫高，调整颈部屈曲角度，使蒂部松弛，并嘱患者保持体位，避免随意活动，以免蒂部牵拉，发生血运障碍、皮瓣坏死，甚至皮瓣撕脱。

（2）伤口的观察：扩张器各期术后均需对伤口进行密切观察，及时发现血肿、皮瓣血运障碍等，只有及时发现，方能及时处理，防止严重并发症的发生。

（3）负压引流：扩张器一期术后因分离腔隙的存在，Ⅱ期手术后皮瓣下也存在腔隙，若术中止血不当，或患者凝血功能异常，极易发生出血，必须及时引流出来，否则极易发生感染、进而导致扩张皮肤破溃，手术失败。

（4）注水的护理

1）扩张注水期间避免进食辛辣刺激性食物，禁止吸烟。避免撞击扩张部位，以防扩张器破溃。

2）注射液的选择：注射液一般选用0.9%氯化钠注射液，也可加入利多卡因、抗生素、地塞米松等药物，以减少疼痛、防止感染及包膜挛缩。

3）掌握注水量：早期注水过急过快，使囊内压过高，局部皮肤苍白，血运障碍，易出现毛细血管扩张。此时，若继续扩张下去，就会出现毛细血管栓塞，形成局部坏死破溃，扩张器外露。所以一定要把握好每次注水量及时间间隔。一般扩张器额定容量的10%为参考，以扩张囊对皮肤产生一定的压力而又不阻断表面皮肤的血流为度。如果注液后皮肤变白，充血反应消失，3～5分钟后血管仍不恢复，则回抽部分液体，直到皮肤的毛细血管充盈试验恢复正常。

4）阀门移位：如果发生扩张器阀门移位，需由手术医师确定阀门的具体位置，必要时使用缝线固定，但需注意不能误刺扩张器。

5）扩张器移位：扩张器注水量较多后，易因扩张囊的重力作用发生扩张器移位，严重者胸三角预扩张的扩张器可移位至乳头下方，致Ⅱ期手术难度加大。所以注水量较多后，可用绷带或纱巾绕过扩张皮肤下方固定在颈部或其他部位，这样将其兜起来后，就不容易发生移位。

6）扩张器漏：如果扩张囊破裂漏水，可根据扩张情况决定更换扩张器、提前行Ⅱ期手术，如果是阀门处或远端导管漏水，可用夹子将导管处夹住，继续按时注水，不会影响治疗效果。

7）扩张器感染：如果只是轻度感染，局部出现红、肿、热、痛的炎症反应，而无脓性等渗出、引流物，可静脉滴注敏感抗生素控制感染，还可将蒲公英捣碎后，用75%乙醇调成糊状外敷，疗效也是确切的。若感染较重，就应该手术取出扩张器，重新置入，术后引流，辅以静脉滴注敏感甚至联合抗生素。即可控制感染，不会影响手术效果。

四、出院指导

颈前部烧伤瘢痕挛缩颏胸粘连手术术后康复训练和落实定期随访，是手术成功的重要环节。因此，在出院后必须靠患者自身的锻炼和保护。患者出院时，应加强宣教，鼓励他们加强功能锻炼，注意搞好个人卫生，保持局部的清洁干燥，防止感染，并采用佩戴弹力套、颈托及贴瘢痕贴等物理治疗方法，控制瘢痕的再生，睡眠时去枕头后仰、肩背垫高，保持头颈后仰位，使颈部最大限度伸展，定期复查确保手术的成功率。

1. 颈部制动 术后颈托固定3~6个月是防止皮瓣挛缩的有效措施，使用要早，外层包布拆开后即开始佩戴颈托，对移植皮片施加均匀的、一定程度的压力，使其平滑柔软，以保持颈部伸展位置和颈前曲线的形态。佩戴时内衬海绵、棉垫或纱布，特别对凹陷部位要注意，以免造成磨损或压力不均匀，松紧适宜，面积需超过整个植皮区，上缘抵下颌缘，下缘达到锁骨上缘，以维持颈部位置。24小时连续压迫，持续到瘢痕变平、变软、颜色正常后1~2个月，使患者在不经意间完成上仰、后仰等动作，睡觉时肩下垫软枕，保持头后仰、颈部过伸位。不超过半年是因为经过3~6个月颈托固定后已经基本成形，同时为了便于加强康复锻炼，更有效地防止皮瓣挛缩。如果患者在术后颈托固定期间颈部出现瘙痒等不适，勿搔抓受皮区，切勿自行解除固定颈托，要及时复诊。3个月后可白天取下，晚上佩戴。保护移植皮肤并进行功能锻炼。

2. 颈部功能训练 出院初期，患者颈部活动不可太过剧烈，避免加重疼痛，要循序渐进，活动的幅度从小到大、动作由易到难，逐渐加大活动量，坚持6~12个月康复锻炼。术后10天拆线，局部皮瓣或皮片生长良好的情况下开始。每2~4小时进行5组动作选择①与项争力：俯仰看上与下方；②左右观瞧：轮看左、右方；③前伸探海：头颈前伸并转向左下方及右下方；④回头望月：回头看左上方，回头看右上方；⑤环绕转头：顺时针方向环绕和逆时针环绕交替进行。

3. 手法按摩 可以软化瘢痕，起到减轻挛缩、松解粘连的作用，结合颈部功能锻炼，可使局部痛、痒症状改善，促进伤口愈合，减轻瘢痕增生。每日早晚从中心向四周方向按摩颈部移植皮肤，并涂油膏使其柔软，减少皮片收缩。

4. 加强家庭支持 由于颈前区须部到胸部为一具有自然生理曲线的柔软凹面，术后植皮区易发生挛缩，需持久使用弹力绷带和颈托，给患者生活和学习带来不便。因而可能有抵触情绪，针对患者心理问题除做好解释工作外，还应取得家属理解和配合，指导家属督促帮助患者进行自我护理。

第四节 外耳整形手术的护理

一、小耳畸形综合征

（一）概述 先天性小耳畸形是由于胚胎时期第一、二鳃弓及其第一鳃沟的发育异常引起的外、中耳畸形，许多患者还伴有同侧下颌骨和面部软组织的发育不良，涉及颅颌面的畸形。目前，在整形外科中常运用皮肤软组织扩张自体肋软骨支架耳郭再造术（耳郭再造术）完成耳郭的再造，根据缺损范围分为耳郭部分或全耳再造术。由于患者因畸形严重影响容貌，造成一定的生理功能障碍而痛苦，所以求治心理强烈。

1. 病因分类

（1）先天性耳缺损：分Ⅰ度、Ⅱ度、Ⅲ度。

（2）获得性耳郭缺损：因外伤、感染、肿物切除等原因所致。

2. 主要治疗方法

（1）皮肤软组织扩张自体软骨支架耳郭再造术分为3期。①Ⅰ期手术（耳后乳突区皮肤扩张器置入术）包括扩张器注水和扩张皮肤休养；②Ⅱ期手术（耳后扩张器取出自体肋软骨取出支架形成植入耳郭再造术）；③Ⅲ期手术（再造耳郭修整耳甲腔成形术）。

（2）一次成形手术（耳后扩张器取出运用Medpor支架耳郭再造术）。

3. 治疗时机　学龄前儿童6岁左右，身高达到1.2m以上行再造耳郭手术。创伤或感染愈合后的患者至少3个月进行手术治疗。由于小耳畸形综合征多合并有颅颌面畸形、外耳道闭锁、中耳畸形，临床发现少部分患者合并唇腭裂、先天性心脏病、併指畸形等，应当根据病情选择性地实施手术。

（二）术前护理

1. 局部麻醉同整形外科常规。

2. 全身麻醉同常规护理。

3. 各期的皮肤准备

（1）Ⅰ期：男性患者剃光头，女性患者患侧耳周入发际3寸（1寸=3.33cm）。

（2）Ⅱ期：男性患者剃光头，女性患者患侧耳周入发际4寸。

（3）Ⅲ期：患者耳后1寸。

4. 健康宣教　因为耳再造手术时间长，次数多，所以首次治疗应当做好心理准备，特别是患儿需要得到家长的密切配合。耐心讲解3次手术，告知费用，安排时间择期手术。

5. 各期的物品准备　Ⅱ期、Ⅲ期准备腹带。

（三）术后护理

1. 全身麻醉者　按全身麻醉术后护理常规进行护理。

2. 专科护理

（1）治疗：遵医嘱给予药物治疗，常规为抗感染和止血。

（2）敷料观察：注意术区敷料有无渗血、渗液，及时通知医师。

（3）引流护理：Ⅱ期、Ⅲ期手术需要观察负压引流，保持通畅防止脱落。每日晨更换负压引流瓶，保持足够的负压。Ⅰ期术后第3天拔除引流管，Ⅱ期术后第5天拔除引流管。

（4）疼痛护理：Ⅰ期、Ⅲ期手术无需服用镇痛药物，但是需要观察鉴别疼痛性质，若耳部胀痛强烈，应当立即通知医师处理，预防血肿的发生；Ⅱ期手术由于取自体肋软骨，所以可遵医嘱给予镇痛药，必要时肌注哌替啶。还可通过半坐卧位和术前训练腹式呼吸减轻疼痛。

（5）卧位护理：Ⅲ期取舒适卧位即可，平卧避免压伤再造耳。Ⅱ期应当采取摇高床头的方法，利于引流减轻腹部的张力。

（6）腹带护理：Ⅱ期、Ⅲ期手术佩戴腹带，不得随意摘除。

（7）活动：术后可以适当活动，但是避免跳跃、哭闹等剧烈运动，进食应当使用健侧咀嚼。Ⅱ期术后1天鼓励患者下床活动，以利伤口愈合。

（8）饮食护理：禁食过硬、过冷或过热的食物，少食海鲜类容易过敏的食物。

（9）术区缝线：Ⅰ期术后第7天拆线，Ⅱ期、Ⅲ期术后第10天拆除。

（四）出院指导　告知患者回院拆线的具体时间。

1. Ⅰ期出院指导

（1）向患者及家属交代注水目的、方法以及注意事项。

（2）每周3次隔日进行扩张器注水并作记录。注水量依据患者年龄、注水次数、皮肤状况等不同。嘱患者注水后观察皮瓣颜色后再离院。

（3）注水前请进食，以免精神紧张诱发低血糖而虚脱。

（4）注意观察扩张区皮肤，正常应光滑、红润、逐渐增大、皮温同体温且无痛感。若扩张皮瓣出现苍白、发绀、红肿、热痛、注水后不见扩大或扩张后皮肤破溃，应立即与医师联系。

（5）扩张皮肤应保持清洁，冬季涂抹油膏保持湿润；夏季防蚊虫叮咬，防晒，若有水疱痤疮、疖肿等及时告知医务人员。

（6）嘱患者穿着柔软衣服，帽檐避免硬质材料，以免磨破扩张后的皮肤。

（7）注水至所需用量后停止注水，扩张后皮肤修养4周时间，修养期同样需要保护好扩张的皮肤。佩戴耳罩或耳枕保护扩张皮肤。少去人多的地方，防止挤压碰撞扩张的皮肤。

（8）保持扩张后的皮肤及周围清洁，拆线后48小时后方可淋浴。淋浴时注意水温，避免热水直接淋在扩张的皮肤上。

（9）预防上呼吸道感染，增强体质。

2. Ⅱ期出院指导

（1）再造耳郭后防冻、防晒、防碰撞、防挤压，不要佩戴弹力线帽，以免影响局部血运。

（2）再造耳痂皮切勿强行撕扯，湿润后轻拭。建议 1 个月后回院复查清洗再造耳。胸部伤口可在拆线 48 小时后清洗。

（3）继续佩戴耳罩加以保护。

（4）胸部伤口腹带固定时间应在 3～6 个月，避免瘢痕增生。

（5）发现钢丝脱出、软骨外露等异常情况时，及时来院就诊。

（6）建议 1 年后来院行Ⅲ期手术。

3. Ⅲ期出院指导

（1）同Ⅱ期出院指导前 5 项

（2）耳甲腔加深者，回家后应继续用棉球填塞耳甲腔部位 3 个月。

二、附耳及耳前瘘管切除术

（一）概述　附耳俗称小耳朵，为位于耳屏前方的赘生组织，其形状、大小多种多样。治疗方法是将附耳切除，并切除其含有的软骨组织。切除前应当考虑不加重面部的畸形。对位于耳屏前方，且与耳屏融合在一起的附耳，切除时可以利用其再造耳屏。

耳前瘘管是一种常见的耳部先天性疾病。此病常有家族史，可一侧或双侧同时存在，瘘管口很小，可位于耳前或耳周的各个不同部位，瘘管内可有异臭味的分泌物溢出或用手指可以挤出。临床上经常因排流不畅导致慢性化脓性感染、脓肿、破溃，甚至形成瘢痕。治疗方法是完整彻底地进行手术切除。

（二）术前护理

1. 局部麻醉同整形外科常规。

2. 全身麻醉同常规护理。

3. 皮肤准备　根据耳部畸形程度，遵医嘱指导患者理发。

4. 耳前瘘管若处于急性期，应待感染控制后再行手术，必要时遵医嘱采取抗生素混合液湿敷换药处理。

（三）术后护理

1. 全身麻醉者按全麻术后护理常规进行护理。

2. 专科护理

（1）术区敷料需加压包扎，并保持固定。

（2）术后注意观察有无渗液、渗血，若渗出物有异味及时通知医师。

第九章　面部组织整形手术的护理

第一节　唇裂修复术的护理

一、概述

唇裂是颌面部最常见的先天畸形，常伴有腭裂。主要是妊娠前3个月胚胎口周组织发育受阻致上唇融合缺陷造成的。

先天性唇裂的发生率在1/1000左右。唇裂的病因尚不清楚，近年来的研究证明与下列因素有关：遗传因素、营养因素、病毒感染、药物因素、内分泌的影响、放射线等。

婴儿娩出后可见唇部缺陷畸形。常伴有同侧鼻孔、鼻翼不同程度的畸形。临床上根据唇裂的部位，分为单侧唇裂、双侧唇裂、正中唇裂。

根据唇裂裂隙的程度，又可分为三度：

Ⅰ度唇裂：指只限于红唇的裂开。

Ⅱ度唇裂：指红唇及上唇部分裂开，但未及鼻底。

Ⅲ度唇裂：指红唇、上唇、鼻底完全裂开，常伴有齿槽嵴裂或腭裂。

唇裂只有通过手术治疗才能恢复唇部的正常功能和形态。现在一般认为唇裂修复手术的时机为出生后3个月左右。双侧唇裂因手术复杂，创口出血较多，宜在3~6个月进行，体重应达到约5kg，血红蛋白>100g/L。一般不建议在患儿刚出生时就实施手术。

唇裂修复手术的历史悠久，方法很多。常采用的有矩形瓣法、三角瓣法、旋转推进法。在实施手术时术者根据自己的经验、患者的具体情况完成手术。现在针对Ⅰ度、Ⅱ度唇裂采取的微创口内入路手术方式，保护了上唇皮肤的完整性，避免了瘢痕的形成，使术后唇部的形态基本恢复正常。

现在手术中常用皮肤黏合剂和可吸收缝线，免去了术后拆线，减少了患儿的痛苦。皮肤黏合剂的隔离作用有效地减少了伤口的污染机会，保证了伤口Ⅰ期愈合。

二、术前护理

1. 了解患儿基本情况，包括营养状况、体重、血红蛋白是否达标、面部有无感染灶、有无上呼吸道感染，测量生命体征。

2. 患儿入院后嘱家属用勺、滴管喂食患儿，使其适应术后进食方式。

3. 保持室内空气清新，及时增减衣物，预防上呼吸道感染。

4. 清洁面部、口腔及全身皮肤，更换清洁的病服，洁面后不涂抹任何护肤品。

5. 术前向患儿家属交代注意事项，如患儿的禁食、水时间及进食、水后导致呕吐误吸的危害性。

6. 指导患儿母亲使用吸奶器吸出奶后喂食患儿。

7. 完善术前检查，安慰患儿家属，等待手术。

8. 按整形外科术前护理常规。

三、术后护理

1. 按全身麻醉和整形外科术后及麻醉护理常规。

2. 小夹板固定患儿双肘关节，防止抓伤口，患儿安睡时可松解。

3. 保持伤口清洁，术后24小时后，每日用3%过氧化氢清除血痂，75%乙醇或碘伏消毒一次，如有鼻涕等污物，及时清洁干净。如使用皮肤黏合剂涂抹伤口可免去上述步骤，根据患儿情况清洁术区。

4. 保护术区勿受外力撞击，如家属身体、床、玩具等。

5. 术后饮食要求　唇裂患儿术后清醒后可喂少量（1勺，约3ml）水湿润口腔，减轻干渴不适。6～8小时后可给予少量葡萄糖水，遵循由少到多的原则。若无呕吐、可开始用滴管或汤匙喂乳，如患儿因伤口疼痛而拒食，可适当补充液体以保持水电解质平衡，食物温度为温凉，可减少伤口出血，减轻疼痛。

6. 注意预防上呼吸道感染。

7. 遵医嘱应用抗生素，预防术区感染。

四、出院指导

1. 唇裂患儿用勺进流食3周后，可吸吮乳头进食。

2. 进食后用漱口液或清水漱口，保持口腔清洁。

3. 佩戴鼻管患儿，注意安全，勿使鼻管吸入呼吸道；注意皮肤有无红肿、破溃；每日应清洗鼻管。如有异常情况，暂时中止佩戴鼻管。

4. 拆线48小时内，伤口不要沾水。

5. 按时涂抹外用药，持续用药3～6个月。

第二节 唇裂继发畸形矫正术的护理

一、概述

唇裂继发畸形为唇裂早期修复后，随着生长发育，遗留显现各种畸形。这些畸形需要进一步手术治疗。手术时机主要集中在上学前和18岁前后。

唇裂继发畸形的主要表现在唇部和鼻部以及上颌骨的畸形。因人而异，而且畸形的程度各不相同，一般包括：上唇瘢痕、唇红不齐、唇红厚度不对称、鼻孔过大过小、鼻翼塌陷等。唇裂术后常需针对皮肤、黏膜、肌肉、软骨的畸形进一步修复。

二、术前护理

1. 了解患者基本情况，包括营养状况、面部有无感染灶、有无上呼吸道感染、生命体征基本情况。

2. 保持室内空气清晰，及时增减衣物，预防上呼吸道感染。

3. 清洁面部、口腔及全身皮肤，更换清洁的病服，洁面后不涂抹任何护肤品。

4. 术前向患者及家属交代注意事项，如全身麻醉手术要清洁肠道，告知禁食、水时间等。

5. 完善各项术前检查，安慰患者及家属，耐心等待手术。

三、术后护理

1. 按整形外科及麻醉术后护理常规。

2. 术后密切观察伤口渗血情况，如有大量渗血，应立即处理。

3. 夹板固定患者双肘关节，防止抓伤口，患者安睡时可松解。

4. 保持伤口清洁，术后24小时后，每日用3%过氧化氢清除血痂，75%乙醇或碘伏消毒一次；如用皮肤黏合剂涂抹伤口，每日用75%乙醇消毒一次。

5. 保护术区勿受外力撞击，如家属身体、床、玩具等。

6. 注意预防上呼吸道感染。

7. 遵医嘱应用抗生素，预防术区感染。

四、出院指导

1. 饮食以软食为主。

2. 进食后用漱口液或清水漱口，保持口腔清洁。

3. 佩戴鼻管患者，注意安全，勿使鼻管吸入呼吸道；注意皮肤有无红肿、破溃；每日应清洗鼻管。如有异常情况，暂时中止佩戴鼻管。

4. 拆线48小时内，伤口不要沾水。

5. 按时涂抹外用药，持续用药3～6个月。

6. 如伤口未完全愈合，尽量少戴口罩。

7. 术区感觉未恢复前，勿烫伤、勿受外力撞击，以免造成术区损伤。

8. 短期内术区肿胀、麻木、瘢痕较硬，3个月或更长时间恢复。

第三节 腭裂修复术的护理

一、概述

腭裂可单独发生，也可并发唇裂。腭裂不仅有软组织畸形，还可伴有不同程度的骨组织畸形。吮吸、进食及语言等生理功能出现障碍，面中部塌陷，咬合关系混乱，对患者的日常生活、学习、工作均带来不利影响，也易造成心理障碍。

腭裂是胎儿在第10周时两侧腭突及鼻中隔未能相互融合所致。根据统计学的研究，一般认为腭裂发生的原因有遗传因素、营养因素、感染和损伤、内分泌、药物因素、物理因素、烟酒等因素。

腭裂通常可根据腭部裂隙的不同位置进行分类。

1. 软腭裂　裂隙仅发生在软腭部。

2. 不完全性腭裂　裂隙累及软腭及部分硬腭，常伴有单侧不完全性唇裂、切牙部的牙槽嵴连续。

3. 单侧完全性腭裂　裂隙自腭垂开始直抵门齿孔，然后斜向外侧，一般在侧切牙部位与前颌骨分开，一般伴有同侧完全性唇裂。

4. 双侧腭裂　常与双侧完全性唇裂同时发生、裂隙在侧切牙部斜向外侧，鼻中隔孤立地游离在中央。

5. 腭垂裂　此类患者的病变虽在腭垂，可伴有软腭部隐裂，可伴有腭裂发音。

6. 黏膜下裂　也称腭隐裂，患者腭部表面上可无裂隙，但腭部肌肉组织有畸形，可有腭骨部分裂开，用手指可们出裂隙。此类患者的发音呈腭裂音。

7. 软硬腭交界处裂孔　患者发音不清，软硬腭交界处裂孔，肌肉可有畸形。

腭裂患儿吸乳时不能在口腔内形成必需的负压，以致吸乳困难，易发生中耳炎及呼吸道感染。重度腭裂的新生儿或婴儿常有吸吮及吞咽功能障碍，而致营养障碍和吸乳时呛咳，发生吸入性肺炎，患儿常有明显的开放性鼻音及构音不清。

腭裂的诊断较容易，视诊、手指触诊既可探知硬腭缺损的范围。

腭裂的治疗一般分为手术封闭裂隙和语音矫正阶段。需要患者、家属配合医师、护士、语音师共同协作才能取得满意的效果。腭裂手术一般在患儿9个月时身体健康即可考虑。腭裂修复术式：Sommerlad 腭帆提肌重建法为主兼顾使用兰氏法（改良法）、两瓣法（如 Bardach 法）和反向双 Z 法（Furlow 法）等。

二、术前护理

1．了解患儿全身情况　对患儿生长、发育、营养和健康状况进行评估，能否适应麻醉和手术、血红蛋白≥100g/L，未伴先天性心肺疾病者方可施行手术。

2．腭裂患儿术前需检查口内、耳、鼻、咽、喉等部位是否有炎症及上呼吸道有无感染，如有上述症状，应暂缓手术。

3．预防上呼吸道感染　注意保暖，随时增减衣服，并减少与其他患者接触，防止交叉感染。

4．患儿术前三天开始练习用勺进食，以适应术后需要。

5．保持口腔清洁，每次进食后喝清水冲洗口腔。

6．术前应沐浴，修剪指（趾）甲，保持皮肤清洁。

7．按整形外科术前护理常规。

三、术后护理

1．按整形外科术后及麻醉护理常规。

2．保持呼吸道通畅，术后全身麻醉未清醒前，应在麻醉恢复室有专人护理，防止呕吐物或血液误吸入气管，引起窒息或吸入性肺炎。全身麻醉清醒前，应使患儿去枕平卧，头偏向一侧。清醒后应严密观察喉头水肿情况。

3．行咽后壁黏膜瓣修复的患者，禁止从鼻腔内做负压吸引，以免损伤缝合的组织瓣，引起出血。在吸引血液、唾液时，应将吸痰管放于患儿下颌龈颊沟之间。

4．观察生命体征，体温、脉搏、心率、呼吸、血氧饱和度、血压和意识等，必要时给患儿吸氧。

5．注意观察口腔及鼻部有无渗血，如出现频繁的吞咽动作时，尤其是睡眠时，要查看有无出血。

6．术后用勺喂冷流食，禁热饮，禁用吸管。饮食可选水、奶、果汁、冰淇淋等。禁食有渣及坚硬的食物。进食后及时喂少许冷开水清洁口腔。

7．术后患儿双肘关节需要制动，防止吸吮手指及碰到伤口，造成伤口复裂出血，可采用小夹板或其他方式固定。

8．增加舒适感，时常改变患儿的卧姿，并给予局部按摩，保持患儿安静。术后2周内，避免大声哭闹或大声喊叫，以防伤口裂开。

9．心理护理，患儿尽管年龄小，但也有自己的喜怒哀乐。护士和蔼、亲切的态度和温柔的抚摸可起到减轻其焦虑、恐惧等心理的重要作用。

10. 遵医嘱根据病情给予抗生素预防感染及补充液体。

11. 要酌情增减衣物，注意保暖。避免上呼吸道感染、咳嗽等影响伤口的愈合。

12. 两侧松弛切口如放置碘仿纱条，应密切观察切口边缘有少许渗血。如患儿出现频繁的吞咽动作时，应检查口腔有无活动出血。如出血较多时，立刻用无菌纱布压迫止血，同时通知医师，作进一步检查和处理。如松弛切口内碘仿纱条脱出，不可塞回，应把脱出部分剪掉，剩余纱条重新压紧。术后5~7天可取出患儿松弛切口内的纱条，取出纱条后应注意观察有无出血。应在患儿进食后30分钟后拔条，拔条后2~3小时禁食。

四、出院指导

1. 腭裂患儿出院后用勺进流食一周后可改进两周稠软半流食，逐渐过渡到普食（除干硬类食物）。

2. 术后5~7天和术后12天左右易出血。出院后继续注意口腔内有无出血等异常情况。出血量少时继续观察，暂不进食；出血量多时，及时到就近医院查看。

3. 保持口腔内清洁，进食后漱口。

4. 向家属介绍患儿出院后坚持语音训练的重要性。

5. 患儿3~4岁时如发音不清，请来医院做鼻咽纤维镜，检查腭咽闭合情况。

第四节　齿槽嵴裂修复术的护理

一、概述

齿槽嵴裂最常见的发生部位在侧切牙与尖牙之间，其次在中切牙与侧切牙之间，少数也可发生于中切牙之间或伴发上颌骨裂，分单侧裂和双侧裂。临床表现为受累牙的数目、形态以及位置发生改变。常见有侧切牙缺失、牙过小、牙冠畸形和错位以及牙釉质发育不良等。X线检查可见牙槽部有骨质缺损和阴影降低区。

齿槽嵴裂的治疗以手术为主，辅以正畸治疗和义齿修复以改善功能和外形。齿槽嵴裂修复术是唇腭裂序列治疗的一个组成部分，包括软组织裂隙或漏口关闭和骨组织移植两部分。通过植骨，使齿槽嵴恢复骨的连续性和关闭软组织裂隙。它可恢复上腭牙弓的完整性，保证裂隙邻近牙的萌出，促进上颌骨的垂直向上生长及稳固性，矫正患侧鼻底塌陷畸形及修复唇侧口鼻漏。手术达到以下要求：

1. 为邻近裂隙和未萌出的牙提供骨性支持。

2. 封闭口鼻漏和前腭裂。

3. 提供稳固的上颌牙弓。

4. 为支撑唇和鼻底提供一个稳固的支架。

5. 手术应以不妨碍上颌骨发育为原则。

手术的时机一般选择混合牙列期（8~12 岁）、尖牙萌出前进行手术。目前一般认为尖牙牙根形成 1/2~2/3 长时进行手术最为适宜，同时 10 岁左右上颌骨发育已基本完成，可避免手术对上颌骨发育的有害影响，在尖牙未萌出前植骨，使尖牙能够通过移植骨萌出，刺激新骨的形成，增加发育不良的齿槽嵴裂区域的高度。一旦牙萌出再植骨，移植骨不可能改变牙的牙周支持，同时常因植骨吸收而使牙槽骨的高度恢复到术前水平。牙齿矫正、上颌牵引等均应在齿槽嵴裂修复术前进行。植骨术后的正畸由于裂隙骨组织的改建、吸收、恢复需要一段的时间，术后正畸治疗一般要在植骨术后 3~6 个月才能开始。正畸治疗主要是保持巩固术前的正畸效果，观察替牙，密切注意患儿颅面生长发育情况。

植骨的骨源通常采用自体松质骨。松质骨移植后，通常在 1 周内可见到再血管化，3 周内完全血管化，因此可在骨缺损区迅速愈合，并进入到齿槽嵴，迅速与其结合、移植的松质骨对移动的牙能做出反应同时抗感染能力强，优于密质骨移植。临床多采用髂骨松质骨游离移植，髂骨松质骨有利于牙齿的萌出运动，能通过再生血管转变成牙槽骨，且髂骨有丰富的纯粹松质骨的骨源，骨量充足，取骨方法简便、安全，术后并发症少，可供受区手术同时进行。

二、术前护理

1. 评估患者的全身情况　包括营养状况、自理能力、精神意识状况、理解配合能力，有无上呼吸道感染症状，密切观察生命体征，如有异常及时报告医师。

2. 协助指导患者完成术前常规检查，观察牙齿数目和排列及替牙情况，有无牙齿松动。另需拍全颌曲面断层片，检查齿槽嵴裂隙情况。

3. 心理护理　做好充分的物品准备和术前教育，详细讲解手术流程，耐心解释患者疑问，安慰患者，减轻焦虑恐惧情绪。

4. 术区皮肤准备　清洁面部、口腔及全身皮肤，剔除会阴部毛发，修剪鼻毛，男性剃须，修剪指（趾）甲，卸去假指甲及指甲油、术区皮肤无疖痈破溃。术前 1 周口腔科洁齿，去除牙垢，术前 1 天开始使用漱口水漱口，每天 3~5 次，若口腔有感染灶者应积极治疗感染并延期手术。

5. 术前用物准备　备一条腹带，一个便盆（壶）。

6. 麻醉术前准备　全身麻醉术前晚遵医嘱肠道准备，禁食、禁水，术日晨遵医嘱麻醉前用药。

7. 患者送入手术室后改备用床为麻醉床，铺看护垫。

8. 健康宣教　强调口腔清洁的重要性，讲解术后的饮食种类、进食方式及卧位制动要求，便于患者及家属为术后恢复做准备。

三、术后护理

1. 按全身麻醉术后常规护理

2. 观察口腔内伤口有无出血，供骨区敷料包扎及渗出情况。如有活动性出血或敷料松脱应及时报告医师。

3. 保持口腔清洁，注意口腔有无异味，每次进食后应饮少量清水，漱口水漱口，每天3~5次，禁止用力漱口。

4. 术后1周勺喂无渣冷流食，勿用吸管吸吮，勿用门齿啃咬食物。进食高蛋白、高热量、丰富维生素的食物。第2周改为流食，第3周可进半流食，术后1个月可由软食逐渐过渡到普食，1个月内禁咬嚼干硬食物。注意观察患者出入量，鼓励进食。

5. 术后卧床3天，髂骨取骨区制动，腹带敷料勿松脱，术后第4天下床逐渐增加活动，注意下肢感觉及活动有无异常。

6. 遵医嘱应用抗生素5~7天，密切观察体温变化。

7. 心理护理　及时解答患者疑问，细心周到照顾患者治疗及生活，鼓励患者表达诉求。

8. 口内缝线一般任其自行脱落，也可于术后10~12天拆除，髂骨区10~12天拆线。手术后3~6个月可进行X线检查植骨成活生长情况。

第五节　大口畸形修复术的护理

一、概述

大口畸形也称口裂畸形或巨口症，临床表现为单侧或双侧口角裂开。单侧多见，裂隙可至颊部或咬肌前缘，严重者可至下颌骨后缘或外耳道，还可伴有一侧颌骨发育不良和外耳道畸形。患儿由于口角位置异常，语言、进食功能受到严重影响。

手术时机的选择一般在患儿出生后3个月后，身体健康，营养发育良好，体重≥5kg，血红蛋白≥100g/L，即可行手术治疗。

二、术前护理

1. 评估患儿全身及局部情况　患儿入院后观察1~2天，有无发热、咳嗽、打喷嚏、流涕等上呼吸道感染症状，密切观察生命体征，有异常及时报告医师，指导训练患儿勺喂进食。

2. 协助指导、家属完成患儿的术前常规检查，检查结果如有异常及时报告医师，配合医师进行腮腺导管位置检查。

3．病室定时通风，患儿及时增减衣物，预防上呼吸道感染。

4．皮肤准备　清洁面部，口腔及全身皮肤，更换病服，擦净面部皮肤及口、鼻腔。术前洁面后不抹任何护肤品、修剪指（趾）甲。

5．心理护理　做好充分的术前准备，详细讲解手术相关事项，耐心解释患儿家属疑问，安慰患儿及家属，减轻焦虑恐惧情绪，耐心等待手术。

6．术前用物准备　纸尿裤、带勺奶瓶、肘部制动小夹板。

7．全身麻醉术前准备　3岁以上患儿遵医嘱术前晚灌肠，婴儿禁食4～6小时、禁水1～2小时。

8．健康宣教　讲解术前注意事项、术后饮食卧位要求、上肢限制活动的目的和方法等。

三、术后护理

1．按全身麻醉术后护理常规。

2．保持切口及敷料干燥清洁　通常患儿术后流涎为避免唾液浸泡污染切口，应让患儿健侧卧位或平卧使切口处于高位。术区如有血痂，可用1.5%过氧化氢液擦洗干净，也可采用皮肤黏合剂等膜敷料保护切口。

3．为防患儿抓挠伤口，可予小夹板双肘制动直至愈合拆线。其间患儿熟睡后在家属看护下可暂时松解小夹板。

4．勺喂流食1周，勿用吸管或奶嘴吸吮，怀抱玩耍时注意勿磕碰术区，勿过度张口啃咬食物或大笑，以防切口裂开。每次进食后饮少量清水保持口腔清洁。

5．注意通风保暖，预防上呼吸道感染。

6．遵医嘱使用抗生素预防感染，观察患儿出入量，鼓励进食，必要时静脉补充液体。

7．术后第7天拆线，1周后可适当使用抑制瘢痕增生药物，应告知家属详细的用药方法及注意事项、定时复查。

第六节　应用坚固外固定牵引器矫治上颌后缩的护理

一、概述

唇腭裂患者的骨骼畸形的发生率远远高于普通人，其畸形的构成也远较无裂患者复杂，基本为上颌骨的上下左右各部分不协调。

晚期唇腭裂患者的骨骼畸形主要发生在上颌后缩。常见表现：面中部凹陷，鼻翼基部塌陷，上唇扁平；下颌假性或真性前突，Ⅲ类错𬌗，前部牙弓内旋、缩窄，牙列拥挤，此外有前牙开颌、后牙开颌、前颌移位等。

唇腭裂患者由于手术干扰以及畸形本身的因素，患者术后约25%在远期会出现上颌骨发育不良、面中部凹陷，碟形面型，上颌后缩，反颌畸形，严重影响患者心理健康和咀嚼功能。目前手术治疗方法有传统的正颌外科手术、截骨后牵引成骨术以及缝牵引成骨术。他们的治疗不仅是手术还包括相当长时间的术前和术后的正畸治疗、支架牢固的固定技术，是达到骨愈合的关键。

1. 牵引成骨定义及发展史　牵引成骨术（distraction osteogenesis，DO）也称牵张成骨术、骨牵引术、骨痂成形术、骨痂牵引术、骨延长术等，是应用特定的机械装置渐进性牵拉离断的骨段，从而促进新骨形成的一种技术。

根据牵引技术的特点将其分为截骨牵引和经缝牵引两大类。缝牵引（sutural distraction osteogenesis，SDO）是指利用外力牵引正在生长中的骨缝，诱导骨缝区新骨形成，同时改变骨骼位置的生物过程。是在截骨牵引成骨技术（osteotomy distraction osteogenesis，ODO）上发展起来的一种新型、微创的新技术。缝牵引的优点：①牵引的是两块骨相连处的天然骨缝，不需要截骨；②缝牵引不需要切骨手术和等待新鲜骨痂形成，损伤更小，技术操作过程更简单，可以在早期进行矫治，但是不适用于缝已经骨化、闭合的成年患者，适用人群相对较窄（9～16岁）；③骨缝是骨的生长区，成骨潜能可能更强。

2. 上颌后缩　临床诊断：①面部中1/3凹陷，下颌前凸；②后牙中性合近中合，多数前牙反𬌗，严重者伴有后牙反𬌗；③上颌前颌骨发育不良，上唇凹陷。

3. 缝牵引　手术过程：第一步，全身麻醉下行RED支架安置术；第二步，牵引阶段；第三步，局部麻醉下去除支架。

二、术前护理

1. 指导患者完善常规检查和专科检查，如CT、牙模的制作等。

2. 洁齿　漱口液漱口，保持口腔清洁，无炎性病灶。

3. 剪鼻毛，清洁鼻腔，鼻腔无感染灶。

4. 剃光头，清洁头部皮肤，无毛囊炎。

5. 协助医师完成定位　用亚甲蓝画标志线并固定。

6. 协助医师准备牵引器　包括坚硬外固定牵引器、记忆合金骨牵引钩和记忆合金牵引簧，均要高压灭菌消毒。

7. 告知患者完成术前准备的重要性，取得其合作。

8. 指导患者做好术后所需物品的准备。

9. 按整形外科手术术前护理常规。

三、术后护理

1. 按全身麻醉和整形外科术后护理常规。

2. 密切观察患者有无颅脑损伤、颅高压症状，如剧烈头痛、喷射性呕吐、颈项强直及牙根疼痛等牙根损伤症状。

3. 保持颅骨部钛钉固定处、鼻腔、口腔清洁，配合医师定时按无菌操作要求换药。

4. 遵医嘱抗生素预防感染。

5. 指导患者每次进餐后漱口，保持口腔清洁。

6. 牵引过程中注意有无一侧牵引上颌区突然剧烈疼痛、肿胀等上颌骨撕裂症状，注意观察牵引钩是否从鼻孔脱出。

7. 牵引过程中，严禁剧烈运动如球类运动等，防止外力撞击牵引装置，造成支架移位、脱出、撕裂等情况，以免给患者增加痛苦，甚至手术失败。

8. 牵引速度每天约1mm，达到牵引要求后应固定一段时间，稳定效果。

9. 告知患者牵引过程时间较长，取得患者的大力配合和理解。

四、出院指导

1. 严禁外力撞击支架，以免支架移位。

2. 保持口腔、鼻腔、头部术区清洁，如有红、肿、热、痛等异常情况及时与医师联系。每次进食后漱口。

3. 进食高热量、高蛋白质、高维生素饮食。

4. 发生支架移位、弹簧断裂等不要惊慌，及时与医师联系处理。

第七节 半侧颜面萎缩矫正术的护理

一、概述

半侧颜面萎缩是一种进展缓慢，以一侧皮肤、皮下组织、肌肉及骨结构进行性萎缩为特征的疾病。由颌面部损伤及感染两类常见病引起，常造成严重的半侧颜面部偏斜不对称，如不及时治疗，患侧的下颌支和髁突可发育不良。

1. 分类 根据面部萎缩程度分类：Ⅰ型萎缩，萎缩程度很轻，仅有面部软组织变薄，发生在该病的进展期，不易发现；Ⅱ型萎缩，组织萎缩的程度比Ⅰ型明显，不影响骨和软骨；Ⅲ型萎缩，软组织、骨、软骨比Ⅱ型更薄；Ⅳ型萎缩，有严重的组织畸形，软组织、骨和软骨极度萎缩，皮肤紧贴面骨，除了外观畸形，患者还有严重的功能改变，尤其是口、鼻。

2. 手术方法　Ⅰ型和Ⅱ型萎缩，进行脂肪颗粒注射就能获得长期的满意效果；Ⅲ型萎缩，需综合疗法，包括脂肪颗粒注射、骨和软骨移植等；Ⅳ型萎缩，采用厚度更厚的皮瓣和移植物填充。

二、术前准备

1. Ⅰ、Ⅱ型萎缩　详见自体脂肪颗粒移植术术前准备。

2. Ⅲ型萎缩　第一期行下颌体部截骨，安置延长器。第二期在取出延长器的同时行骨断端的固定和软组织的修复，达到理想的效果。术前准备详见延长器植入法下颌后缩手术的术前准备。

3. Ⅳ型萎缩　采取股前外侧脂肪筋膜瓣游离移植小血管吻合术。术前准备详见显微外科手术术前准备。

三、术后护理

1. Ⅰ、Ⅱ型萎缩　详见自体脂肪颗粒移植术术后护理。

2. Ⅲ型萎缩　详见延长器植入法下颌后缩手术的术后护理。

3. Ⅳ型萎缩　详见显微外科手术术后护理。

四、出院指导

1. Ⅰ、Ⅱ型萎缩　详见自体脂肪颗粒移植术出院指导。

2. Ⅲ型萎缩　详见延长器植入法下颌后缩手术的出院指导。

3. Ⅳ型萎缩　详见显微外科手术的出院指导。

第八节　面神经瘫痪矫正手术的护理

一、概述

面神经瘫痪（面瘫）是指面神经，受到各种原因的影响而导致面部随意运动的丧失和功能障碍为主的一系列综合征，如表情功能丧失和组织营养障碍等。

1. 病因

（1）炎症：Bell 面瘫、中耳炎、腮腺炎、脑炎、脑膜炎、Hunt 综合征等。

（2）外伤或手术损伤：产钳外伤、颞骨骨折、颜面外伤及手术外伤等。

（3）肿瘤：听神经瘤、脑膜瘤等。

（4）先天性面瘫。

2. 分类

（1）先天性：面神经管缺损和面神经走行异常。

（2）后天性：包括外伤性、炎症性、肿瘤性、特发性、中毒性、血管性等。

（3）按损伤位置：中枢性和周围性。

（4）按损伤程度：完全性和不完全性。

3. 临床表现

（1）表情丧失。

（2）额纹消失，无皱眉及扬眉功能，眼裂扩大、下睑外翻、眼裂闭合不全。

（3）鼻唇沟消失，口角下垂，不能吹口哨和鼓腮等。

4. 治疗

（1）保守治疗：如针灸治疗、电刺激治疗、药物治疗、面神经阻滞等。

（2）手术治疗：1879 年 Drobnike 进行了最早的面瘫手术治疗，他进行了副－面神经吻合。

（3）面瘫的修复方法：静态修复和动态修复。

二、术前护理

以阔筋膜悬吊术为例介绍治疗面神经瘫痪的护理。

1. 常规准备　完善术前各项检查，了解患者各重要器官的功能及营养情况是否适宜手术。

2. 特殊检查　神经电生理肌电图，以确定诊断是完全性面神经瘫痪或非完全性面神经瘫痪。

3. 心理护理　主动接近患者，向患者解释手术方法及手术前注意事项，以取得患者的配合，增加患者战胜疾病的信心。

4. 皮肤准备　术前 1 日常规备皮并检查术区有无疖肿、毛囊炎，若有应及时与医师联系。若采用拇趾短伸肌去神经的方法，术前 1 日晚及术晨用 1∶5000 高锰酸钾溶液泡足，每次 30 分钟。男性患者剃光头、修面；女性患者要剃除发际内 3.3～5.0cm（1～1.5 寸）的头发，并用 1∶2000 的醋酸氯己定洗头。嘱患者术晨洗面后禁止涂抹任何化妆品。术前 1 日沐浴、更衣、剪指甲。

5. 口腔护理　有口腔疾患的应积极治疗，术前 1 日午饭、晚饭、术前及术晨刷牙后用氯己定漱口液漱口。

6. 肠道准备　术前 1 日晚常规灌肠。术前 4～6 小时禁水，8～12 小时禁食。

三、术后护理

1. 心理支持　选择拇指短伸肌去神经游离移植的方法，术后需卧床 2 周。Ⅱ期手术部位增多，手术范围加大，患者会产生疼痛、烦躁、恐惧等。此时应从心理，身体给予更多关注，多与患者沟通，了解掌握患者的病情，提高护理质量，使患者早日康复。

2. 体位 术后取半卧位，利于引流，减轻面部肿胀。足部和股供皮区保持患肢抬高。

3. 饮食 术后3天进流食，减少咀嚼运动，一周后改为普食，给予富含维生素、高蛋白质的饮食。

4. 局部护理

（1）眼部：手术后多发生颜面部肿胀、发绀，双眼不能睁开，分泌物增加，应及时清除，并滴氯霉素眼药水，晚上涂少量红霉素眼药膏。

（2）口腔：进食时采用健侧管喂流食，进半流食时，注意敷料勿被浸湿、污染。可用消毒凡士林油纱、纱布各两层覆盖下唇、下颌敷料，再用勺喂，并嘱患者进食后用20ml注射器抽清水清洁口腔，清除积存物或根据医嘱给予口腔护理。

（3）头部：敷料外戴头套与口角拉钩相连，口角拉钩从患侧口角进入，上拉患侧口角，以减少重力或肌张力。口角拉钩的口腔黏膜处易发生口角炎及破溃，要在患处涂红霉素眼膏或在口角拉钩处垫小块纱布以防口角破溃。

5. 注意观察供皮区（足部或股部）和受区（面部）包扎敷料是否松动、脱落，有无渗血，出现问题及时处理。保持负压引流通畅，避免引流管扭曲、受压、折叠，每日晨更换负压引流瓶，并记录24小时负压引流量及性质。

四、出院指导

1. 嘱患者定时复查，教会患者口角拉钩的使用方法、时间。继续使用口角拉钩3个月，以防肌肉端缝合固定部位早期断裂。

2. 嘱咐患者注意口腔清洁，饭后漱口，早晚刷牙到位。

3. 嘱患者加强面部康复训练，协调面部运动，如练习咀嚼时微笑，健侧、患侧平衡运动。

第九节 睑外翻矫正手术的护理

一、概述

睑外翻是睑缘离开眼球、下睑结膜向外翻转，致眼睑与眼球不能密切接触，睑裂闭合不全，不能正常地覆盖和保护眼球。轻度下睑外翻仅是睑缘外倾，不能紧贴眼球，重度下睑外翻则是结膜外露。睑外翻可单独或同时发生在上、下眼睑或两侧眼睑。长期眼睑外翻会使结膜外露、干燥、充血而肥厚，不仅影响容貌，更主要是会引起眼部病理性变化。可分为①瘢痕性：彻底切除瘢痕，作植皮术；②麻痹性：轻者，涂眼膏及眼垫包扎；重者应行眼睑缝合术，以保护角膜；③老年性：轻者，应嘱其向上擦泪，减少或防止外翻加剧；重者手术矫正，以缩短睑缘为原则，最简易的方法是在结膜睑板层及皮肤肌肉层各作一个三角形切除，然后缝合。

二、术前护理

1. 一般护理　按整形外科术前常规护理。

2. 眼部的护理方法　按医嘱给予抗生素滴眼液滴眼，2～3次/日，每晚睡前涂抗生素眼药膏，并用无菌凡士林油纱布盖患眼，以保护角膜。必要时可用0.9%氯化钠注射液冲洗结膜囊，2～3次/日。遵医嘱滴眼药水。

3. 心理护理　术前详细介绍手术方法及其预后，指导患者配合手术及治疗。同时还要了解患者生活习惯，以便包扎期间的护理工作能顺利进行，使患者满意。

4. 确保手术前双眼无炎症感染、无视力短期快速下降。

三、术后护理

1. 一般护理，按整形外科术后常规护理。

2. 注意患者有无角膜刺激症状，眼内是否有异物感，一周左右拆线。

3. 眼睑外翻术后可对局部伤口加压包扎，但压力不宜大，以免损伤眼睛。术后一旦发生出血不止和严重血肿，及时联系医师。

4. 眼睑外翻手术后可能会出现短期内睁眼困难，一般1～3个月后，该症状会随时间推移逐渐减轻和好转。

5. 眼睑外翻术后应有安静舒适的环境休养。术后1周内不要看电视、报纸，卧床休息时最好半卧位（将枕头垫高），以免眼睛过度疲劳或头部位置过低而加重伤口肿胀。

四、出院指导

1. 保持术区清洁，拆线一周后涂抹抗瘢痕药物。

2. 佩戴合适的弹力敷料3～6个月。

第十节　上睑下垂矫正手术的护理

一、概述

上睑下垂是指当目光平视前方时，上睑不能充分提起，以致上睑缘位置低于正常，部分或全部遮盖瞳孔，影响视野的情况。上睑下垂是一种常见病，发病率为0.56%，居先天性眼病发病率的第二位。不仅影响外观，更会造成遮盖性弱视，由于视线受阻，逐渐因代偿而养成视物时仰头、皱额、耸肩等习惯，并可影响颈椎的发育。还可以引起失用性弱视、近视、散光等。4 岁以下患儿视力障碍率高达 78.2%，故应尽早进行手术治疗。上睑下垂分类及原因：①先天性：单纯性上睑下垂，合并上直肌功能消失或减弱，合并睑部畸形、小睑裂、内眦赘皮；②后天性：神经源性、动眼神经性、交感性、肌源性（重症肌无力）、机械性、腱膜性（外伤性及老年性）、假性。

二、术前护理

1. 协助医师完善各项常规术前检查。

2. 心理护理　术前详细介绍手术方法以及预后，指导患者配合手术以及治疗，减轻患者的焦虑。

3. 若有结膜炎、睑缘炎、泪囊炎、严重沙眼者，必须治愈后才能手术。眼周皮肤有炎症者暂缓手术。

4. 麻醉准备　同整形外科护理常规。

5. 眼部的准备　术前一日用氯霉素眼药水或环丙沙星眼药水滴眼，每日 4 次，并保持咽部的清洁。

6. 协助医师做好视力测量并记录。

三、术后护理

1. 一般护理　按整形外科护理常规。

2. 术后需眼部包扎 3～5 天后，换小纱布覆盖 7 天。

3. 局部观察有无角膜刺激症状，如发现或有患者主诉，及时通知医师并处理。

4. 注意敷料包扎是否完整。保持术区敷料干燥整洁，注意有无血肿，压迫神经，出现恶心、头晕等症状。

5. 敷料打开后，遵医嘱使用氯霉素眼药水或环丙沙星眼药水滴眼 3～4 小时一次。每晚睡前用红霉素眼膏涂眼，防止干燥伤及角膜。

6. 如出现结膜充血，可用 0.9% 氯化钠注射液加庆大霉素湿敷。

7. 注意用眼卫生，禁看电视、电脑及书籍，尽量闭眼休息。

四、出院指导

1. 拆线后 48 小时内防水，不可用手触碰伤口。

2. 如伤口有存留线头不可私自牵拉，及时找医师处理。

3. 3 个月内尽量减少看电视、电脑，防止光源刺激。

4. 眼睑闭合不全约持续 1 个月。眼睑完全闭合前，睡前用抗生素眼膏封闭结膜，防止干燥。

5. 眼睑完全闭合前，注意外出防风沙。

6. 嘱患者定期来医院复诊。

第十一节 先天性小睑裂畸形矫正手术的护理

一、概述

先天性小睑裂畸形是以睑裂狭窄、上睑下垂、内眦反向赘皮和内眦间距离增宽为主要特征的一种常染色体显性遗传性疾病。矫正小睑裂畸形常需分期手术，一期先行内、外眦开大术，3~6个月后二期再行矫正上睑下垂术。

二、术前护理

1. 此手术均在幼儿时期进行，需对患儿及家属进行术前及术后宣教。

2. 常规术前准备　参照上睑下垂矫正术前护理。

3. 术前保持眼部清洁，防止患儿用手抓揉眼睛。

4. 小儿须按全身麻醉做术前常规准备。

三、术后护理

1. 全身麻醉患儿按全身麻醉手术常规护理。

2. 及时向家属做好术后宣教。

3. 一期手术一般为暴露伤口，要防止患儿用手抓挠，必要时使用儿童夹板固定肘部。

4. 看护好患儿，尽量避免哭闹，以防眼泪进入伤口造成感染。

5. 注意眼部休息，避免患儿长时间看电视。

6. 保持伤口的清洁，嘱家属如有血痂不要自行清除。

7. 二期手术术后护理　同上睑下垂术后护理。

四、出院指导

1. 拆线后48小时内防水，不可用手触碰伤口。

2. 如伤口有存留线头不可私自牵拉，及时找医师处理。

3. 3个月内尽量减少看电视、电脑，防止光源刺激。

第十二节 眼窝再造手术的护理

一、概述

当结膜囊狭窄或闭锁不能容纳义眼时，严重的眼窝闭锁，结膜全部或大部分缺损，严重影响患者的外貌，必须行全结膜囊成形，即全眼窝再造术，它是上下穹隆成形术的合并施行。眼窝狭窄分先天性、后天性两种，有单侧或双侧之分：①先天性眼窝狭窄或闭锁，常见于小眼球或无眼球症；②后天性眼窝狭窄或闭锁，多见于烧伤、爆炸伤、眶内感染、眶部肿瘤等原因。

二、术前护理

1. 一般护理　整形外科术前常规护理。

2. 眼窝再造术后，为防止上睑凹陷及眼窝缩窄，需在眼窝内植入硅橡胶、印模胶等眼模作支撑物，因而术前1天协助医师选择大小形态适宜的、表面光滑的义眼模型，并将其高压灭菌消毒。术前3天用0.9%氯化钠注射液作结膜囊冲洗后滴0.25%氯霉素眼药水，每日2次，睡前涂红霉素眼膏；术晨再用0.9%氯化钠注射液作结膜囊冲洗后，滴0.25%氯霉素眼药水。

3. 手术设计及皮肤准备　协助医师做好手术设计，选择适当的供皮区，一般应选择无毛或少毛的区域如股内侧、侧胸部等，并按医嘱做好皮肤剃毛、清洁等准备。

三、术后护理

1. 一般护理　按整形外科术后常规护理。

2. 针对不同术式的护理要点　皮片游离移植眼窝再造特点是手术简单易行，供皮区不受限制，由于皮片挛缩极易使再造眼窝再度缩窄。为了保证术后皮片成活，防止其挛缩，护理要点是术后注意加压包扎与制动；取半卧位，促进静脉回流，防止植皮区血肿形成及周围组织水肿，确保皮片成活。拆线后立即植入较大眼模或义眼，复诊时，根据其病情更换小一号眼模或义眼，待皮片稳定后最终固定一合适大小的义眼。

3. 观察全身及局部情况　注意患者的体温变化和患部有无异臭味或脓性分泌物流出，密切观察皮瓣的色泽、温度、肿胀程度、渗出情况及毛细血管充盈反应。若发现皮瓣苍白，温度低于邻近正常皮肤2℃以上，毛细血管充盈时间超过2秒或不充盈为动脉血管危象；皮瓣肿胀明显，温度低，色泽红紫或深红色血性渗出，毛细血管充盈加快（少于1秒）或不退色为静脉血管危象。应及时通知医师，依次排除体位不当、包扎过紧、室温过低等原因，必要时应用扩张血管药，如仍无好转须手术探查。密切注意加压包扎情况。

4. 心理护理　眼睛是人体最重要的器官之一，眼球的缺失，既影响了感知外界事物接受信息的功能，又造成整个面部的严重缺陷，给患者造成极大的痛苦，表现为自卑、沉默、心事重重、不敢正视医护人员，有的以长发而掩之，或整天戴墨镜遮盖其缺陷。针对患者的心理，应用坦诚的态度与之交谈，对他们的心情表示同情与理解，鼓励他们勇敢面对现实，并介绍手术时机、手术大致方法、装义眼后达到的效果，从而减轻患者的心理压力，消除不良情绪，以最佳心理状态配合手术治疗。

5. 术后7~10天拆线，只将睑缘处缝线拆除，局部伤口可以暴露，注意保持局部清洁，待伤口全部愈合后可配置适当的义眼。装配义眼时，应根据健眼的睑裂宽度、巩膜色泽、瞳孔大小，角膜在睑裂中位置等制作或选择相似的义眼。在操作过程中，应密切观察患者的心率、血压及有无恶心、呕吐，如心率<60次/分或出现恶心、呕吐，应及时皮下注射阿托品，并暂停操作，待恢复正常后再继续操作。

四、出院指导

指导患者正确安装义眼。清洗再造眼窝是出院后预防眼窝再度缩窄的关键。因再造眼窝分泌物较多，易积垢，若不及时清洗可诱发感染，久之可形成慢性炎症，从而导致眼窝再度缩窄。所以应指导患者习惯于每日晚、次日晨用0.9%氯化钠注射液清洗眼窝，并滴0.25%氯霉素眼药水。告诫患者眼窝空虚过久或夜间不佩戴义眼，均可导致眼窝再度缩窄。

第十三节　鼻缺损修复与鼻再造手术的护理

一、概述

鼻缺损指全鼻或鼻的部分组织缺如或发育不全。鼻缺损的病因分为先天性或后天性，先天性鼻缺损主要包括各种面裂、鼻侧裂、管状鼻以及多鼻孔畸形等；后天性缺损的主要病因有外伤、感染、烧伤、肿瘤的手术切除等。

修复不同层次的缺损所用的方法和材料不同。皮肤的缺损可以通过植皮或皮瓣转移修复。最早使用的皮瓣就是额部皮瓣，后来发展出许多其他方法，包括上臂皮瓣、颊部皮瓣、鼻唇沟皮瓣、耳后皮瓣、前臂游离皮瓣等。额部皮瓣也由正中皮瓣发展成为以滑车上动脉为蒂的旁正中皮瓣，以及近期广泛使用的额部扩张皮瓣。为了实现同期修复衬里和支架的目的，人们提出了预制皮瓣的方法，这类方法将软骨和皮片预先移植到皮瓣下方，形成具有多层结构的复合组织瓣，然后再将这种组织瓣转移至缺损处行鼻再造。支架的修复可以采用自体骨、肋软骨，也可以用异体材料如硅胶和钛板、钛网等。自体肋软骨因为组织量充足、吸收率低、易塑形等优点成为最常用的材料。衬里的修复较复杂，可以采用植皮、皮瓣翻转或鼻黏膜瓣、鼻中隔黏膜瓣转移等方法。缺损较大且合并面部其他组织缺损时，也可行颊部黏膜转移修复鼻衬里。修复衬里的方法很多，首选材料应取自鼻腔内。

以额部皮瓣扩张手术为例，手术分3期：Ⅰ期手术，额部扩张器置入术；Ⅱ期手术，全鼻再造术；Ⅲ期手术，再造鼻断蒂术。

二、术前护理

1. 心理护理　因长期形象受损，患者自卑，强烈希望手术成功，但又对手术抱着怀疑的态度。加之治疗需 2～3 次手术方能完成，其间要经过较长时间的扩张器注水期，而且手术难度大、要求条件高、手术时间长。此类患者心理负担普遍较重，因此建立良好的护患关系，详尽通俗地向患者讲明手术的方法、步骤及术后所能达到的效果，介绍手术成功的病例，看手术成功图片，使患者解除顾虑、增加信心，让患者能以最佳的心理状态积极配合治疗和护理。

2. 术前准备

（1）术前拍摄面部正侧位、头后仰位、低头位片。这是整形科不同于其他科室的特殊要求。

（2）了解患者药物过敏史及有无凝血功能障碍，完善术前实验室检查、胸片、心电图等常规辅助检查。

（3）术前注意保暖，防止上呼吸道感染，清洗额部皮肤，注意局部有无感染。鼻部整复手术常与鼻腔或口腔相通，术前 0.9% 氯化钠注射液漱口，2～3 次/日。

（4）术前剪除鼻毛，将鼻前庭部分清洗干净。术前 6～8 小时禁食，4 小时禁水。

三、术后护理

1. 扩张囊内注水的护理　扩张器植入 1 周后，可注水。注水的每个环节均需严格无菌操作，用碘酒、75% 乙醇消毒扩张器阀门部皮肤，用无菌注射器抽取适量 0.9% 氯化钠注射液并加入一定量的庆大霉素或氯霉素，选用头皮针缓慢推注，注意观察扩张区皮肤，听取患者反映，如患者诉头痛、头晕，扩张区皮肤苍白等应暂停注水或抽出少量注水。如出现冷汗、虚脱等症状时应立即停止。注射后轻压针眼 1 分钟，以防外渗。注射后嘱患者卧床，扩张期间注意防止局部外伤、蚊虫叮咬，同时观察局部有无感染，扩张囊有无外漏、渗液等情况，发现问题及时报告医师处理。

2. 观察皮瓣血运情况

（1）术后 1～2 天，皮瓣温度应在 33～35℃，注意室温，密切观察皮瓣颜色、温度、有无肿胀等。若发现皮瓣肿胀、颜色发绀、皮温低于周围正常皮肤，指压反应存在，提示皮瓣血运障碍早期，应按摩，其操作是用血管钳夹住棉球，从皮瓣远端向蒂部按摩，半小时 1 次，每次 2 分钟，避免用力过大擦伤皮肤。如果无好转，应立即通知医师，并配合检查和处理。

（2）术后 24 小时内是皮瓣发生血管危象的危险期。经按摩后的皮瓣颜色仍苍白、无弹性、干瘪，毛细血管充盈时间延长或不明显，皮温突然下降，用针尖划破表皮后出血少或不出血，提示动脉危象。应立即通知医师，并配合检查和处理。

（3）术后 1 周内，应选择去枕平卧位，保证再造鼻皮瓣远端回流顺畅。

（4）可适当应用活血化淤的药物，诸如丹参等。

3. 加强鼻腔护理 Ⅱ期手术后，鼻腔内放入橡皮管塑形，应及时清除鼻腔分泌物，用0.25%氯霉素眼药水滴鼻。

4. 营养支持疗法 加强营养增强机体抵抗力是促进皮瓣成活的重要因素。保证患者足够营养，给予高热、高蛋白饮食，保证患者营养供给。

5. 肋软骨采取术后护理 大部分全鼻再造的患者都需要采取肋软骨以雕塑鼻骨支架，肋软骨采取部位术后常常疼痛剧烈。应多次观察，确定是否需要通知医师行镇痛药物治疗，教会患者咳嗽、翻身以及起床时的正确用力方法，以减少疼痛，多与患者沟通，分散患者注意力。由于鼻再造术后需要卧床一周，患者常由于惧怕疼痛不敢翻身，护理上要注意受力位置皮肤的护理，防止压疮。

四、出院指导

1. 嘱患者出院后鼻腔内置胶管6～12个月，对抗挛缩，预防鼻孔狭窄，保持局部清洁。

2. 3个月内不可拧压鼻部，预防上呼吸道感染，尽可能避免剧烈的咀嚼及面部表情活动，增强自我防护意识，避免碰撞挤压。

3. 应禁食辛辣食物，平时应避免阳光暴晒，以防色素沉着。同时防止干燥，冬季防冻。

4. 定期回院复诊，确定下一步治疗或注意事项。

第十四节 鼻孔狭窄与闭锁整形术的护理

一、概述

鼻孔狭窄与闭锁直接关系到维护人体生理平衡的鼻腔通气，并涉及外观，发生部位可见于鼻前庭、鼻腔、后鼻孔。前部或后部的鼻道狭窄有先天性的，通常发生在外侧角，更多见的则是外伤、感染或手术等引起，还可继发于天花、狼疮、梅毒所致的鼻孔边缘溃烂，烧伤，肿瘤切除，放疗后等。

鼻前庭衬里及软骨的缺损形成瘢痕性收缩是前庭狭窄的常见原因。瘢痕往往累及前庭底部外侧角或鼻翼缘。医源性鼻孔狭窄可见于鼻唇整形术后及鼻再造术后的组织收缩。

前鼻孔狭窄与闭锁的治疗原则是切除瘢痕，松解挛缩，耳郭复合组织或鼻外侧带蒂皮瓣转移修复，必要时需同时行皮片游离移植。

二、术前护理

1. 一般护理 同整形外科术前常规护理。

2. 身体健康评估　局部无感染灶，瘢痕组织软化，无上呼吸道感染。

3. 特殊检查　影像学检查。

三、术后护理

1. 一般护理　同整形外科术后常规护理。

2. 严密观察血运　根据皮瓣的颜色、温度、指压反应及张力情况判断血运，血运障碍时及时通知医师处理。

3. 体位护理　术后取半卧位，以利于头部静脉回流，减轻局部水肿。

4. 局部护理　观察术区有无渗血，保持局部清洁干燥及鼻孔内橡胶管支撑固定，如有血痂或分泌物，可用3%过氧化氢或0.9%氯化钠注射液棉签擦洗。患者不可随意取出橡胶管，若有不适，通知医护人员处理。注意检查包堆敷料有无松脱、有无异味。术后遵医嘱给予抗生素治疗，预防感染。

四、出院指导

1. 术后7～9天拆线，如行皮片游离移植，需12～14天拆除包堆，拆线前保持术区清洁干燥，勿沾水。

2. 防止局部不良刺激，嘱患者勿碰撞鼻部，防止冻伤。术后恢复期戒烟、戒酒，以利于伤口愈合。

3. 保持鼻孔橡胶管通畅，每日进行清洗，支撑固定3～6个月，防止皮瓣收缩。

4. 定期复查。

第十五节　颅骨缺损修复术的护理

一、概述

颅骨缺损可由严重外伤、电击伤、深度烧伤或颅脑手术所致。颅骨外板的外层缺损一般无需修复，但颅骨全层的缺损使局部脑组织失去骨骼的保护，易受外伤，故必须修复。

二、术前护理

1. 心理护理　应主动与患者沟通，消除紧张情绪，使其对手术有正确的认识。

2. 完善各项检查　术前摄像、头颅正侧位X线片、肝功能、血常规、免疫常规、凝血功能、血生化、尿常规、心电图、CT或三维CT的重建。

3. 选择修补缺损的材料　如有机玻璃、个性化钛板，消毒备用。

4. 术前沐浴、剪指甲、更衣，避免着凉，女性患者要避开月经期进行手术。

5. 头皮准备　术前剃光头发，用温肥皂水洗净头皮，注意保护颅骨缺损区脑组织，并观察有无感染病灶。

6. 术日摘除饰品、义齿、接触镜（隐形眼镜）等，贵重物品交家属保管。

7. 灌肠　全身麻醉手术的患者术前 1 日晚灌肠。嘱其灌肠当晚适量饮食，避免太过油腻，灌肠后不再进食，术前 6 小时不再饮水。

8. 精神紧张的患者，可遵医嘱口服镇静药以保证患者有良好的睡眠。

9. 面部手术者术晨洗脸后不要涂抹任何化妆品。术晨测血压，测空腹体重。

三、术后护理

1. 卧床休息，严密观察生命体征，保持呼吸道通畅。定时观察患者的面色、意识、瞳孔、呼吸、脉搏、血压和体温的变化。

2. 注意保持敷料包扎完好，勿松动。观察伤口有无渗血、渗液。

3. 引流管护理　保持引流管通畅，注意引流液的量及性状，并记录。引流管一般在 48 小时内拔除，以免增加感染机会。

4. 加强基础护理，防止并发症的发生。及时清除鼻咽分泌物及血液。注意翻身、拍背、吸痰，防止肺部并发症。每日 3 次，用 0.9% 氯化钠注射液棉球清洁口腔。每日 4 次，0.25% 氯霉素眼药水滴眼。根据病情需要给予雾化吸入。

5. 饮食护理　术后摄入流质、半流质饮食，限制张口咀嚼活动。可给予高蛋白、高热量、高维生素、易消化的流质，如混合奶、要素饮食。并用漱口液漱口，每日 6 ~ 8 次。

6. 治疗　遵医嘱输入抗生素、止血药及维生素 C 等，预防感染，促进伤口愈合。

四、术后常见并发症的预防和处理

1. 脑脊液漏　大部分发生在 1 周内，表现为自外耳道、鼻道外有血迹或清水样液体流出。

（1）取平卧或头高位。用 0.9% 氯化钠注射液擦净局部，保持其清洁干燥。脑脊液漏时，禁用水冲洗，禁用棉球填塞。

（2）注意保暖，防感冒，以免颅内压增高，引起颅内感染。

2. 颅内压增高　表现为头痛、呕吐、烦躁不安、视盘水肿。

（1）体位制动，头部垫软海绵垫。

（2）保持平卧，头部抬高 20° ~ 30°，利于静脉回流，减轻脑水肿及头部肿胀。

（3）持续或间歇吸氧，改善脑供养。

（4）遵医嘱用高渗性脱水剂，20% 甘露醇 250ml 快速静脉滴注，肾上腺皮质激素地塞米松 5 ~ 10mg 静脉滴注，防止脑水肿。

3. 颅内血肿　多发生在术后 6 ~ 24 小时内。表现为意识障碍，清醒 - 嗜睡 - 昏迷，有颅内压增高的表现。术后2天，严密观察病情变化。每30分钟测血压、呼吸、脉搏、体温，观察意识状态。如有意识障碍、颅内压增高表现，及时与医师取得联系，必要时行手术治疗。

4. 颅内感染　常发生在术后3～5天，表现为体温升高，伤口局部红、肿、热、痛。注意保持敷料的清洁、干燥。

五、出院指导

1. 避免挤压、碰撞术区，保持术区清洁。颅骨缺损修补术后1～2周内可发生皮瓣下积液。积液量少时加压包扎即可，积液可自行吸收；量多时要来医院由医师在无菌技术下抽吸积液。

2. 拆线1个月后洗头，但勿抓破修补部位的皮肤，防止感染。

3. 注意保暖、防呼吸道感染、中耳炎等。

4. 3个月后复诊，拍X线片，如有异物反应等特殊情况随时就诊。

第十六节　骨纤维异常增生切除成形手术的护理

一、概述

骨纤维异常增殖症也称为骨纤维结构不良，是以骨纤维变性为特征的骨病。好发于青少年和中年。表现为受累骨骼膨胀变粗，密质骨变薄，髓腔扩大呈磨玻璃样状，界限清楚。

二、术前护理

1. 心理护理　护士应主动与患者沟通，消除紧张情绪，使其对手术有正确的认识。

2. 完善各项检查　术前摄像，头颅正、侧位X线片，肝功能，血常规，免疫常规，凝血功能，血生化，尿常规，心电图等。

3. 术前沐浴，剪指甲，更衣，避免着凉，女性患者要避开月经期进行手术。口内有切口者，术前一晚和术日晨清洁鼻腔，用漱口液漱口。询问药物过敏史、既往史，有阳性体征者做特殊标记。

4. 备血　对于手术难度大、手术时间长、失血量大，应考虑术前备血。一般在手术前一周备自体血，血量一般根据手术情况及自身条件定200～400ml，存放在医院的血库内，待手术中使用。

5. 术前需要准备流质饮食，术日摘除饰品、义齿、接触镜（隐形眼镜）等，贵重物品交家属保管。

6. 灌肠　全身麻醉手术患者术前1日晚灌肠，灌肠当晚适量饮食，避免太过油腻，灌肠后不再进食，术前6小时不再饮水。

7. 精神紧张的患者，可遵医嘱口服镇静药以保证患者有良好的睡眠。

8. 面部手术术晨洗脸后不要涂抹任何化妆品。术晨测血压，测空腹体重。

三、术后护理

1. 卧位　术后6～8小时要禁食、禁水，去枕平卧，头偏向一侧，以防呕吐物进入呼吸道引起误吸。麻醉清醒后6小时可以改为半卧位，以减轻头部水肿。

2. 保持呼吸道通畅，及时清理口腔分泌物。由于手术出血量多，要注意观察。

3. 口内伤口的护理　术后遵医嘱每日口腔护理2次，以保持口内清洁和避免感染。嘱患者进食后用漱口液漱口，以保持伤口清洁。

4. 心理护理　术后患者脸部肿胀明显，对患者进行安慰，给予适当解释。

5. 治疗　遵医嘱输入抗生素、止血药及维生素C等治疗，预防感染，促进伤口愈合。

6. 饮食护理　术后1周进流质饮食，如牛奶、果汁、豆浆、蛋白粉、各种汤等，用注射器推注，避免吸吮。1周后进半流质饮食，如蛋羹、面条、粥、馄饨等。进食后都要用漱口液漱口，防止感染。

7. 负压引流管的护理　术后应密切观察引流管是否通畅、引流液的量及颜色，及时更换，并做好记录。

四、出院指导

1. 患者出院后坚持用漱口液漱口，每日4～6次，至手术后4周。3周后可用软毛刷刷牙，动作要轻，避免戳碰切口部位。

2. 出院后注意保持伤口清洁，避免挤压，碰撞。

3. 2周后，可进软食，4周后可进普食，3个月内禁食过硬食物。

4. 佩戴弹力头套持续3个月以上。

5. 3～6个月后复诊，如有异常及时复诊。

第十七节　颅面畸形矫正手术的护理

一、概述

1. Crouzon综合征　表现为颅缝早闭及颅面骨发育不良所引起的颅内压增高和颅面畸形。颅缝早闭可以发生在冠状、矢状或人字颅缝，从而造成各种畸形头（如塔头、舟状头、三角头等）。颅缝早闭后颅内压增高，从而使眼眶变浅，所以眼球向前突，眼皮无法覆盖，严重者可造成眼球脱出而失明。

2. Apert 综合征　又称尖头并指综合征 I 型，是一种多颅缝早闭所致的综合征。Apert 的颅面形状与 Crouzon 综合征类似，表现为颅缝早闭所致的头颅畸形，突眼和中面部严重发育不良。但有些特征不同，其头形前后扁而高，前囟门突出，眼眶上缘低陷，上颌骨发育不足，腭弓高而窄，常并发腭裂、上睑下垂、额部皮褶及大耳垂等异常。Apert 综合征的上肢较短，常见第 2、3、4 指骨性粘连，只有一个共用指甲。所有指尖均粘连，但掌指关节可活动。神经系统方面，多数患者智力发育迟缓。

3. Treacher – Collins 综合征　又称下颌 – 面发育不良征，是一种先天性颅面复合畸形，主要累及中面部和下面部，既存在骨结构异常，也有典型的软组织畸形。临床表现变异很大，但必然出现的症状有：眼睑线外下垂、下眼睑裂隙、眼睫毛缺失或畸形、颧骨及下颌骨缺陷、颏后缩等。常出现的合并症状有泪孔不发育、外耳或外耳道缺失、传导性耳聋、鼻畸形、腭弓高耸、耳前窦、咬合不良等。身体其他部位畸形，如脊椎畸形、单侧肺不发育、智力障碍等。

4. 眶距增宽症　主要是两眼眶间骨性距离过度增宽的一种疾病。过去被认为是一种独立的颅面部畸形，但经过观察和分析，现已证明两眼眶间距离的增加只是一种症状，可以出现在许多类型的颅面畸形中，因而并不是一种独立的颅面畸形。通过 X 线、CT 很快可诊断。除眶间距离增宽外，眶距增宽症患者的颅面骨和颅前窝亦有改变，可观察到鼻中隔、鼻骨、筛骨、筛板及嗅窝等部位均宽于常人。面裂所致者，鼻根部宽阔平塌，无正常鼻背隆起，有时有内眦裂开和移位。约 1/3 患者同时有斜视、弱视。颅面部外伤畸形者，多伴有内眦韧带断裂和移位。

5. 斜头畸形　是一类涉及颅骨（包括额骨及枕颅）、眼眶和面部的不对称畸形。主要由两种原因所致。一类是单侧颅缝早闭引起的真性前斜头畸形，另一类为源于某些外力因素形成的继发性前斜头畸形。颅骨和相应面骨的发育出现三维不平衡，进而形成头颅和面部的歪斜和扭曲。

6. 小头畸形　表现为脑容量发育异常，各颅缝早闭所致。多数患儿有智力问题。

颅面先天畸形矫正是通过开颅、颅面骨多处截骨，截开骨块的重新组合和固定，颅面部植骨等手段，对颅骨性结构和软组织畸形进行彻底的外形重塑，同时扩大狭小的颅腔以改善智力发育的一门新的外科专业。

二、术前护理

1. 心理护理　首先应对患者尊重和理解，建立良好的护患关系，取得患者的信任。充分了解患者的一般情况，营养智力，有无其他先天性疾病等，特别是应重视患者的心理情况。由于颅面发育畸形的患者及家属都有不同程度的忧郁、孤独和压抑感，很少参加社交活动。怕别人看见畸形的面容，同时对手术有较高的希望，有不同程度的幻想和依赖，盼望通过手术能“改头换面”恢复到与正常人一样；而目前手术虽能矫正畸形，尽量改善外形和恢复功能，但与正常人容貌相比还可能存在欠缺和不足之处，所以护士应在术前向患者和家属介绍手术的复杂性和可能发生的并发症等，以取得患者和家属的配合、支持和谅解，正确对待及评估手术效果，让患者和家属在术前就有较好的心理准备，以免他们在经过手术后感到失望。让患者有充分的心理准备，达到心理平衡，这是手术前非常必要的。详细向患者和家属介绍手术前后的注意事项，让患者和家属对可能发生的不适做好心理准备，做到心中有数。还可以向患者介绍以往成功案例，增加患者和家属的信心。

2. 完善各项检查　术前摄像、头颅正、侧位 X 线片、CT 及三维 CT，做好心、肺、肝、肾功能的检查，以及血常规，凝血功能检查。

3. 术前给予 0.25% 氯霉素眼药水滴眼和鼻腔、漱口液漱口，达到清洁眼、口、鼻，减少术后感染的机会。

4. 备血　由于手术难度大、时间长、失血量大，常规备血（根据不同手术、不同患者，备血量不同）。

5. 头皮、皮肤准备　术前剃光头，用温肥皂水洗净头皮。术前一日患者沐浴，剪指甲，更衣。

6. 饮食指导　术前加强营养，增强体质，提高机体抵抗力和免疫力。

7. 病室、床单位准备　备单独房间，更换床单位，开窗通风，紫外线照射 1 小时，备急救车，床旁备心电监护仪、负压吸引装置、氧气装置等。

8. 灌肠　全身麻醉手术的患者术前 1 日晚灌肠，灌肠当晚适量饮食，避免太过油腻，灌肠后不再进食，术前 6 小时不再饮水。

三、术后护理

1. 心理护理　鼓励患者表达并稳定其情绪，加强对术后患者的巡视，进行耐心细致的沟通交流，引导患者说出自己的感受，明确患者所处的心理状态，给予适当的解释和安慰。提供缓解术后不适的措施和帮助，解除患者的病痛和不适往往是解决其心理问题的有效措施。

2. 严密观察生命体征及病情的变化　包括意识、瞳孔、脉搏、呼吸、血压、血氧饱和度、肢体活动等。每 30 分钟观察 1 次并记录，24 小时后患者较平稳改 1 小时观察一次。

3. 全身麻醉清醒后给予患者头抬高 15°～30°卧位，枕后垫棉垫，利于引流及静脉回流，减少脑水肿、降低颅内压和预防枕部压疮。

4. 保持呼吸道通畅，及时清除口腔内分泌物，注意呼吸的深度和频率。每2小时翻身、叩背1次，注意呼吸有无痰鸣音，痰液黏稠不易咳出时，给予雾化吸入，必要时吸痰。

5. 注意保持敷料包扎完好，勿松动。观察伤口有无渗血、渗液。

6. 引流管护理　保持引流管固定通畅，注意引流液的量及性状，并记录。引流管一般在48小时内拔除，以免增加感染机会。

7. 加强基础护理，防止并发症的发生。及时清除鼻咽分泌物及血液。注意翻身、拍背、吸痰，防止肺部并发症。每日3次，用0.9%氯化钠注射液棉球清洁口腔。每日4次，0.25%氯霉素眼药水滴眼。每晚给予红霉素眼膏涂眼。

8. 饮食护理　术后进流质、半流质饮食，限制张口咀嚼活动。饮食可给予高蛋白、高热量、高维生素及易于消化的流质。如混合奶、要素饮食。并用漱口液漱口，每日6~8次。

9. 治疗　遵医嘱输入抗生素、止血药及维生素C等，预防感染，促进伤口愈合。

四、并发症的观察与护理

特别注意患者是否有头痛情况。术后24~48小时若出现剧烈头痛、频繁呕吐、嗜睡、意识不清、高热等警惕可能有颅内压增高、颅内出血、脑水肿等。

1. 脑脊液漏的观察及护理　脑脊液漏是指脑脊液通过破损的蛛网膜－硬脑膜－颅骨－皮肤或鼻窦黏膜流至颅外。脑脊液漏大部分发生在1周内，发病率与患者的年龄成正比，即年龄越大发生的机会越多。表现为耳鼻道外有血迹或清水样液体流出，低头或用力时流出速度加快。

护理：①绝对卧床休息，取平卧或头抬高15°；②避免各种使颅内压增高，特别是升高的因素，如咳嗽、打喷嚏、用力排便等；③用0.9%氯化钠注射液擦净局部，保持其清洁干燥。注意脑脊液漏时，保持鼻腔通畅，不予堵塞，禁冲洗、滴药、抠鼻，以免逆行感染导致颅内感染；④注意保暖，防感冒。

2. 颅内压增高的观察及护理　颅内压增高的表现为头痛、呕吐、烦躁不安、视盘水肿。严重的颅内压增高，可表现血压升高，心率和呼吸减速；脑血流量减少或形成脑疝。脑疝的表现为头痛、呕吐加剧，躁动不安，意识丧失，瞳孔先一侧而后两侧散大，光反射消失。体检时同侧或对侧肢体活动障碍。

护理：①体位：床头抬高15°~30°，利于颅内静脉回流，减轻脑水肿；②给氧：间断吸氧，改善脑供氧；③适当限制入液量，不能进食者每日补液量不超过2000ml。遵医嘱给予高渗性脱水剂，20%甘露醇250ml快速静脉滴注，地塞米松5mg静脉滴注，防止脑水肿；④保持每日尿量不少于600ml；⑤防止颅内压骤然升高，卧床休息，避免情绪激动，避免剧烈咳嗽和排便。

3. 颅内血肿的观察及护理　颅内血肿多发生6～24小时。表现为头痛剧烈，频繁呕吐，清醒－嗜睡－昏迷；意识障碍，有颅内压增高的表现，一侧或双侧瞳孔散大，对光反射迟钝或消失。肢体感觉、运动异常或伴面瘫、失语；血压增高或脉搏缓慢。

护理：①严密观察病情变化。每30分钟测血压、呼吸、脉搏、体温，观察意识状态、瞳孔、肢体活动等；②严密观察引流的性质和量，发现异常及时通知医师，保证患者的安全。

4. 颅内感染的观察及护理　常发生在术后3～5天，一旦发生感染有可能导致手术的失败，甚至危及生命。表现为体温升高，伤口局部的红、肿、热、痛。

护理：严密观察生命体征，保持敷料清洁、干燥。严格无菌操作。

5. 失明或视力减退　视盘水肿和静脉回流淤滞，可导致继发性视神经萎缩，视力就会持续性下降甚至失明。遵医嘱口服或肌内注射视神经营养药物。

眼部护理：0.25%氯霉素眼药水滴眼，每日4次，夜间涂红霉素眼药膏。

6. 癫痫　开颅手术，特别是长时间颅内操作，可造成不同程度的脑损伤，形成癫痫。术后癫痫多发生在术后数小时至数日之内。术后遵医嘱给予苯巴比妥0.1g肌内注射，每8小时1次，连续1周。而后口服丙戊酸钠0.2g，3次/日，预防癫痫的发作。

第十八节　颞颌关节强直矫正手术的护理

一、概述

颞颌关节强直由外伤和感染引起，通常分为关节内（真性）强直和关节外（假性）强直。主要症状有张口困难、髁状突活动受限或消失、殆紊乱以及面部不对称与小颌畸形。治疗方法是手术松解粘连的骨关节，恢复关节功能。

二、术前护理

1. 心理护理　患者有不同程度的面部畸形，易产生自卑心理，同时又担心手术效果及遗留后遗症等而存在恐惧心理。加强心理护理，护士应主动与患者沟通，消除紧张情绪，使其对手术有正确的认识，以最佳的心理状态配合手术。

2. 完善术前检查　术前摄像，肝功能，血常规，免疫常规，凝血功能，血生化，尿常规，心电图等。

3. 术前沐浴，剪指甲，更衣，避免着凉，女性患者要避开月经期进行手术。

4. 询问药物过敏史、既往史，有阳性体征者做特殊标记。

5．患者长期张口受限，口腔卫生较差，术前口腔护理尤其重要。术前3天给予漱口液漱口，每日3次，必要时行牙周洁治。

6．术日摘除饰品、义齿、接触镜（隐形眼镜）等，贵重物品交家属保管。

7．灌肠　全身麻醉手术患者术前1日晚灌肠，嘱其灌肠当晚适量饮食，避免太过油腻，灌肠后不再进食，术前6小时不再饮水。

8．精神紧张的患者，可遵医嘱口服镇静药，保证患者有良好的睡眠。

9．术晨洗脸后不要涂抹任何化妆品。术晨测血压，测空腹体重。

三、术后护理

1．卧位　术后6~8小时禁食、禁水、去枕平卧，头偏向一侧，以防呕吐物进入呼吸道引起误吸。麻醉清醒后6小时可以改为半卧位，以减轻头部水肿。

2．保持呼吸道通畅，床旁备吸引器，加强巡视，注意观察呼吸的节律、频率，及时吸除口腔和鼻腔内分泌物，以防误吸。术后患者有不同程度的咽喉部疼痛及痰多黏稠等症状，遵医嘱给予雾化吸入，改善症状。术后6小时后可喝少量的水，不感到恶心，可以喝牛奶等流质饮食。

3．引流的护理　术后应密切观察引流管是否通畅、引流液的量及颜色。及时更换，并做好记录，保持术区敷料清洁、干燥。

4．口腔护理　术后遵医嘱每日给予口腔护理2次，并嘱患者在进食后用漱口液漱口，并让漱口液在口内停留2~3分钟后吐出，以保持口腔清洁，预防口腔感染。

5．治疗　遵医嘱输入抗生素、止血药及维生素C等治疗，预防感染，促进伤口愈合。

6．饮食护理　术后2周内给予高热量、高脂肪、高蛋白、高维生素的流质饮食。2周后进普食，进食后都要用漱口液漱口，保持口腔清洁，预防感染。

7．开口训练　开口训练是预防颞颌关节强直复发的重要方法。开口训练前，向患者及家属强调开口训练意义及重要性，使患者及家属积极配合。一般术后5天嘱患者做小幅度的开口活动。有规律的被动开口练习：以拇指和示指分别抵于患者上下前牙辅助开口，幅度以可以耐受为限，每天练习6~8次，每次10~20分钟，也可根据情况制备一些模具，楔入磨牙区，增大开口度，或应用鸭嘴式开口器进行较大强度的开口训练。开口度逐渐增大，时间逐渐延长，以达到预期的效果。

四、出院指导

向患者及家属做好不同时期开口锻炼方法指导，使患者认识到坚持开口锻炼对保证手术效果起决定性作用。出院后坚持开口训练6~12个月，做到循序渐进，持之以恒，才能保证达到理想的开口度并避免复发。出院后3~6个月来院复查。

第十章 面部美容手术的护理

第一节 面部除皱手术的护理

一、概述

面部除皱术是将面部松弛下垂的皮肤用外科手术方法将其拉紧，切除多余部分，使皱纹展平。面部松弛皱纹的种类：①由于皮肤浅层的老化形成的细小皱纹，普遍存在各个部位；②面部表情肌方向垂直的深而长的皱襞，主要是额部的“抬头纹”，外眦的“鱼尾纹”，颏颈部的“火鸡脖子”及鼻唇沟的加深。

二、术前护理

1. 一般护理按术前常规护理。重点是血液检查有无凝血障碍。

2. 心理护理　充分了解患者的精神及心理状况，了解她们要求手术的动机，针对具体情况做好术前解释工作。

3. 术前一日嘱患者淋浴，剪指（趾）甲，去除指甲油，根据需要协助医师剃除术区头发。术前一日晚及次日晨用0.1%的苯扎溴铵药物洗头，重点是术区皮肤。

三、术后护理

1. 按麻醉方式一般护理常规，全身麻醉清醒后尽量采取半坐卧位，可适当抬高头部，减轻头面部水肿。

2. 局部观察及护理　敷料固定是否良好，有无渗血及脱落，负压引流管需保持通畅，防止引流管扭曲、打折、脱出，并记录引流量及性状。面部及眼部是否肿胀，必要时用0.25%氯霉素眼药水滴眼或0.9%氯化钠注射液棉球擦拭双眼，观察术后疼痛程度及性质，避免血肿形成。

3. 饮食护理　术后开始用流食，2～3天后可进半流食，避免食用硬食及口腔咀嚼。

4. 常规术后止血补液治疗。术后24～48小时拔除引流管，5～7天起可间断拆除术区缝线，术后3～4周缝线全部拆除。

四、出院指导

1. 嘱患者未拆线时及拆线后2周内，不得自行洗头，如患者有不适感觉，头皮瘙痒等不适症状时，可协助患者药物洗头（1%～2%碘伏）流水洗净，擦干头发，碘伏消毒术区。拆线后指导患者局部涂抹预防瘢痕增生的药物及应用弹力敷料3～6个月抑制瘢痕增生。

2. 嘱患者勿强行揭掉伤口痂皮，局部可涂抗生素软膏帮助痂皮软化，促进其自行脱落，避免伤口感染、裂开。术后3～6个月避免染发、皮肤护理（按摩、熏蒸、热敷）及使用电吹风，避免因面部皮肤感觉迟钝或麻木引起过敏、烫伤。

3. 指导患者保持心情愉快，规律生活，充足睡眠，合理饮食，以延缓皮肤衰老。

第二节　重睑成形手术的护理

一、概述

重睑成形术是眼部最常见的美容手术方法，一般可分为缝线法和切开睑板固定法（切缝法）。①缝线法，适用于眼裂大，眼睑薄，上睑皮肤无松弛者；②切缝法适用于任何类型的单眼皮。

二、术前护理

1. 此手术一般在门诊做即可，不需住院。

2. 做好心理护理，消除患者紧张情绪。

3. 协助医师做好常规术前检查。

4. 如有急性结膜炎、睑缘炎、泪囊炎、严重沙眼者，必须治愈后才能手术，眼周皮肤有炎症者暂停手术。

三、术后护理

1. 手术当日冷敷，可以减轻眼睛的肿胀。将冰袋放于纱布外，冷敷15分钟，间歇30分钟后继续冷敷，反复2～3次即可。眼睛明显肿胀可能持续一周左右，淤血青紫会持续2～4周。手术后避免低头，不要过多活动，避免看电视、书刊，使用电脑，减少用眼疲劳，否则会使肿胀时间延长。

2. 按时拆线、换药。拆线后第二天可以用水洗脸。

3. 伤口愈合是一个渐进的过程，伤口发红会持续一段时间，3～6个月后才能呈现手术的最终效果。

第三节　歪鼻与驼峰鼻矫正手术的护理

一、概述

歪鼻的病因有先天性的，亦有后天外伤引起的。根据其不同的歪斜方向可分为：

①C形歪鼻：主要是鼻骨及鼻中1/3的侧向歪斜，鼻尖基本位于中线；②S形歪鼻：主要是鼻骨及鼻中1/3呈相反方向歪斜，而鼻尖仍位于中线上；③侧斜型歪鼻：则整个鼻部均歪斜偏离中线。C形及侧斜型歪鼻常常仅是鼻骨错位愈合所致，S形歪鼻多半伴有鼻中隔软骨歪斜。

驼峰鼻多系先天性鼻骨发育过度造成，少数与外伤后鼻骨错位愈合或后期骨痂增生有关。轻者仅表现为鼻背部棘状突起，主要位于鼻骨下端与侧鼻软骨交界处；重者表现为鼻背部宽大，有成角突起，常伴有鼻尖过长并向下弯曲，似鹰嘴样畸形，若同时伴有下颌骨颏部发育不良或鼻额角过大，则在视觉感官上会明显加重驼峰鼻的程度。

二、术前护理

1．完善术前检查　血、尿、X线胸片、心电图及影像学检查。

2．心理护理　术前应以诚恳的态度向患者做耐心细致的解释工作，讲解有关整形知识，让他们确信手术后不仅能恢复鼻功能，且能改善甚至恢复正常的鼻部外形，从而树立信心，主动配合治疗。

3．口鼻腔准备　术前一日修面，剪除鼻毛，清洁口、鼻腔，有吸烟史的患者应戒烟。术晨擦拭鼻腔，使鼻腔保持清洁。

4．肠道准备　全麻术前准备，告知患者术前8小时禁食，6小时禁水，术前晚行药物灌肠。

5．物品准备　术晨更换清洁病服，携带影像学资料及便器进入手术室。

三、术后护理

1．卧位　全身麻醉患者待麻醉清醒6小时后，取半卧位，利于减轻面部肿胀。

2．观察伤口出血情况　注意观察术区敷料有无渗血，保持石膏绷带包扎固定良好，嘱患者勿擦鼻，保持鼻腔填塞纱条牢固，切忌随意拉出，以免引起伤口出血。术后遵医嘱给予止血药物，注意观察用药效果及不良反应。

3．防止感染　术后遵医嘱使用抗感染药物，保持鼻部周围清洁，随时擦去血痂分泌物，嘱患者注意保暖，防止感冒，以免鼻部分泌物过多而污染伤口。伤口敷料定时更换，如有污染及时更换，同时观察伤口有无感染征象。术后3天，每日监测体温4次，若体温≥38.0℃时，及时报告主管医师。若双眼睑肿胀，有分泌物时，可用0.9%氯化钠注射液棉签擦拭并用眼药水滴眼，每日3次，防止眼部感染。

4．鼻部骨性组织的整形手术，术后固定尤为重要，原则是鼻内、鼻外均匀加压以保持设计的良好外形，防止继发畸形。因此，术后应保持鼻腔内外固定物牢固，防止松动滑脱或擅自摘除。

5. 防止局部不良刺激　嘱患者勿碰撞鼻部，术后恢复期戒烟、戒酒，以利于伤口愈合。

6. 术后局部水肿程度因个体差异或手术大小而表现不一，术后 2～4 天肿胀明显，严重时遵医嘱给予促进肿胀吸收的药物。一般术后 7 日拆除鼻部缝线，耳郭取软骨处需 12～14 天拆线。

四、出院指导

1. 拆线前保持术区清洁干燥，勿沾水。拆线 24 小时后可洗脸，切勿用力揉搓鼻部。

2. 1 个月内预防上呼吸道感染，坚持佩戴鼻夹，3 个月内勿碰撞和挤压，勿受外力，冬季注意保暖。

3. 若水肿持续 3 周后仍不消退，而且从切口处流出黄色分泌物时，应及时联系医师处理。

4. 定期复查，有问题时可随时联系医护人员。

第四节　隆鼻手术的护理

一、概述

鼻位于面部正中，高耸而突出，其美丑关系到整个面部。汉族人中鼻骨发育多半比较低，少数鼻背中部甚至呈现明显凹陷，造成外鼻鞍状畸形，影响患者心态甚大。面部平坦的人做了隆鼻手术，面部可以变得有立体感，整个人也可以变得高雅、脱俗。隆鼻所用的材料可为自家软骨，亦可为医用硅橡胶块。根据临床观察，硅橡胶是隆鼻术的首选材料。因为①使用硅橡胶块可以免去采取肋软骨的胸部手术和手术后的痛苦；②硅橡胶块的取材充裕，不像自体肋软骨有一定的限度；③自体肋软骨在植入后有时会变形，而硅橡胶植入体则没有变形问题。目前硅橡胶鼻植入体有现成预制模型供应。

二、术前护理

1. 一般护理　按术前常规护理，并参阅有关鼻部手术的护理。

2. 对硅橡胶植入体的术前处理，参见组织代用品的埋植。

三、术后护理

1. 术后伤口缝合处会有少量渗血，应嘱患者不可用纱布、棉签擦拭伤口，以免切口感染。

2. 24 小时后由护士用 1.5% 过氧化氢液将伤口清洁干净。注意观察鼻尖部皮肤的色泽，如发现苍白或发绀应及时通知医师处理。

3. 手术后局部发生轻度水肿，一般2~3天开始消退，两周后可完全消退。若局部水肿3周后仍不消退，且从伤口有黄色液体流出者，可能为身体对植入物有排斥反应，应及时通知医师处理。一般术后7天拆除缝线。发现缝线感染或拆线后伤口裂开，也应通知医师处理。

4. 防止局部不良刺激

（1）嘱患者注意勿撞碰鼻背或用手摇动植入体。

（2）在手术前后各1周内严禁吸烟和饮酒，以利于伤口愈合。

第五节 下颌角肥大截骨整形术、颧骨降低术的护理

一、概述

1. 下颌角肥大是一种先天或后天发育上面部轮廓的美学缺陷。表现为颜面的方形或向下突出的外观，甚至使面部轮廓显示上小下大的形态。下颌角肥大的程度受多种因素的影响。其诊断尚无统一标准。

2. 颧骨复合体由颧骨体和颧弓组成。颧骨位于面中1/3关键解剖部位，决定着面部轮廓的三维立体结构。颧骨复合体肥大可出现颧突过高和颧弓宽大，造成面中部过宽。颧骨复合体肥大分为三型：真性肥大；假性肥大；混合性肥大。

二、术前护理

1. 心理护理 美容手术患者对手术有较高的要求，对手术的期望过高，有不同程度的幻想，往往存在不切实际的想法，又有惧怕手术的心理。护士应主动与患者沟通，说明手术的安全性、有效性、可行性，使其对手术有正确的认识，以良好的心态接受手术。

2. 完善术前检查 术前摄像，头颅正、侧位X线片，肝功能，血常规，免疫常规，凝血功能，血生化，尿常规，心电图等。

3. 术前清洁口鼻腔（剪鼻毛），沐浴，剪指甲，更衣，避免着凉。女性患者要避开月经期进行手术。

4. 询问药物过敏史、既往史，有阳性体征者做特殊标记。

5. 术前需要准备流质饮食，术日摘除饰品、义齿、接触镜（隐形眼镜）等，贵重物品交家属保管。

6. 灌肠 全身麻醉手术的患者术前1日晚灌肠，灌肠当晚适量饮食，避免太过油腻，灌肠后不再进食，术前6小时不再饮水。

7. 精神紧张的患者，可遵医嘱口服镇静药，以保证患者有良好的睡眠。

8. 患者在口内有切口，手术前一天晚和手日晨，用漱口液漱口 3～4 次，保持口腔清洁。

9. 术晨洗脸后不要涂抹任何化妆品。术晨测血压，测空腹体重。

三、术后护理

1. 卧位　术后 6～8 小时要禁食、禁水，去枕平卧，头偏向一侧，以防呕吐物进入呼吸道，引起误吸。麻醉清醒后 6 小时可以改为半卧位，以减轻头部水肿。

2. 保持呼吸道通畅　术后患者大都有不同程度的咽喉部疼痛及痰多黏稠等症状，遵医嘱给予患者雾化吸入，以改善症状。术后 6 小时可喝少量的水，无不适时，可以喝牛奶等流质饮食。

3. 心理护理　术后患者脸部肿胀明显，对患者进行安慰，给予适当解释，使患者明白术后肿胀为正常现象，以解除患者焦虑不安的情绪。

4. 口内伤口护理　术后遵医嘱每日给予口腔护理 2 次，保持口内清洁和避免感染。嘱患者在进食后用漱口液漱口，保持伤口清洁。

5. 治疗　遵医嘱用抗生素、止血药及维生素 C 等治疗，预防感染，促进伤口愈合。

6. 饮食护理　术后 1 周进流质饮食，如牛奶、果汁、豆浆、蛋白粉、各种汤等，用注射器推注，避免吸吮。1 周后进半流质的饮食，如蛋羹、面条、粥、馄饨等。2 周后进软食。进食后都要用漱口液漱口，保持口腔清洁，预防感染。

7. 引流管护理　保持负压引流器处于负压状态，注意引流管勿折、脱出。引流量多时，及时更换注射器，并做好记录。如为新鲜血，量较多，应及时通知医师；如引流管压迫口角，及时更换位置，重新固定引流装置，口周涂抗生素软膏，保护口角。

8. 头部敷料在术后 3～5 天拆除，换弹力头套，以减轻术区肿胀和面部松弛。

四、出院指导

1. 患者出院后坚持用漱口液漱口，每日 4～6 次，至拆线后 1 周。3 周后可用软毛刷刷牙，动作要轻，避免戳碰伤口部位，2 个月后可用普通牙刷。

2. 手术后术区肿胀、麻木、流涎都是正常现象，这些症状渐渐会消失。如果症状加重，及时与医师联系。

3. 出院后注意保持伤口清洁，避免挤压，碰撞。

4. 2 周后，可进软食，4 周后可进普食，3 个月内禁食过硬食物。

5. 佩戴弹力头套持续 3 个月以上，可防止面部皮肤松弛，并保持良好的术后效果。

6. 保持良好的精神状态，3 个月后来院复查。

第六节 小颏畸形、偏颌畸形矫正手术的护理

一、概述

1. 小颏畸形 系因遗传或内分泌障碍、炎症、外伤等因素造成颏联合体处发育畸形。颌骨其他部位可以是正常的，但较少见，多数病例是小颏伴有小颌畸形。

2. 下颌偏颌畸形 可以由先天因素和后天因素所造成。先天因素中有因第Ⅰ、Ⅱ鳃弓发育障碍引起的半侧颌面短小及部分髁状突发育不全等畸形。后天因素中创伤是主要的，手术切除、产钳损伤以及儿童时期髁状突受损，均可影响髁状突的正常发育。全身感染或中耳炎，可以引起颞颌关节强直、下颌发育障碍，造成下颌骨偏颌畸形。后牙形成锁颌者，该侧颌骨的发育受到障碍，往往形成偏颌。临床常见的偏颌畸形有以下几类：偏突颌畸形、单侧髁状突发育不全、髁状突良性肥大、单侧颌骨肥大畸形以及半侧颏面短小畸形等。

（1）临床上表现为颜面不对称，颏联合可以位于矢状平面的一侧上、下中切牙中线位置不一致，后牙常可呈锁颌。

（2）手术方法：①下颌骨表面贴骨术；②髁状突切除术；③升支斜形骨切开术；④升支倒“L”形截骨或髁状突截除加下颌体修整术；⑤颏摆正术。

二、术前护理

1. 心理护理 护士应主动与患者沟通，消除紧张情绪，使其对手术有正确的认识。

2. 完善术前检查 术前照相，头颅正、侧位 X 线片，肝功能，血常规，免疫常规，凝血功能，血生化，尿常规，心电图等。

3. 术前清洁口、鼻腔（剪鼻毛），沐浴，剪指甲，更衣，避免着凉。女性患者要避开月经期进行手术。

4. 询问药物过敏史、既往史，有阳性体征者做特殊标记。

5. 术前需要准备流质饮食，术日摘除饰品、义齿、接触镜（隐形眼镜）等，贵重物品交家属保管。

6. 灌肠 全身麻醉手术的患者术前 1 日晚灌肠，嘱其灌肠当晚适量饮食，避免太过油腻。灌肠后不再进食，术前 6 小时不再饮水。

7. 精神紧张的患者，可遵医嘱口服镇静药，以保证患者有良好的睡眠。

8. 患者在口内切口，手术前一日晚和术日晨，用漱口液漱口 3 ~4 次，保持口腔清洁。

9. 术晨洗脸后不要涂抹任何化妆品。术晨测血压，测空腹体重。

三、术后护理

1. 卧位　术后6 ~8 小时要禁食、禁水，去枕平卧，头偏向一侧，以防呕吐物进入呼吸道，引起误吸。麻醉清醒后6 小时可以改为半卧位，以减轻头部水肿。

2. 保持呼吸道通畅　术后患者大都有不同程度的咽喉部疼痛及痰多、黏稠等症状，遵医嘱给予患者雾化吸入，以改善症状。术后 6 小时后可喝少量的水，不感到恶心，可以喝牛奶等流质饮食。

3. 心理护理　术后患者脸部肿胀明显，对患者进行安慰，给予适当解释，使患者明白术后肿胀为正常现象，以解除患者焦虑不安的情绪。

4. 口内伤口护理　术后遵医嘱每日给予口腔护理 2 次，以保持口内清洁和避免感染。嘱患者在进食后用漱口液漱口，以保持伤口清洁。

5. 治疗　遵医嘱用抗生素、止血药及维生素 C 等治疗，预防感染，促进伤口愈合。

6. 饮食护理　术后1 周进流质饮食，如牛奶、果汁、豆浆、蛋白粉、各种汤等，用注射器推注，避免吸吮。1 周后进半流质的饮食，如蛋羹、面条、粥、馄饨等。两周后进软食。进食后都要用漱口液漱口，保持口腔清洁，预防感染。

7. 颏部敷料在术后 2 ~3 天拆除，更换弹力头套，以减轻术区肿胀和固定颏部假体。

四、出院指导

1. 患者出院后坚持用漱口液漱口，每日 4 ~6 次，至拆线后 1 周。3 周后可用软毛刷刷牙，动作要轻，避免戳碰伤口部位，2 个月后可用普通牙刷。

2. 手术后术区肿胀、麻木、流涎都是正常现象，这些症状渐渐会消失，如果症状加重，及时与医师联系。

3. 出院后注意保持伤口清洁，避免挤压、碰撞。

4. 2 周后可进软食，4 周后可进普食，3 个月内禁食过硬食物。

5. 佩戴弹力头套持续 3 个月以上，以保持良好的术后效果。

6. 保持良好的精神状态，3 个月后来院复查。

第七节 下颌后缩矫正手术的护理（延长器植入法）

一、概述

下颌后缩是下颌位于正常上颌骨的后方，通常包括发育障碍而引起的小颌畸形。

1. 临床表现 为面下1/3向后缩，前牙深覆船和深覆盖，后牙呈安氏Ⅱ类错船畸形的船关系，面部的垂直距离缩短。

2. 手术方法 ①下颌升支矢状劈开术；②下颌体部截骨术；③下颌升支倒“L”形植骨术；④下颌升支“C”形截骨术；⑤延长器植入术。

延长器植入术是治疗下颌后缩、Treacher – Collins综合征、半侧颜面萎缩及第Ⅰ、Ⅱ鳃弓综合征等多种病种的一种Ⅰ期手术方法。手术在全身麻醉插管下进行，经口内入路行双侧（或单侧）下颌骨体部延长器植入术。经过延长器延长达到较理想的长度再固定1~2周，然后行Ⅱ期手术，取出延长器的同时行骨断端的固定和软组织的修复，达到最终理想的效果。

二、术前护理

1. 心理护理 护士应主动与患者沟通，消除紧张情绪，使其对手术有正确的认识。

2. 完善术前检查 术前摄像，头颅正、侧位X线片，肝功能，血常规，免疫常规，凝血功能，血生化，尿常规，心电图等。

3. 术前清洁口、鼻腔（剪鼻毛），沐浴，剪指甲，更衣，避免着凉。女性患者要避开月经期进行手术。

4. 询问药物过敏史、既往史，有阳性体征者做特殊标记。

5. 术前需要准备流质饮食，术日摘除饰品、义齿、接触镜（隐形眼镜）等，贵重物品交家属保管。

6. 灌肠 全身麻醉手术的患者术前1日晚灌肠，嘱其灌肠当晚适量饮食，避免太过油腻。灌肠后不再进食，术前6小时不再饮水。

7. 精神紧张的患者，可遵医嘱口服镇静药，以保证患者有良好的睡眠。

8. 口鼻腔准备 术前进行口腔洁治，清除牙垢和牙结石。如有牙龈炎和口腔黏膜疾患应先治愈再进行手术，术日前1晚和术日晨协助患者清洁鼻腔、用漱口液漱口。

9. 术晨洗脸后不要涂抹任何化妆品。术晨测血压，测空腹体重。

三、术后护理

1. 卧位 术后6~8小时要禁食、禁水，去枕平卧，头偏向一侧，以防呕吐物进入呼吸道，引起误吸。麻醉清醒后6小时可以改为半卧位，以减轻头部水肿。

2. 保持呼吸道通畅　及时清理口腔分泌物。由于延长器植入术后口腔不能闭合，只能张口呼吸，用0.9%氯化钠注射液浸泡的半湿纱布遮盖口腔，避免口干，并随时更换。术后患者有不同程度的咽喉部疼痛及痰多黏稠等症状，遵医嘱给予患者雾化吸入，以改善症状。术后6小时可喝少量的水，不感到恶心，可以喝牛奶等流质饮食。

3. 心理护理　术后患者脸部肿胀明显，不能闭口，给予适当解释安慰，外出时口罩遮挡，解除患者尴尬面对其他人。

4. 口内伤口的护理　因延长器植入后，进行口腔护理会导致延长器移位，因此不做口腔护理，教会患者用漱口液漱口，每日6~8次，并让漱口液在口内停留2~3分钟后吐出，以保持口腔清洁，预防口腔感染。

5. 治疗　遵医嘱用抗生素、止血药及维生素C等治疗，预防感染，促进伤口愈合。

6. 饮食护理　术后1周进流质饮食，如牛奶、果汁、豆浆、蛋白粉、各种汤等，用注射器推注，避免吸吮。1周后进半流质的饮食，如蛋羹、面条、粥、馄饨等。两周后进软食。进食后都要用漱口液漱口，保持口腔清洁，预防感染。

7. 延长器的牵引时间及频率　延长器牵引，每天1次，每次左右旋转，2周后约1mm。退出螺丝刀，固定好延长杆，清理口腔渗血，尽量减少对口腔黏膜的损伤直至延长至所需要的位置。

四、出院指导

1. 患者出院后坚持用漱口液漱口，每日4~6次，至拆线后4周。4周后可用软毛刷刷牙，动作要轻，避免戳碰刀口部位及延长器。

2. 手术后术区肿胀、麻木、流涎，偶有湿疹都是正常现象，只要保持术区敷料的整洁、干燥，并用红霉素软膏涂唇，无需其他处理，1个月后会逐渐恢复。

3. 1周后进半流食至3个月，3个月内限制咀嚼运动。

4. 3个月后复诊，确认牵引情况，如有异常及时复诊。

第八节　上、下颌前突畸形矫正手术的护理

一、概述

1. 上颌前突　是上颌骨长度的过度发育，是上颌骨最常见的发育畸形。临床表现为上颌牙列超突，开唇露齿，牙弓狭窄，腭弓高拱，呈深覆殆或深覆盖状。手术方法有3种：Wun d erer法、Wassmun d法和上颌前部截断后推法。

2. 下颌前突 较为多见，给患者的语言、咀嚼等生理功能造成了严重障碍。下颌前突使面下1/3向前突出，面中部显得后缩。下颌前突畸形常伴有咬合关系的错乱，前牙反殆或伴开殆，后牙呈错殆关系。手术方法：下颌体部截骨术；下颌升支部截骨术；根尖下截骨术。

二、术前护理

1. 心理护理 护士应主动与患者沟通，消除紧张情绪，使其对手术有正确的认识。

2. 完善术前检查 术前摄像，头颅正、侧位X线片，肝功能，血常规，免疫常规，凝血功能，血生化，尿常规，心电图等。

3. 术前清洁口、鼻腔（剪鼻毛），沐浴，剪指甲，更衣，避免着凉。女性患者要避开月经期进行手术。

4. 备血 该手术一般在手术前一周备自体血，血量一般根据手术情况及自身条件而定，200~400ml，存放在医院的血库内，待手术中使用。

5. 询问药物过敏史、既往史，有阳性体征者做特殊标记。

6. 口腔洁治 患者在术前一周行口腔洁治。对牙周炎、牙结石或口腔黏膜疾病及早治疗；术前常规行正畸治疗，绑牙弓夹板，以备术后矫治上颌切牙对于骨骼畸形的代偿。术前咬合牙模，以辅助手术设计，制作咬合导板以备颌间牵引，使术后的咬合关系保持稳定。

7. 术前需要准备流质饮食，术日摘除饰品、义齿、接触镜（隐形眼镜）等，贵重物品交家属保管。

8. 灌肠 全身麻醉手术的患者术前1日晚灌肠，嘱其灌肠当晚适量饮食，避免太过油腻。灌肠后不再进食，术前6小时不再饮水。

9. 精神紧张的患者，可遵医嘱口服镇静药，以保证患者有良好的睡眠。

10. 口、鼻腔准备 术日前1晚和术日晨协助患者清洁口、鼻腔，用漱口液漱口。

11. 术晨洗脸后不要涂抹任何化妆品。术晨测血压，测空腹体重。

三、术后护理

1. 卧位 术后6~8小时要禁食、禁水，去枕平卧，头偏向一侧，以防呕吐物进入呼吸道引起误吸。麻醉清醒后6小时可以改为半卧位，以减轻头部水肿。

2. 保持呼吸道通畅 由于手术出血较多，要注意观察。及时清理口腔分泌物。术后患者大都有不同程度的咽喉部疼痛及痰多黏稠等症状，遵医嘱给予患者雾化吸入，以改善症状。术后6小时可喝少量的水，不感到恶心，可以喝牛奶等流质饮食。

3. 心理护理　术后患者脸部肿胀明显，对患者进行安慰，给予适当解释，使患者明白术后肿胀为正常现象，以便解除患者焦虑不安的情绪。

4. 口内伤口护理　术后遵医嘱每日给予口腔护理2次，以保持口内清洁和避免感染。并嘱患者在进食后用漱口液漱口，以保持伤口清洁。

5. 治疗　遵医嘱输入抗生素，止血药及维生素C等治疗，预防感染，促进伤口愈合。

6. 饮食护理　术后1周进流质饮食，如牛奶、果汁、豆浆、蛋白粉、各种汤等，用注射器推注，避免吸吮。1周后进半流质的饮食，如蛋羹、面条、粥、馄饨等。两周后进软食。进食一切食物后都要用漱口液漱口，保持口腔清洁，预防感染。

7. 患者术后3日即用橡皮套固定上下牙弓夹板，以限制上下牙齿的活动，为保证术后矫正的效果。

四、出院指导

1. 患者出院后坚持用漱口液漱口，每日4~6次，至手术后4周。4周后可用软毛刷刷牙，动作要轻，避免戳碰刀口部位。

2. 手术后术区肿胀、麻木、流涎，都是正常现象，无需其他处理，1个月后会逐渐恢复。

3. 1周后可进半流食，4周后可进软食，3个月内禁食过硬食物。

4. 橡皮套固定上下牙弓夹板一般需固定3个月，教会患者使用橡皮套，饭前取下，饭后套上。不要擅自停用橡皮套。

5. 3个月后复诊，如有异常及时复诊。

第九节　激光整形美容的护理

一、激光治疗概述

激光是波长相同、方向一致和位相恒定的相干光束。具有单色性（monochromatic）、相干光及平行性的特性。

由于不同的皮肤成分（如黑素小体，血红蛋白等）具有对不同波长的激光优先选择吸收的特性，如果激光的波长和脉宽选择恰当，则完全有可能在对病变组织进行选择性破坏的同时不损伤周围正常组织，这是激光应用于整形美容外科治疗的重要理论依据，即选择性光热解理论。

目前，激光技术在整形美容外科领域得到了广泛的应用和飞速发展，使得一些原来治疗非常棘手的疾病如太田痣、鲜红斑痣等，变得简单而易于起效。激光在很多领域已替代外科手术成为整形美容外科的一线治疗方式。

二、激光在整形美容外科的临床应用

1. 皮肤色素性病变　着色斑、脂溢性角化、雀斑、咖啡斑、Becker痣、黄褐斑、太田痣、伊藤痣、褐青色痣等。

2. 文身　外伤性文身、文身及不良文饰。

3. 血管性病变　鲜红斑痣、浅表型血管瘤、毛细血管扩张、腿部血管扩张（血管直径$<1mm$）、静脉湖、瘢痕、皮肤异色病、血管角化痣、蜘蛛痣、樱桃样血管瘤等。

4. 脱毛　去除身体各部位多余的毛发，如唇毛、腋毛、发际线、四肢、阴毛等。

5. 皮肤年轻化治疗　改善光老化、皮肤松弛、皱纹等。

6. 皮肤瘢痕　痤疮后凹陷性瘢痕、外伤或烧伤后的浅表性瘢痕、术后增生性瘢痕的预防。

7. 皮肤肿物及疾病　如汗管瘤、扁平疣等。

8. 激光美容手术　激光外科手术既能同时切割和凝血，又能避免意外的神经损伤，减少术中出血、疼痛，从而减轻术后淤血及肿胀，缩短伤口的愈合时间。

三、常用激光设备

1. Q开关激光　可在瞬时产生高达300℃以上的组织温度，导致靶组织迅速地热膨胀，从而使靶组织被粉碎成非常小的颗粒，随后被巨噬细胞吞噬而清除出体外，主要用于治疗色素性病变。

2. 脉冲染料激光　可以使血管内血红蛋白和去氧血红蛋白选择性吸收激光能量达到不可逆损伤病变血管的作用，而周围组织不会受损伤，主要用于治疗血管性病变。

3. 剥脱性皮肤激光　包括CO_2激光和Er：YAG激光，作用于组织时，组织汽化，并产生热损伤，能重建正常皮肤结构，改善浅深部皱纹，效果显著，并改善皮肤质地，肤色更加均匀一致，称为剥脱性换肤。

4. 常用于脱毛的激光设备　长脉宽的755nm（ALEX）激光、半导体810nm激光、长脉宽694nm（Ruby）激光。

5. 强脉冲光　此种设备不是真正的激光，实为强光，是一种连续光，也有人称之为彩光，可用于嫩肤及脱毛治疗。

四、激光的安全操作规程与防护

1. 激光治疗的操作人员均必须经过严格的激光专业培训。

2. 所有在治疗室的人员均需配戴适当波长及光学密度的眼镜及护目镜，患者眼周治疗时，要配戴合适的眼罩或角膜接触镜。

3. 术中不应使用易燃溶液　如75%乙醇、发际线周围不应有定型胶或发胶、毛发暴露部位保持湿润。如需麻醉，只能使用不易燃的气体，防止呼吸道烧伤。

4. 治疗室内尽可能减少有反光的界面，如金属、玻璃等，以防止激光在室内反射。所有的窗户都应有帘子，防止光线外露。

5. 治疗室入口处放置激光警告标志，治疗进行时门口应有操作警示。

6. 治疗室内备有水及灭火器，每台机器一个电插座。

7. 激光治疗室必须配备排烟系统，以减少激光治疗过程中产生的烟雾和组织飞溅，降低激光烟雾中有病毒或细胞的播散。

五、激光治疗前护理

1. 心理护理

(1) 对患者的心理状况进行正确评估：对病程较长、以往有不成功治疗经历或对治疗效果期待值过高的患者应加强沟通和心理疏导。

(2) 主动介绍激光治疗的特点、过程和效果：一般需要多次治疗，间隔时间为数月，患者要有充分的思想准备，积极配合治疗和护理工作。

(3) 治疗过程中可能会出现一些不适或者疼痛，应提前告知患者，对于疼痛耐受性差的患者，要安抚患者、稳定情绪，必要时可遵医嘱给予口服镇静药或在术前涂抹复方利多卡因乳膏。

(4) 告知患者术后可能出现的情况：如红斑、肿胀、皮肤恢复的时间等，让患者有充分的心理准备并选择合适的治疗时间。

2. 治疗前准备与护理

(1) 治疗前3个月停用光敏感性药物。

(2) 治疗前1个月内避免强烈日晒。

(3) 治疗前1周避免在治疗部位接受果酸换肤美容。

(4) 治疗部位无感染灶、皮肤外伤。

(5) 询问患者有无光敏感病史、皮肤病变、免疫系统异常、服用特殊药物或妊娠等情况，并报告医师。

(6) 脱毛治疗前需备皮，应注意避免刮破皮肤。

(7) 治疗前需清洁治疗部位，除去化妆品。

(8) 治疗部位照相以备疗效对比。

(9) 需外用镇痛药物的患者，可在治疗前1小时外涂5%利多卡因乳膏，并用塑料薄膜封盖。

六、激光治疗后护理注意事项

术后早期护理：冷敷20~30分钟，以缓解激光治疗带来的不同程度的疼痛。治疗后一周内禁食光感食品和光敏感性药品，避免刺激性食物及烟酒。治疗后如无结痂，应避免使用含有乙醇的化妆品，保护治疗部位免受挤、压、碰、摩擦，做到保湿防晒。治疗后如有结痂或有渗血，应局部避水3~5天，5天后可以用清水清洗，正常洗浴需待10天以后，待结痂自然脱落，切勿提前强行除痂。治疗后局部如有异常疼痛、肿胀或起水泡，须及时复诊。激光治疗后注意2~3个月避免阳光直接照射。外出要涂防晒霜（SPF值为30以上，PA值为++ ~ +++）。

第十节　面部注射整形美容的护理

一、概述

注射美容是非手术整形美容的一种，利用注射的方法，将生物材料或人工合成生物兼容性材料注射入真皮层或皮下，通过不同的作用机制达到减少皮肤皱褶或塑型的一大类整形手术方法常用的方法。目前常用的注射制剂主要为填充剂和神经阻断剂两大类。

注射美容整形的适用范围：

1．面部塑型　主要应用于真皮组织的填充修复皮肤的缺损。如鼻唇沟的修复等，常用药物玻尿酸（透明质酸）是近几年开始应用的注射美容材料，玻尿酸是人体胶原合成的中间产物，其美容作用机制与胶原蛋白相似，优质的玻尿酸可在体内保存9~18个月。

2．神经阻断　主要适用于①针对皮肤老化造成的动力性皱纹，包括鱼尾纹、皱纹、眉间纹等；②咬肌肥大的治疗。常用药物为A型肉毒素，其主要作用是使面部表情肌肉完全或部分麻痹，使肌肉的活动消失或减弱，从而使面部由表情肌引起的动力性皱纹消失，其作用时间为3~6个月。注射适合年龄为18~50岁，这是因为人体在18岁以后皮肤细胞的生长代谢基本稳定50岁以上的人皮肤较为松弛，弹性较差，因此18岁以后趁较年轻、皱纹较少时进行注射美容整形术效果最为理想。

二、术前护理

1．患者护理

（1）注射前几天，应避免使用维生素E及非甾体类药物（如芬必得等）。面部皮肤应避免暴露在极端的温度或阳光射线下，避免饮酒。

（2）注射前清洁面部。

（3）注射面部填充剂前可应用冰袋冷敷注射部位，有助于缓解注射部位的肿胀和不适感。

2. 一般准备

（1）物品准备：无菌换药包、注射针（1ml 注射器），消毒剂及75%乙醇。

（2）环境准备：注射室应光线充足，保持清洁，定期消毒后使用。

三、术中护理

1. 严格无菌技术操作，防止感染。

2. 为防止发生皮下血肿和淤斑，每点注射后应压迫止血。

3. 保持注射部位处于某个固定的位置，防止因突然移动导致注射制剂注射入其他部位。

四、术后护理

1. 面部填充制剂（如玻尿酸等）注射后护理

（1）冷敷：注射后立即用冰袋冷敷注射部位 15 分钟。如果肿胀不适症状不缓解，可以重复冷敷，每次 5～15 分钟。长期暴露在≤4℃环境中，可能造成皮肤表面冻伤，因此冷敷时间不宜过长。

（2）预防感染：在注射后局部肿胀和发红消退前应注意，注射部位不可暴露在高温环境下（如过度日晒、日光浴或蒸气浴），注射部位不可暴露在寒冷的环境下（暴露于温度在0℃以下环境时戴口罩）。注射部位2 周内不可接受皮肤护理（如注射部位的按摩、面膜护理）。

（3）减少面部活动：注射后 48 小时内应保持注射部位相对较静止，不要触摸按压；同时要避免大笑和哭泣等面部肌肉频繁运动，以保持注射部位填充物的均匀分布。

（4）注射 4 周后方可进行激光治疗、化学剥脱或其他可引起真皮活动性反应的类似治疗，避免引起注射部位的炎症反应。

（5）注射后一周内不要饮酒。

（6）注射后 24 小时内不使用化妆品，针眼处不要沾水。

2. 神经阻断制剂（A 型肉毒素）注射后护理

（1）术后观察：A 型肉毒素注射后应观察 30 分钟，并备用 1∶1000 肾上腺素 1mg，以防发生变态反应。

（2）注射后 4 小时内，不要做局部按摩。

（3）注射后 4 小时内，不要剧烈活动，保持身体直立位，不要躺卧或弯腰。

（4）面部活动：注射后 1 小时内，每 15 分钟可主动做肌肉运动（抬眉、皱眉等）。应用肉毒素治疗良性咬肌肥大，可于注射后3天内间歇咀嚼口香糖，每天3次，每次持续15分钟。

（5）注射A型肉毒素后禁止使用氨基糖苷类药物，如庆大霉素等。

（6）A型肉毒素注射术后告知：①对于注射后感觉效果不明显的患者，应告知其不能急于再次注射；②术后可能发生以下不良反应，有表情不自然，局部肿胀、淤斑，注射部位麻木感，头痛，额部紧绷感，邻近部位皱纹加深，眉形改变、眉下垂等，上述症状可在3～5天发生，一般2～4周后逐渐减退；③注射A型肉毒素后，部分患者可出现闭眼困难、上睑下垂、视物模糊、流泪等症状，无需处理，一般2～8周可自行消退。出现闭眼困难者白天戴眼镜，晚上睡觉时可应用抗生素眼药膏或眼药水，以防发生暴露性角膜炎。

第十一章　四肢伤病与畸形矫正手术的护理

第一节　先天性手及上肢畸形矫正术的护理

一、概述

先天性手及上肢畸形是一类常见病，其发病率约为1‰。手及上肢畸形可单独出现，或同时伴有多种上肢畸形，也可能是多种综合征表现的一部分。对先天性手及上肢畸形真正的发病机制大致可分为：①遗传因素，包括染色体异常和基因突变；②环境因素，有生物因素、物理因素、化学因素、其他因素等。

早期手术治疗矫正畸形是重要原则，有利于患儿的身心发育。手术治疗时机的选择：①在出生后3~6个月内进行的先天性手及上肢畸形的整形，包括因严重的先天性手及上肢畸形影响手及上肢的功能或危及肢体存活的患儿；先天性手及上肢畸形病情很轻，只需进行简易手术即能矫正畸形、改善功能的；能在1~2小时内矫正的手部畸形；②在2岁以内进行的先天性手及上肢畸形的整形；③在2岁以后进行的先天性手及上肢畸形的整形：包括骨及关节融合的畸形、巨指畸形等。

二、术前护理

1. 一般护理　按整形外科术前护理常规。

2. 协助患者完成术前检查　包括血液检查、心电图检查、X线胸片、尿液检查等，特别是手或上肢的X线片。

3. 手术部位皮肤的准备　彻底清洁手术部位，并剃除手术部位周边皮肤的毛发。

4. 协助医师进行手术前谈话，告知患者或家属麻醉方法和手术方式，并进行手术前签字。

5. 肠道的准备　全身麻醉的患者，手术前一晚要进行肠道清洁，并于手术前6~8小时禁食、禁水。

6. 协助医师做好术前的心理护理，特别是对手术的期望值不要太高，不能把手术效果完美化。

三、术后护理

1. 一般护理　按整形外科术后护理常规。

2. 患肢抬高 改善局部血液回流，减轻局部水肿，有利于伤口愈合。

3. 观察指端血供，如指端呈青紫色，说明静脉回流不畅，注意查找原因，并及时通知医师。

4. 观察有无渗血或出血，手术后伤口一般不应有血性渗出。如外层敷料出现殷红血浸，可用记号笔标记渗血的范围并观察其发展，如出血范围不断扩大且患者主诉术区胀痛，则提示有出血或血肿的可能，应及时通知医师进行处理。

5. 保持术区敷料清洁，注意观察敷料包扎是否确实。使用石膏固定的患者注意观察石膏的松紧，以防压伤。

6. 预防感染 遵医嘱给予抗生素治疗。

四、出院指导

1. 手术后14天拆线。

2. 保持术区敷料清洁，包扎固定完好，避免污染脱落。

3. 饮食以高纤维、高蛋白、高热量为主，避免刺激性食物。

4. 拆线一周后，尽可能早进行功能锻炼，功能锻炼从吃饭、穿衣等简单的日常生活逐渐过渡到写字、编织等较复杂的动作。

5. 拆线后，尽早佩戴弹性敷料，可达到良好的塑形效果，弹性敷料至少佩戴半年以上；如果条件允许，可以外涂一些预防瘢痕增生的药物，以减轻瘢痕的增生。

6. 出院后3~6个月来医院复查。

第二节 手及上肢瘢痕挛缩畸形矫正术的护理

一、概述

手及上肢瘢痕、瘢痕挛缩畸形是整形外科临床常见的疾病。最常见的病因是烧伤，包括火焰烧伤、高温液体烫伤、高温器具接触烫伤或烧伤、酸碱等腐蚀性溶液灼伤、放射线损伤以及电击伤等；凡是造成上肢皮肤、皮下组织和其他组织创伤，以及组织坏死性炎症、疾病等，均可引起瘢痕及瘢痕挛缩畸形；上肢不同病因的缺血性坏死疾病，以及强烈的缩血管药物注射时皮下广泛溢出等，也都可引起上肢的瘢痕及瘢痕挛缩畸形。早期造成肢体原发性功能障碍，长期存在的挛缩，引起肌肉、肌腱、骨关节及其周围韧带的挛缩继发性畸形，致使上肢部分功能的丧失或全部丧失。及时有效地医治患者上肢瘢痕、瘢痕挛缩是十分重要的。

手及上肢功能的瘢痕、瘢痕挛缩的治疗有非手术和手术治疗两种。手术治疗则应尽可能地切除挛缩瘢痕，解除挛缩，恢复正常的解剖结构；对缺损的组织，应尽可能采用组织移植修复皮肤、皮下组织；使用组织扩张器，是增加组织移植供区组织量的良好手段，常被采用。对于继发性的骨、关节、肌腱、韧带短缩畸形，则应进行相应的整复手术。

手及上肢瘢痕挛缩的治疗既需要精湛的手术，同时也需要优质的护理。

二、术前护理

1. 一般护理　按整形外科术前常规护理。

2. 皮肤准备　患者入院后即进行局部皮肤的清洁处理，修剪指甲，用温水泡洗手及上肢，以清除污垢。术日刮除腋毛。需植皮或移植皮瓣的手术，还要做好供区皮肤的清洁。

3. 手术范围广、时间长的患者，应在术前备血。

三、术后护理

1. 一般护理　按整形外科术后常规护理。

2. 抬高患肢　改善局部血液，减轻水肿，有利于伤口愈合。卧床时用软枕垫高患肢，使肘部保持略高于心脏水平 5 ~ 8cm 呈 135°的姿势斜放于枕上。过高会影响肢体远端血液供应，过低则静脉回流受阻。如仅将手部抬高而没抬高肘部，这样肘部静脉或淋巴回流不畅，也不能达到减轻水肿的目的。

3. 观察指端血供　术后 1 ~ 2 日每小时观察一次，术后 3 ~ 5 日每 24 小时观察一次，术后 5 ~ 7 日每日 2 ~ 4 次，并做好记录，发现异常及时通知医师采取必要措施。观察时注意皮肤色泽、皮肤温度、指压反应，皮瓣肿胀程度。

4. 观察有无渗血与出血　手术后伤口一般不应有血性渗出，如外层敷料出现殷红血浸，可用色笔标记渗血的范围并观察其发展。如范围不断扩大且患者诉术区胀痛，则提示有出血或血肿形成的可能，应及时通知医师进行处理。

5. 注意敷料包扎固定　术后应注意观察敷料包扎是否完整，有无过松或过紧现象，尤其注意指端的血运，如包扎时某部分过紧，可致该处静脉回流不畅，指端呈青紫色。如发现敷料松脱，应予纠正，并通知医师，做进一步处理。

6. 功能锻炼　手术治疗只是给手及上肢的功能恢复创造条件。功能的恢复还要靠坚持不懈的功能锻炼。运动可促进局部血液循环、减轻水肿、增强肌力、防止挛缩及改善关节的活动度，因而它是加强手术效果，促进手部及上肢生理功能恢复的重要措施。术后功能锻炼应尽早进行。一般待创口愈合或植皮拆线 1 周后，每日晨松开敷料进行锻炼，晚睡前再进行功能位或要求位的包扎固定。有肌腱吻合者应在术后 3 周开始锻炼。早期以主动活动为主，从吃饭、穿衣等简单的日常生活逐渐过渡到写字、编制等较复杂的动作，也可结合工种加以锻炼；后期可辅以较多的被动活动，以进一步增加关节运动幅度，同时辅以理疗。

第三节　先天性并指与多指畸形矫正术的护理

一、概述

先天性多指畸形（congenitalpolydactyly）是指正常手指以外的手指赘生，或者是手指的指骨赘生，或是单纯软组织成分赘生，或是掌骨赘生等，均属于多指畸形的范围。单纯性多指只切除多指及局部皮肤整形。复合性多指除了多指切除以外，还需进行多余掌骨的全切除或部分切除。在切除多指的同时，有时需进行关节、骨畸形矫正、关节韧带修复及皮肤整形等。中央多指常常伴有并指畸形，血管、神经的变异屡有发生，切除赘生指时，应避免损害存留指的血供给神经支配，防止存留指坏死。

两个以上手指部分或全部组织成分先天性病理相连，属于先天性并指畸形（congenitalsyndactyly）。并指也是先天性上肢畸形中最多见的病种之一。并指畸形的治疗常需手术分离和全厚皮移植进行矫正。多个手指并连需分次手术矫正，以免造成中间手指缺血坏死。在手术次序的安排上，矫正骨畸形，矫正拇指、示指畸形安排在前面，中指、环指并指或小指并指安排在后面。

二、术前护理

1. 心理护理　主动和患者沟通，向患者解释手术目的、方法、注意事项。了解患者对手术的要求，做好患者和家属的思想工作，以取得患者密切配合，增加他们战胜疾病的信心。

2. 协助、指导患儿家属为患儿完善术前检查，如心电图、尿常规、摄影、B 超血管造影、胸透及血液检查等。

3. 全身准备　注意保暖，预防上呼吸道感染。

4. 皮肤准备　手术野皮肤准备原则是超过手术部位上下两个关节以上，仔细检查手术野皮肤的情况，有皮肤感染或破损者应治愈后方可手术。入院后即开始每日用温水泡手 15 分钟，以消除污垢，清洁皮肤；术前一日协助患儿家属给患儿沐浴，剪指（趾）甲。

5. 禁食、水时间　全身麻醉患者均应在手术前 8 ~ 12 小时禁食，术前 4 ~ 6 小时禁饮水。婴儿在术前 4 小时禁止哺乳，术前 2 小时禁止饮水，以防因麻醉或手术刺激引起术中及术后呕吐，从而污染术区或导致吸入性肺炎或窒息。

6. 肠道准备　术前一日晚给予常规灌肠，3 岁以内患儿不做灌肠。

7. 按医嘱术前用药，并将病历及患肢 X 线片带入手术室。

三、术后护理

1. 按臂丛或全身麻醉术后常规护理。患者回病房后密切监测生命体征，发现异常情况及时报告医师。

2. 抬高患肢　平卧位，一般患肢抬高 20°～30°，高于心脏 5～8cm，以促进血液循环，减轻肢体肿胀，利于伤口的愈合。当患者可以下床活动时用绷带将患肢悬吊于胸前。

3. 严密观察指端皮肤颜色、温度、肿胀、感觉运动及切口渗血情况，如有异常情况应及时与医师联系。

4. 石膏护理　如有石膏固定或外固定支架者，按石膏固定或外固定支架常规护理。注意保持局部稳定，抬高患肢，3 周内防止局部活动。

5. 注意敷料包扎固定，术后注意观察敷料包扎是否牢靠，有无松动或过紧现象，尤其注意指端血运的情况。

6. 全身支持疗法　遵医嘱给予抗生素、止血药，并补充所需的液体，并观察药物反应。

7. 拆线　术后 10 天开始间断拆线，14 天可以全部拆除缝线。有游离植皮者，拆线后仍需用敷料包扎 1 周或带弹性指套压迫。

8. 功能锻炼　术后 3 周开始功能锻炼，从简单到复杂，功能锻炼可促进血液循环，减少水肿，增加肌力，防止挛缩。

四、出院指导

1. 术后加强功能锻炼　并指分离术后在伤口完全愈合后才开始主动练习活动。拆线后，仍要制动 1 个月，待修复的关节囊充分愈合后方可进行活动。初期可结合日常生活过渡练习，后期辅以较多被动活动，进一步加强关节活动。

2. 冬季注意保暖，防止局部受凉而挛缩影响血液循环。

3. 避免局部过度受压，早期因术后患肢对温度不敏感，避免与过热物体接触，防止灼伤。

4. 为了防止瘢痕增生，可带弹力护手套加以压迫。

第四节　下肢慢性溃疡修复手术的护理

一、概述

下肢皮肤出现经久不愈的伤口，伴有不同程度的炎性渗出，称为下肢慢性溃疡。引起下肢慢性溃疡的原因很多，主要有①创伤性溃疡；②静脉淤血性溃疡；③动脉供血不足性溃疡；④神经营养不良性溃疡；⑤糖尿病性溃疡；⑥恶性溃疡；⑦感染性溃疡。对于下肢慢性溃疡的治疗，首先要查清病因，在积极治疗原发病、改善全身情况的基础上，对溃疡局部给予妥善换药，保持清洁，为手术创造有利条件。

手术治疗方法的选择，要根据溃疡的性质、部位、范围、侵犯深度，并参考患者年龄、工作性质及环境条件等而定。手术治疗方法有①中厚皮片游离移植术；②皮瓣移植修复：如筋膜皮瓣、肌皮瓣、各种轴型皮瓣、吻合血管的游离皮瓣、交腿皮瓣及远部的皮管皮瓣修复。

采用交腿皮瓣修复治疗下肢慢性溃疡是整形外科的一种传统手术方法，但需要患者经受一段时期的肢体姿势固定的痛苦，具有较大的特殊性。现仅以交腿皮瓣修复手术为例，阐述下肢慢性溃疡的护理要点。

二、术前护理

1．按整形外科术前一般常规护理。

2．创面的处理　从患者入院开始，每日用温水浸泡创面。在第一次浸泡前需对创面分泌物做细菌培养及药物敏感试验，根据结果针对性的选用适宜的抗生素对创面进行湿敷，然后更换敷料。如为特殊感染，应采取相应隔离措施，且手术室按特殊手术准备及处理。

3．卧位　卧床休息，除下肢动脉供血不足者外，下肢慢性溃疡患者均应采取患肢抬高的卧位，以改善创面及肢端血液循环。

4．术前训练　术前要向患者介绍手术方法和术后姿势固定的位置及要求，按照所需姿势，可用绷带捆扎固定做术前适应性训练，每日一次，每次时间可根据患者的耐受程度适当延长。手术当日安装骨科牵引支架，并准备足够的软枕，以供术后姿势固定的支撑使用。

5．饮食护理　根据患者情况，按医嘱合理安排饮食。如体质营养差的患者，应给予高蛋白、高热量、高维生素饮食，以改善全身营养状况，有利伤口愈合。

6．术区准备　按医嘱常规准备术区皮肤，协助医师做好手术切口范围标志。

三、术后护理

1．按全身麻醉术后常规护理。

2．保持有效卧位　全身麻醉清醒去枕平卧位 6 小时后，患者需卧床抬高患肢。石膏干固前须将软枕置于石膏下方的空隙处以支撑石膏，避免石膏折断，干固后用骨科牵引支架向上悬吊双下肢作平衡牵引，有利于血液循环，便于更换敷料及观察血运情况，有助于患者在床上活动及生活。

3．疼痛　患者因姿势固定不能变换体位，被固定部位酸痛难忍。在此期间，护士应针对患者的痛苦做好解释和安慰工作，分散患者注意力，并遵医嘱给予镇静镇痛药。局部采取热敷、针灸、按摩等护理措施，加强对患者的生活护理，使患者平稳渡过此阶段。

4. 血运的观察　姿势固定限制关节的活动，但不能限制肌肉舒缩，软组织也达不到绝对制动，石膏干燥后会松动，加之患者因不适而自主或不自主的扭动，都易造成皮瓣蒂部会发生变位、牵拉、压迫或血管痉挛等现象，因此需经常观察皮瓣的颜色、温度、指压反应及肿胀情况，发现异常，及时通知医师纠正。

5. 并发症的预防

（1）预防感染：交腿皮瓣转移后蒂部可能有少许创面暴露或行分泌物引流、双腿交叉的皮肤接触可发生浸渍，处理不当常继发感染，因此要求保持蒂部清洁干燥及通风良好。敷料如被渗出液浸湿，应及时更换。嘱患者不可自行松动敷料或用手触摸皮瓣周围皮肤，减少感染机会。同时遵医嘱给予抗生素药物治疗。

（2）预防烫伤：用烤灯烘烤石膏时应避免直接照射在皮瓣上，随时检查烤灯对皮肤产生的热度，防止烫伤。

（3）预防压疮及压伤：交腿皮瓣固定期，因长期仰卧，活动受限，骶尾部骨隆突出处由于受压，局部血液循环受阻易引起压疮。需保持床单位的平整、清洁、干燥，受压部位用气圈架空，并用30%～50%乙醇或热水擦拭及按摩，每日2～3次。认真倾听患者主诉被石膏固定范围内肢体疼痛的感觉，如有某点剧烈压痛时及时通知医师检查处理，以防压伤。

6. 拆线与断蒂术　术后一般12～14天拆线。术后3～4周可行皮瓣断蒂手术。如果采用超薄皮瓣手术，可在拆线后5～7天行皮瓣断蒂手术。为了测定和训练皮瓣血运，在伤口愈合后，可对蒂部行夹压训练，血运良好者可行断蒂术。

7. 断蒂术前的护理

（1）皮瓣血运测定及训练：为保证皮瓣在转移或断蒂后有足够的血运，防止因血供障碍产生组织坏死，需对皮瓣进行血运测定；血供训练则可促进另一端血运的建立。护士可采用肠钳阻断法进行测试和训练，具体方法为：用套有乳胶管的肠钳夹住蒂部。训练的时间从首次15分钟开始，每日1～2次，逐渐增加时间至2小时（亦可1次夹2小时测定），注意观察皮瓣的颜色、温度改变。如阻断2小时后皮瓣无发绀，松开肠钳血供恢复后无显著的反应性充血，即可行断蒂术。也可用两根圆形竹筷套上乳胶管，两端缠绕橡皮筋形成弹性压力代替肠钳。

（2）皮肤准备：皮肤准备要仔细、彻底，清洗时要注意勿擦伤或烫伤皮瓣。

8. 断蒂术后的护理

(1) 断蒂术后创面完全愈合后，指导患者在床上依次进行股四头肌运动、抬高及下垂下肢、屈伸膝关节和踝关节的自主活动。1个月后可开始扶拐走路。

(2) 由于患者已习惯于较长时间的姿势固定，断蒂后又会产生关节酸痛，此时可辅以理疗。

(3) 术后练习下肢下垂及床下活动时，需用弹性绷带包扎下肢，出院后需长期穿弹性紧袜或特制护腿，以减轻双下肢水肿及皮瓣淤血。

(4) 半年后视情况可恢复体力劳动。

(5) 交腿皮瓣是任意皮瓣，转移后其感觉是不完全的，在日常工作和生活中要注意保护，避免外伤、冻伤及烫伤。

第五节 肢体淋巴水肿组织切除及植皮术的护理

一、概述

淋巴水肿是由于先天性淋巴管发育障碍或继发性原因致使淋巴液回流受阻所引起的肢体浅层软组织内体液积聚，继发纤维结缔组织增生、脂肪硬化、筋膜增厚及整个患肢变粗的病理状态。因皮肤增厚，表皮过度角化，皮下组织增生，其中包括大量增生的纤维成分，是晚期的肢体病变组织坚硬如象皮，称为象皮肿病。

肢体淋巴水肿的治疗分为非手术治疗和手术治疗两大类，首选保守疗法治疗肢体淋巴水肿。手术治疗经过长时期的摸索，有些手术缓解了水肿，使病肢外形得到较大程度的改善而沿用至今。手术治疗的方法包括①促进淋巴回流：带蒂大网膜瓣移植、带蒂皮瓣移植；②重建淋巴通道：淋巴-静脉吻合，分淋巴结-静脉吻合和淋巴管-静脉吻合，自体静脉移植代淋巴管，自体淋巴管移植；③切除病变组织。

以下介绍下肢淋巴水肿采用切除病变组织，如单纯病变组织大部切除术、病变组织切除皮片移植术或回植术的手术治疗的护理。

二、术前护理

1. 按整形外科术前一般常规护理。

2. 记录体重、肢体周径及体积的测量 患者入院当日应测量体重并记录、患肢及健肢几处相对应的周径及应用排水法测量所得的患肢体积作为基数，然后逐日测量并记录，包括治疗前后的比较、患侧与健侧的比较。

测量下肢周径常用的定点部位：①足部：楔舟关节或第五跖骨粗隆水平；②踝关节：内、外踝水平；③膝关节下：胫骨结节水平；④膝关节上：股骨内髁或外髁以上若干厘米水平。为保证测量准确，各部位可用亚甲蓝作标记。

排水法测量患肢体积法：在特制内壁有刻度的水桶内装入一定量的水后，将患肢放入，根据水平面的增高数值计算体积。如连续3日体重、患肢体积及各部位周径不再改变，即表示淋巴水肿消退已达最大限度，此时再参考皮肤营养改进和感染的控制情况，择时手术。

3. 减轻患肢水肿　嘱患者绝对卧床休息，抬高患肢并用弹性绷带从足端向上缠绕，均匀地对患肢进行加压包扎。包扎范围应注意不得超过水肿的上缘，以避免妨碍淋巴液的回流。开始包扎时，由于水肿消退迅速，应经常检查弹性绷带有无松动，发现后及时纠正。在卧床及弹性绷带包扎期间，指导并鼓励患者做股四头肌及小腿伸屈肌的收缩运动，以促进淋巴液的回流。

4. 保持患肢清洁　每日用温热肥皂水或1∶5000高锰酸钾溶液泡洗患肢15～20分钟，泡洗后涂以少量凡士林油膏，用弹性绷带包扎，以保持患肢的清洁，也可以改善皮肤的营养状态。

5. 控制感染　为控制感染、预防丹毒样发作、消灭创面，对患肢有溃疡创面、淋巴瘘者，首次泡洗前应做细菌培养和抗生素敏感试验。每日泡洗后，按一般换药原则处理。对有足癣和慢性湿疹者，应在治愈或感染被控制后再行手术，并在手术前一日开始遵医嘱给予抗生素以预防感染。

6. 饮食护理　应给予高蛋白、高热量、高维生素饮食，以增强机体储备，改善全身营养状况，提高抵抗力。如有贫血的患者，配合医疗纠正贫血，改善膳食结构、口服铁剂，必要时遵医嘱给予少量多次输血。一般术前需备自体血，但患者身体条件不允许时，应备异体血。

7. 查尾丝蚴　由血丝虫引起的下肢淋巴水肿，均为丝虫病的远期后遗症。外周血中极少有活动的血丝虫，但对来自丝虫病流行地区的患者，要检查有无新近感染，从入院后第1日起连续3日，在午夜时取血涂片，查尾丝蚴。阳性结果者，先行药物治疗，再择期手术。

8. 淋巴管造影　部分患者需做淋巴管碘油造影，做鉴别诊断的依据或观察淋巴系统的病理变化。护士应配合医师进行造影检查。

三、术后护理

1. 按全身麻醉术后常规护理。

2. 卧位　患者需卧床，局部制动，患肢抬高，有利于静脉回流，减轻水肿，以利于皮片的成活。

3. 术后植皮区的护理　彻底切除下肢淋巴水肿病变组织并行游离皮片移植后，植皮区愈合能力一般较强，但某些部位有时也常发生一些并发症。在护理过程中应注意对这些并发症的预防。

(1) 皮片坏死：内、外踝骨突出部位，因受绷带或石膏托的压迫，易发生皮片坏死，故应经常检查该处包扎是否过紧，患者主诉该部有压迫性疼痛时，及时给予放松纠正。

(2) 血肿：跟腱两侧凹陷处，是术后皮片下最易发生血肿的部位，应密切观察该处有无渗血，绷带是否松动，并询问患者的感觉。

(3) 感染：趾蹼附近和足背植皮边缘常有一定的残留感染，易引致缝线感染，如发现感染，及时通知医师处理。一般可拆除局部缝线或用75%乙醇纱布湿敷，防止感染扩散。

4. 拆线及锻炼　术后一般10～14天拆线。皮片大面积（≥95%）成活良好时，指导患者开始进行下肢锻炼。具体方法是：嘱患者坐起，下肢下垂床边30分钟，逐日延长下垂时间，每日1～2次。指导患者做股四头肌的收缩锻炼，以促进肌力的恢复和推动血液、淋巴液的回流。术后1个月，可扶拐下地活动。

5. 预防术后复发　在创面完全愈合离床下地活动时，还须长期应用弹性绷带或特制的弹性护腿，从足趾至整个植皮区（上端不得超过植皮范围）做加压包扎，以对抗下肢内部的压力，防止再度发生淋巴液滞积。

6. 供皮区的护理　由于供皮区的创面大，易发生渗血、渗液、感染及磨破等而影响伤口愈合，要严密观察，及时处理。

四、出院指导

做好出院卫生宣教，使患者掌握一定的自我护理知识，以减少复发的可能。

1. 嘱患者经常泡洗患肢，保持局部清洁卫生，植皮区经常涂以少量凡士林油膏或护肤膏，保持皮肤滋润，防止皮肤皲裂。

2. 积极防治足癣，并防止蚊虫叮咬和各种外伤。

3. 出院后需长期应用弹性护腿或特制护腿（最好是永久使用），以减轻下肢水肿。

4. 半年内不做下水的劳动，尽量不做过久的直立性工作和重体力劳动。

5. 如有不适，及时复诊。定期随访检查。

第六节　拇外翻矫正术的护理

一、概述

足拇外翻俗称“大脚骨”，是好发于女性的一种常见足部畸形，多呈对称性。主要表现为足拇趾斜向外侧，第一跖骨内翻，第一二跖骨间夹角增大，跖拇关节轻度半脱位；第一跖骨头在足内侧形成一骨赘，因长期受鞋帮的摩擦，局部皮肤增厚，严重时红肿发炎形成骨赘拇囊炎肿。足拇外翻的发病与遗传有关，另外经常穿尖头鞋或高跟鞋站立过久、行走过多也是造成足拇外翻的常见原因。患者主要目的是为解除行走时的局部疼痛，也有一些年轻的女性是为了使双脚外形美观前来就诊。

二、术前准备

1．完善术前检查。

2．拍 X 线片，检查骨骼畸形程度。

3．准备轮椅、拐杖等辅助用物。备一双宽大的拖鞋。

4．避开月经周期，术前不能服用阿司匹林等类药物。

5．嗜烟、酒者应戒烟、酒。

6．了解患者的健康情况及心理状态，使其在术前对疾病及手术方案有正确的认识，解除疑虑，以最佳心态接受手术治疗，保证手术的顺利进行。

三、术后护理

1．制动　术后最好卧床休息 3 天，患趾抬高，以利静脉回流，减轻肿胀。

2．预防感染　遵医嘱应用抗生素以防感染。保持敷料整洁干燥。

3．疼痛处理　术后患者均会有不同程度疼痛，可给予镇痛药，缓解疼痛。

4．发热　术后若体温在 38.5℃ 以下多为吸收热，一般无需处理，可以多饮水尽快恢复。若持续高热，需观察患趾有无红、肿、热、痛的症状，对症处理。

5．饮食护理　术后应进营养丰富、富含维生素 C 的食物，以利伤口愈合，为预防便秘发生，应多食粗纤维食物以及熟透的香蕉、蜂蜜饮品等。

四、出院指导

1．功能锻炼是术后恢复的重要内容。术后需要做主动及被动的练习，对防止关节强直、肌肉萎缩，改善血液循环、消除肿胀有极大益处。卧床期间需要做床上的适当运动，下地活动应慢慢直立，由虚踩地到实踩地，循序渐进。居家最好借助轮椅或拐杖帮助行动。部分住院患者行截骨矫形手术可以即刻下床活动，但要在护士的指导下进行，避免引起骨断端对合不良。

2．术后 4 周来院复诊，摄 X 线片，检查骨愈合情况。

3．术后还需关爱自己的脚，穿合适的鞋子，避免站立过久。

第七节 足底软组织缺损修复手术的护理

一、概述

对于直立行走的人来说，足底软组织除具有体表覆盖与保护功能外，还起到保持身体平衡、缓冲、耐磨及负重的功能。因此，要保留无痛及有功能的下肢，足底部的软组织显得尤为重要。

足底部是人体与地面的连接点，在不同情况下，感觉神经与运动神经共同协调综合反应，完成相互协调平稳的运动。足底软组织缺损一般由以下一种或几种因素引起：外伤、肿瘤切除、感染或坏死。主要治疗手段是采取手术方式进行伤口修复或结构重建。手术方法包括直接缝合、皮片移植、局部皮瓣、带蒂皮瓣和游离皮瓣等。在制定修复方案时要仔细考虑每一种方法，评估其可行性及预后。

软组织缺损范围以及能正常负重行走的组织替代物决定了缺损区最好的修复方法。显然，损伤位于浅层，伤口可直接缝合或皮肤移植。若损伤比较深且广泛，损伤范围决定选择局部带蒂皮瓣或游离皮瓣。足部使用最多的筋膜皮瓣是足底内侧皮瓣，此皮瓣若带足底内侧动脉的近端部分，最大可达6cm×10cm，有感觉，可较大幅度旋转，最适合于足跟部软组织缺损修复。跟骨外侧皮瓣在外踝下方和后方延伸形成“L”形，取小隐静脉和腓肠神经用于跟腱及跟部的修复。足背皮瓣及踇骨趾皮瓣对于修复足前段小范围缺损非常有用。若缺损范围较大，最好考虑游离皮瓣，包括臂外侧皮瓣、肩胛旁皮瓣、前臂桡侧皮瓣等。

二、术前护理

术前护理主要有患者心理疏导、病情评估和治疗方案确定、保持清洁控制感染。

1. 心理疏导　与患者沟通、交流，让患者对病情有正确认识，积极配合治疗，对病情治疗充满信心，心理疏导对手术成功及远期功能恢复有很重要作用。

2. 病情评估　对患者进行术前评估首先应确定其病因：外伤、感染、肿瘤、系统性疾病及药物作用。软组织缺损修复需要三个条件：消除感染、伤口血供丰富、足量的软组织覆盖。术前应对感染伤口彻底清创，消除炎症，完善术前检查，协助医师检测足部血管（多普勒测定），选定合适覆盖皮瓣。放射治疗后的缺损区域进行相应特殊准备，对糖尿病引起的足部溃疡及坏死同内分泌医师会诊一同制订治疗方案。

3. 治疗方案　根据病情评估及缺损区域的位置和范围确定修复方案。修复足底软组织缺损需要全面了解足部的神经血管解剖、血管构筑单位及伤口护理的原则。足底的主要血供来源于胫后动脉的三个终末分支，跟骨动脉（供应足跟部血供）、足底内侧动脉（供应拇短收肌、趾短屈肌及覆盖其上的皮肤）、足底外侧动脉（供应趾短屈肌、小趾收肌、小趾短屈肌、足底及蹞趾）。足底部受胫后神经的三个分支支配，跟骨神经支配内侧跟垫部；足底外侧神经支配足底外侧2/3区及外侧一个半趾，足底内侧神经支配足底内侧1/3区及内侧三个半足趾。血管构筑单位是被知名动脉滋养的肌肉、骨、皮肤的总称，通过阻力性动脉与邻近血管构筑单位相交通。

4. 保持患肢清洁、控制感染

（1）为保持患肢的清洁及改进皮肤的营养状态，每日用1∶5000的高锰酸钾溶液泡洗患肢15～20分钟，泡洗后涂抹少量凡士林油膏，然后用弹性绷带包扎。

（2）为控制感染发作及消灭创面，对患肢应每日按一般换药原则处理。首次泡洗前应做细菌培养。

（3）术前一般护理按术前常规护理。

三、术后护理

1. 一般护理，按整形外科术后护理常规。

2. 保持患肢抬高。如用石膏固定，在石膏干固前需将软枕置于石膏下方的空隙处支撑石膏，以免石膏折断。

3. 观察皮瓣血运及趾端血运情况。石膏干燥后可出现松动，患者长期卧床感到不适而自主或不自主的扭动，都会造成皮瓣牵拉、压迫或血管痉挛的现象，故要经常观察皮瓣颜色、温度、指压反应及肿胀情况，发现异常及时通知医师。

4. 并发症的护理

（1）血肿：跟腱两侧凹陷处是术后容易发生血肿的部位，应检查该处有无渗血，绷带是否松动，并了解患者的感觉。

（2）皮瓣坏死：内、外踝骨突出部位，因受绷带或石膏的压迫，易发生皮瓣坏死，故应经常检查包扎是否过紧，患者主诉该部位有压迫性疼痛时，应及时通知医师给予放松纠正。

（3）下肢静脉血栓及压疮：因术后卧床15天左右，须告知患者及家属应尽早在床上活动，协助患者家属每日定期给予翻身和下肢按摩，骨突处垫软枕。加强营养，给予高蛋白、高维生素、高热量饮食。

5. 拆线及锻炼　一般在术后第10～14天拆线，皮瓣成活良好时可指导患者开始进行下肢锻炼。嘱患者坐起，使下肢下垂床边30分钟，然后每日增加下垂时间，每日1～2次。另外应指导患者做股四头肌的收缩锻炼，以促进肌力的恢复和推动血液及淋巴液的回流。

四、出院指导

1. 出院前做好卫生宣教，掌握一定的自我护理知识。

2．保持术区清洁，经常泡洗患肢，术区可经常涂抹少量凡士林油膏或护肤膏，保持皮肤滋润，防止皮肤皲裂。

3．术后6周无负重站立，穿合适的鞋，尽量不做过久的直立性工作和重体力劳动。

4．定期随访，积极配合治疗，按医嘱进行功能恢复训练。

第十二章　躯体伤病与畸形矫治的护理

第一节　瘢痕病变的防治与护理

一、概述

瘢痕是人体组织创伤修复过程中的一种产物，即纤维化的肉芽组织。瘢痕的治疗与修复占整形外科治疗范围的80%以上，如何使机体在愈合时不发生瘢痕增生，一直是整形外科医师面临的难题。随着医学对瘢痕生成机制、发生发展过程，以及在细胞学、基因学等方面的研究，使人们对瘢痕的认识越来越清楚，有力地促进了瘢痕治疗和预防的发展。引起瘢痕增生的原因有外伤、皮肤病、张力、种族、好发部位、年龄、家族倾向以及体内因素等。瘢痕可分为表浅性瘢痕、增生性瘢痕、瘢痕疙瘩以及其他如线状瘢痕、蹼状瘢痕、凹陷性瘢痕、桥状瘢痕等。瘢痕的治疗原则是：伴有功能障碍的各种瘢痕挛缩均要进行治疗。可分为手术治疗和非手术治疗（压力疗法、放射疗法、化学药物疗法以及激光、冷冻、蜡疗、超声、离子透入等）。瘢痕一旦形成，即使最精细的手术也只能使其得到改善，不能根除。因此，最大限度地预防瘢痕形成，与治疗具有同样的意义。手术病例选择、手术操作技术以及妥善的术后护理是预防瘢痕增生的重要手段。

二、术前护理

1. 心理护理

（1）心理评估：据有关调查，焦虑、抑郁等不良情绪和创伤后适应困难普遍存在于烧伤、创伤患者中。这是因为①烧伤、创伤多发生于面、颈、四肢等外露部位，形成的瘢痕使各部位的形态功能遭到不同程度的破坏，轻者留下瘢痕，重者毁容，给患者生活工作带来极大困难；②中、青年人承担着更多的家庭社会责任和压力，且易发生各种伤害，突然的打击导致他们的反应更强烈。后天畸形，特别是成年以后突发畸形的患者，其幼年时自身身像（每个人在心理发展过程中内心都有着对自己身体认同的影像，它对于人的个性和行为发展极其重要。人在儿童期随着身体的发育，逐渐形成身像）已经基本完成，突发事件使心理猛然承受畸形的压力，形成身像的偏离。他们曾经拥有美的过去，此时心理上处于一种高度的审美注意状态，情感期待特别强烈，渴望尽快恢复从前的容貌，但整形手术不能做到改头换面。经有关研究统计，后天畸形的患者有62%左右表现情绪障碍，如易怒、悲观、急躁。11%有精神症性障碍，如恐惧症、焦虑、精神衰弱、抑郁等。③患者经多次手术，恐惧感逐渐加重，疼痛阈值降低，轻微的疼痛也会使患者产生很大的反应。

（2）护理措施：术前的心理护理应从患者入院开始。护士应主动热情地接待患者；为患者提供舒适安全的环境；在工作中对患者表现出关怀爱护；耐心地倾听患者需求，详细解答其提出的问题，疏导患者接受现实，鼓励患者表达自己对其外表改变的想法；鼓励患者像其他人一样参加一些适合的活动；鼓励患者之间的互助行为等。

2．常规术前准备

（1）协助指导患者完成各项实验室检查、X线检查、照相、心电图检查。

（2）根据手术方案做好皮肤准备：对凹凸不平积垢较多的瘢痕，要除去凹陷处的毛发，用汽油软化并除去瘢痕内积垢。

（3）按要求做好相应的护理工作：显微外科的术前准备、麻醉前准备等。

3．术前宣教

（1）麻醉方式及注意事项。

（2）手术方式及必要的术前准备工作。

（3）手术室、麻醉恢复室的基本情况及要求。

（4）手术后可能发生的不适及应对方法：疼痛、呕吐、尿潴留、姿势固定。

三、术后护理

1．常规护理

（1）麻醉后的护理：根据麻醉方式，采取相应的护理措施。

（2）引流管的护理：保持引流管的通畅，勿折曲，及时更换。

（3）预防感染：无菌操作、监测体温、敷料干燥整洁。

（4）疼痛：术后疼痛是一种急性痛，是困扰手术患者的突出问题，术后镇痛应视为是保障患者安全，促进术后康复的重要环节。疼痛也是判断皮瓣血肿的重要体征。处理方法有物理疗法（按摩、温热疗法）、心理疗法（松弛训练、精神转移法）、药物镇痛，避免激发和加剧疼痛（环境、光线、舒适体位）、及时处理术后并发症（血肿、感染）、避免操作增加疼痛。

（5）姿势固定与制动。

（6）基础护理：环境、体位、清洁。

2．不同手术方式的护理

（1）游离植皮：保持敷料整洁、干燥，局部制动防止水肿，拆线后应戴弹性织物持续压迫半年，保持皮片平整，防止瘢痕增生。

（2）皮肤扩张器植入术：注水时局部皮肤的颜色、硬度，加强患者自我保护意识，避免挤压、碰撞、揉搓等，局部涂油膏，出现并发症及时告之医师。

（3）带蒂皮瓣、皮管转移：观察皮瓣、皮管颜色、血供、肿胀情况；保持姿势固定；感觉差，注意保暖，防冻、防烫；局部按摩减少强迫体位引起的不适。

（4）显微外科手术：以预防血管危象为护理要点。

四、出院指导

1．一般指导

（1）移植皮片在一段时间内不能分泌皮脂、汗液，局部涂抹油膏保持滋润。

（2）皮瓣、皮管感觉差，注意保暖，防止冻伤和烫伤。

（3）全厚和中厚植皮，初次手术时，局部形态较粗糙，半年后需再次修整。

2．功能锻炼

（1）按摩：睑外翻、口外翻植皮后应进行局部按摩，防止皮片收缩。

（2）姿势固定：颈部手术肩部垫软枕，使头保持后仰，颈部展开；四肢手术后，晚间应固定在功能位。

（3）锻炼：四肢手术后应加强肢体最大的功能锻炼，进行主动、被动活动。

（4）加压包扎：拆线后要使用弹性织物或“瘢痕敌”等医用敷料局部加压，预防瘢痕增生。

第二节　体表肿瘤切除手术的护理

一、概述

肿瘤是细胞异常分化所形成的新事物，不受机体控制合理调节。体表肿瘤则是生长在人体表上的肿物，是指来源于皮肤、皮下附件、皮下组织等浅表软组织的肿瘤。

体表肿瘤分为体表良性肿瘤、体表恶性肿瘤。良性肿瘤生长缓慢、不扩散；恶性肿瘤生长迅速，可浸润和破坏邻近组织，可转移。

1．体表良性肿瘤　体表肿瘤大多为良性，对人体健康及生活基本无影响，有的需要做手术（表12-1）。

表 12-1 常见体表良性肿瘤及治疗方法

常见体表良性肿瘤	治疗方法
脂肪瘤	挤压切除法、远位切开切除法、普通外科切除法、吸脂法
神经纤维瘤和神经纤维瘤病	外科手术切除法、放射法、化学治疗
淋巴管瘤	外科手术切除法（最常用最彻底）
皮样囊肿	外科手术切除法
表皮样囊肿	外科手术切除法（最常见最彻底）
色素痣	恶变征兆必须切除，易受摩擦部位尽早取出
巨痣	外科手术切除一次或分次，缺损大者可结合皮片或皮瓣移植或切除前行皮肤软组织扩张术
表皮痣	小面积行冷冻或手术切除
皮脂腺痣	外科手术切除、电干燥、刮除
太田痣	外科手术切除、化学剥脱、激光疗法
疣	激光疗法最常用
皮脂腺囊肿	手术完整摘除
硬纤维瘤	范围较广泛的手术切除
黄色瘤	手术切除是不可缺少的方法，激光疗法
多发性脂囊瘤	外科手术切除、电干燥
汗管瘤	影响美容者可手术切除
化脓性肉芽肿	综合性处理，较大宜手术，较小行激光治疗或放射治疗，配合服用小剂量泼尼松加氯喹
血管瘤与血管畸形	激光治疗、放射治疗、手术治疗、干扰素治疗、激素治疗

2. 体表恶性肿瘤　见 12-2。

表 12-2 常见体表恶性肿瘤及治疗方法

常见体表恶性肿瘤	治疗方法
鲍温样丘疹病	手术效果最好、电灼、冷冻、腐蚀、局部外用 5-氟尿嘧啶
Bowen 病（表皮内鳞癌）	外科手术切除法
基底细胞癌	全层手术切除效果较好、放射疗法、化学疗法
扁平细胞癌	较小分化良好肿瘤首选手术切除、放射疗法、化学疗法
疣状癌	外科手术切除法
Paget 病（湿疹样癌）	首选外科手术切除法，其次放射疗法

综上所述，体表肿瘤大多需要治疗，其中外科手术治疗为主要手段。如果治疗不当可使其恶变或在体表遗留明显的瘢痕畸形。随着人民生活水平及精神文明的提高，许多患者不只是要求去除疾病还讲究自身完美。

体表肿瘤的治疗是整形外科的一个较大的治疗范围，体表肿瘤治疗过程中无瘤原则、手术切除后的缺损组织修复、切口瘢痕的隐蔽性及术后护理需要严格的把握，对整形外科医护人员来说是一种挑战。医师需要熟练地应用整形外科原则及整形外科基本技能，护士则需要为患者提供整形专科护理技术。

二、术前准备

1．与患者沟通，了解患者、生活习惯，有无糖尿病、血液病或其他慢性疾病。女性避开月经期。

2．做好术前检查　心电图，胸片，血常规、肝功能、肾功能，淋病、梅毒、获得性免疫缺陷综合征艾滋病病原学检查，尿常规等。术前照相存入病历。如有行动不便者给予适当帮助。

3．了解患者疾患部位性质、状况，向患者讲解病理学检查的必要性。

4．向患者讲述手术方式，术前、术后注意事项，取得患者理解，使其减轻思想顾虑，积极配合术前准备工作。

5．遵医嘱准备术区皮肤，术前一日沐浴、更衣，剪指（趾）甲。

6．术前一日晚，根据手术部位、麻醉方式进行肠道准备（清洁灌肠或药物灌肠），如为局部麻醉术前一日晚可进食易消化少胀气食物；全身麻醉或局部麻醉加镇静的患者术前禁食10～12小时，禁水4～6小时。

7．术前一日监测生命体征3次，并记录。

8．术日晨常规监测生命体征至术前，并记录体重、血压。遵医嘱给予术前用药。

9．确认术区皮肤准备情况，术前检查是否完善，护理交接单，手术部位确认书，手术同意书是否完善。送患者手术前确认肠道准备情况，是否摘掉义齿、口腔内矫治器、接触镜（隐形眼镜）及身上所有饰品，注意携带术中用药及用物。

三、术后护理

1．术后麻醉恢复期护理　患者回病房后去枕平卧位，卧床休息4～6小时后根据手术部位遵医嘱给予患者颈部制动、半卧位、患肢抬高等体位。密切观察生命体征变化，随时做好记录。

2．伤口与创面的护理　严密观察敷料是否干燥整洁，有无异味，如有渗血、渗液及时通知并协助医师进行处理；如有皮片移植则根据植皮的部位、大小而采取相应措施，保证有效的制动；在留有观察窗口的部位注意观察皮片、皮瓣的存活情况，预防受区水肿；如有负压引流保证引流通畅，注意及时更换并记录；在移植皮片未完全成活前，不可在患肢进行血压测量及抽血等治疗。为保证皮片，皮瓣完全愈合，拆线时间一般在术后10～14天。

3．疼痛的护理　观察疼痛的性质，持续时间，注意区分伤口钝痛、胀痛，防止血肿发生，按医嘱准确进行疼痛处理；同情关心患者并进行心理护理，减轻疼痛。

4．防止并发症的发生及促进伤口愈合　加强营养，给予高热量、高维生素、高营养、易消化、无强烈刺激性的食物。术区如在面部尤其是口周或颈部，给予流食；保证有效的制动（限制患者咀嚼及说话），进食后给予清水或漱口液漱口保持口腔清洁；保持伤口敷料干燥，防止伤口出血、伤口感染，以利伤口愈合。遵医嘱给予抗生素，保持静脉输液通畅，预防感染。

四、出院指导

1．进食营养丰富易消化食物。

2．伤口拆线24小时后方可洗浴；保持皮肤清洁卫生；植皮后皮肤在相当长时间易干燥，应经常涂护肤霜，并轻轻按摩15～30分钟；避免阳光直射，防止移植皮片颜色变深。

3．坚持穿戴弹力敷料3～6个月，拆线后伤口可涂抹康瑞宝软膏或贴瘢痕敌，防止瘢痕增生。

4．注意加强患肢功能锻炼，使患者出院后尽快、尽早适应社会及身体器官和外观的改变，提高生活质量。

5．嘱患者按时回院换药、拆线，如有情况及时复诊。

第三节　体形塑造手术的护理

一、吸脂手术护理常规

（一）概述　吸脂手术采用肿胀技术，用负压吸引器或注射器将患者脂肪较丰厚部位的脂肪抽出，达到瘦身的目的。

（二）术前护理

1．按医嘱完善各项检查。确保身体健康、精神正常，且无严重器官疾病、无出凝血疾病、无糖尿病及免疫性疾病及神经运动功能障碍。

2．检查术区皮肤，施行手术部位无局部感染病灶。

3．术前沐浴，更衣，避免着凉。女性患者要避开月经期进行手术。

4．询问药物过敏史、既往史，有阳性体征者做特殊标记。

5. 术前备弹力衣两套。术日摘除饰品、义齿、接触镜（隐形眼镜）等，贵重物品交家属保管。

6. 按麻醉要求禁食、水。

7. 术前半月禁服抗凝血药物、血管扩张药及激素类药物，以防止出血。

（三）术后护理

1. 按麻醉术后护理常规。

2. 术后立刻穿上弹性紧身衣或绷带加压包扎，可减少术后的血肿。

3. 初期会有肿胀及酸痛现象这是正常的，患部还会有淤血、淤伤的现象，是因为许多小血管在术中被破坏引起，大多数淤伤会慢慢地消失。消肿约需 1 周的时间，这段时间最好多休息，避免术后出血。

4. 即使抽脂范围较广泛的部位，手术切口也很小，因此，吸脂术后，手术切口无须特殊护理。大多患者在手术当天包扎敷料会渗液很多，浸湿的敷料在手术后第 1 天给予更换，手术 3 ~5 天后，包扎敷料即可去除，切口或针眼部位用“创可贴”遮盖并穿上紧身衣。

5. 术后皮肤感觉较迟钝，这是因为抽吸脂肪的同时也可能损害了某些皮肤感觉神经纤维末梢，3 ~6 个月会逐渐恢复。

6. 术后适当活动，不建议绝对卧床休息。早期活动，预防静脉血栓形成和脂肪栓塞。合理饮食调配，给予高热量、高蛋白、低脂肪饮食。

7. 术后针眼处避免与水接触，1 周抽吸针孔愈合后方可沐浴。

（四）出院指导

1. 术后建议穿弹力服 3 ~6 个月。

2. 吸脂区皮肤短期内会有变硬、麻木、色素加深、局部不平、发绀等情况，3 个月后可逐渐恢复。

3. 2 个部位吸脂间隔时间为 1 周以上。

4. 1 个月内避免剧烈活动。

二、自体脂肪颗粒移植术的护理

（一）概述　自体脂肪颗粒移植术是指采用肿胀技术，用注射器将患者脂肪较丰厚的部位的脂肪抽出，再经过净化处理，选择完整的脂肪颗粒细胞，通过注射的方式再移植到自己需要进行脂肪填充的部位，例如胸部、臀部、唇部、面颊部等。通过对自身脂肪的吸出和再利用，不仅可以达到瘦身的目的，还能达到重新塑形的效果。

（二）术前准备

1. 完善各项检查，确保身体健康、精神正常，并能正确看待自体脂肪填充术手术效果，且无严重器官疾病、无出凝血疾病、无糖尿病及免疫性疾病及神经运动功能障碍。

2. 检查术区皮肤，施行自体脂肪填充手术部位无局部感染病灶。术前沐浴、更衣，避免着凉，女性患者要避开月经期进行手术。

3. 询问药物过敏史、既往史，有阳性体征者做特殊标记。

4. 术日摘除饰品、义齿、接触镜（隐形眼镜）等，贵重物品交家属保管。

5. 按麻醉要求禁食、水。

6. 术前半月禁服抗凝血药物阿司匹林、血管扩张药及激素类药物，以防止出血。

（三）术后护理

1. 一般护理　术后应注意受术者的情绪变化。由于受术者对体型的变化有一个适应期及麻醉后的反应，往往有一个情绪低落的过程，因此应加强受术者的心理疏导。合理饮食调配，给予高热量、高蛋白、低脂肪饮食。嘱早期活动，预防静脉血栓形成和脂肪栓塞。

2. 供区护理

（1）按麻醉术后护理常规。

（2）术后立刻穿上弹性紧身衣或绷带加压包扎，可减少术后的血肿。

（3）初期会有肿胀及酸痛现象，这是正常的，患部还会有淤血、淤伤的现象，是因为许多小血管会在术中被破坏引起，大多数淤伤会慢慢地消失。消肿约需1周的时间，这段时间最好多休息，避免术后出血。

（4）即使抽脂范围较广泛的部位，手术切口也很小，因此，吸脂术后，手术切口无需特殊护理。大多数患者在手术当天包扎敷料会渗液很多，浸湿的敷料在手术后第1天给予更换，手术3~5天后，包扎敷料即可去除，切口或针眼部位用“创可贴”遮盖并穿上紧身衣。

（5）术后皮肤感觉较迟钝，这是因为抽吸脂肪的同时也可能损害了某些皮肤感觉神经纤维末梢，3~6个月会逐渐恢复。

（6）术后适当活动，不建议绝对卧床休息。早期活动，预防静脉血栓形成和脂肪栓塞。合理饮食调配，给予高热量、高蛋白、低脂肪饮食。

（7）术后针眼处避免与水接触，1周抽吸针孔愈合后方可沐浴。

3. 受区护理

（1）受区术后不包扎，48小时内可间断冰敷，注射针眼不贴敷料。

（2）遵照医嘱自体脂肪填充术后口服抗生素3~5天。

（3）自体脂肪填充术后减少活动，以利于恢复及消肿，但不需卧床休息。

（四）出院指导

1. 术后建议穿弹力服3～6个月。

2. 吸脂区皮肤短期内会有变硬、麻木、色素加深、局部不平、发绀等情况，3个月后可逐渐恢复。

3. 2个部位吸脂间隔时间为1周以上。脂肪移植区再次充填要间隔1个月以上。

4. 脂肪注射患者应注意注射部位有无红、肿、热、痛等不良反应。如有疑问或异常情况及时与医师联系。

5. 1个月内避免剧烈活动。

6. 不要以为抽脂术后，脂肪细胞被吸出，就可以肆无忌惮地暴饮暴食，这是错误的观念。为避免脂肪又再度堆积，正确的饮食习惯、适当的运动都是保持体形的重要环节。

第四节　隆乳手术的护理

一、概述

隆乳术是将成型的人工乳房假体植入人体内以增大乳房的手术。女性小乳症的原因，多见于先天发育不良或哺乳后腺体萎缩，雌激素水平低下，少数系外伤、炎症及腺体的破坏所致。

常用的隆乳手术方式：①经腋窝/乳晕切口胸大肌后硅凝胶假体植入隆乳术；②经腋窝/切口内镜辅助下，双平面法硅凝胶假体植入隆乳术；③经乳晕切口双平面法硅凝胶假体植入隆乳术；④经腋窝/乳晕切口乳腺后硅凝胶假体植入隆乳术。

二、术前准备

1. 完善术前检查　血、尿常规，心电图，X线胸片。

2. 术区皮肤准备　除去双腋窝、胸部术区的毛发。术前一日晚沐浴，剪指（趾）甲，洗去指（趾）甲油。

3. 胃肠道准备

（1）饮食原则：术前一日晚餐进食易消化和不易导致肠胀气的食物。

（2）禁食时间：麻醉的方式为全身麻醉或局部麻醉加强化，因而要求患者术前8～12小时禁食，术前6小时禁水。

（3）肠道的准备：全身麻醉手术术前晚实施药物灌肠后开始禁食。

（4）术晨排空膀胱，取下（隐形）眼镜、活动义齿、发夹、手表、首饰等。贵重物品由家属保管。携带乳房假体、胸带、便器、引流器，由护士送往手术室。

三、术后护理

1．全身麻醉或局部麻醉加强化术后未清醒的患者应注意采取去枕平卧位，防止呕吐物误入气管，引起窒息或吸入性肺炎等并发症。术后6小时禁食、水。术后咽部会有不适感，有痰时要鼓励患者自行咳出，注意保护胸部切口。

2．清醒后，患者采取半卧位或平卧位，减少术区张力，利于引流及假体的固定。

3．要保持胸带固定良好，不要随便移动敷料，如有不适告诉医务人员，及时处理。

4．术后禁止上肢上举及用力，避免假体移位。

5．应保持负压引流管不折叠、不牵拉，避免脱出。及时倾倒引流液，保持良好的负压状态。

6．注意多食高营养、高蛋白、易消化的饮食，禁食辛辣食物及烟酒。

四、出院指导

1．按照医嘱用药，口服及外用抗瘢痕药物6个月。

2．弹力胸带局部固定1个月。注意胸带应尽量舒展平整，避免卷折以致局部压力过大引起不适。弹力胸带解除后可选择佩带尺寸合适的胸罩。

3．术后1个月内限制上肢做外展、上举、负重等动作（如举东西、用手支撑、引体向上、拎重物等），2个月以后可逐步恢复上肢受限的活动，之后1个月内逐渐过渡到打网球、游泳等剧烈的体育锻炼。

4．医师将根据假体的种类告知患者是否需要对假体进行按摩。

5．拆线后2~3小时即可沐浴。

6．术后6周（1个半月）和6个月须到医院复诊，以后每隔1~2年应复诊一次。

第五节　巨乳缩小整形手术的护理

一、概述

乳房肥大是指女性乳房过度发育，含腺体及脂肪结缔组织过度增生，体积超常，与躯体明显失调，可发生胸部压迫感、慢性乳腺炎、疼痛、肩部酸痛沉重及乳房下皮肤糜烂等。

乳房肥大可分为三类：①乳腺过度增生性乳房肥大：表现为乳腺组织过度增生，肥大的乳房坚实，乳腺小叶增生明显，常有压痛，在月经周期期间，常常有自发性疼痛，并伴有乳房下垂，较多发生于已婚育的妇女；②肥胖型乳房肥大：表现为整个乳房匀称肥大，在组织结构上，是以乳房中的脂肪匀称增生，脂肪细胞肥大为主。这类乳房肥大的患者常伴有全身性肥胖；③青春型乳房肥大：是一种在青春期发现的乳房渐进性增大，并过度发育，乳腺组织增生，肥大。乳房表现为匀称性肥大，乳房下垂不明显，这类患者有时有家族史。

乳房肥大主要是通过手术缩小乳房体积，去除过多的皮肤、脂肪组织和乳腺，用所保留的组织蒂带乳头乳晕重塑乳房的轮廓和形态，调整乳房的位置，以减轻乳房过大造成的身体负担。

二、术前护理

1. 整形外科术前常规护理　完善血、尿实验室检查、X 线胸片、照相等检查，并进行术前形态设计。

2. 评估患者健康状况，了解服药史　术前至少 10 天停用维生素 E，避孕药及阿司匹林等药物，并戒烟。

3. 特殊检查　必要时行乳腺 X 线检查。

4. 心理护理　乳房肥大患者经历了躯体的痛苦和精神的压抑，对手术寄予很大希望，但又对手术充满了焦虑和恐惧。因此，护士应以和蔼可亲的态度热情与患者交流，充分了解其心理活动，耐心解答患者的疑问，尊重患者的隐私权，建立良好的护患关系，使患者产生安全感，减轻焦虑，消除恐惧心理，从而树立自信心，主动积极配合治疗。

三、术后护理

1. 安置患者于平卧位，妥善固定各种管路，保持液体输入顺利。

2. 给予高热量、高蛋白、高维生素易消化吸收的饮食，利于切口的愈合，忌食辛辣刺激性食物。

3. 密切观察术区敷料包扎情况及有无渗血，并耐心倾听患者的主诉。如有术区急性肿胀，触痛，双侧不对称，淤斑，最明显的症状是疼痛，则提示可能有血肿形成，应及时通知医师进行处理。

4. 密切观察乳头、乳晕血运及感觉，特别仔细观察毛细血管充盈反应，皮温及皮肤弹性。乳头、乳晕血运障碍，大多数是由于动脉的供血不足，通常在切除组织量大，为乳头、乳晕供血的蒂较长的情况下发生，动脉供血不足时表现为乳头、乳晕苍白和灰暗，组织内很少或没有血液灌注，切口边缘无出血；静脉回流障碍时表现为乳头、乳晕复合体的充血，深色的静脉血自切口边缘渗出。

5. 乳房缩小整形术后，大多病例不需使用引流，术后若有负压引流，应保持负压引流管的通畅，勿折叠和牵拉，妥善固定引流管。及时倾倒引流液，并准确记录引流液的颜色、性状和量。

6. 严格遵守无菌操作规范，术后遵医嘱给予抗炎止血治疗，并注意观察患者用药后的效果及反应。

7. 主动巡视，加强与患者的沟通交流，发现护理问题能采取有效措施及时解决，并有针对性的实施心理护理。

四、出院指导

1. 术后1个月限制上肢剧烈活动，胸带解除后即佩戴形态合适的胸罩继续固定。

2. 遵医嘱用药，口服及外用抗瘢痕药6个月。

3. 定期复诊。

第六节 乳房再造手术的护理

一、概述

乳房缺损最多见的是乳房良性或恶性肿瘤切除后乳房缺失。乳房缺损可造成女性心理上的压抑和缺陷，更易导致女性形体、精神上的创伤。这类精神上的创伤，通过乳房再造可以不同程度的弥补。乳腺癌根治术后的乳房再造可即刻施行，也可在第一次手术后3~6个月后进行二期乳房再造，如果是乳腺癌术后需进行放射治疗的患者，则宜在停止放疗后6~12个月后进行。乳腺癌术后行乳房再造的患者，需身体健康、情绪稳定，没有精神及心理障碍，没有癌症复发的危险，而且对侧乳房是健康的，没有恶性肿瘤。

目前常用乳房再造手术的方法有：①单纯使用假体；②应用背阔肌肌皮瓣；③应用下腹部皮瓣；④背阔肌皮瓣+假体；⑤横行腹直肌肌皮瓣（TRAM）；⑥腹壁下动脉穿支皮瓣（DIEP）；⑦应用臀大肌肌皮瓣；⑧腹壁浅动脉皮瓣（SIEA）。

二、术前护理

1. 一般护理　同整形外科术前常规护理。

2. 心理护理　鼓励患者尽量表达自己的感受，向患者讲解手术治疗的意义、概况、手术应注意和配合的事项等，以减轻患者对手术的恐惧心理。经常给予患者语言性和非语言性的安慰，做好术前指导，取得患者与医护人员之间的最大配合。告知术后恢复情况，增强患者的自信心。同时给患者提供一个舒适、安静、整洁的住院环境，保护患者的隐私和自尊。

3. 腹部肌肉的锻炼　术前腹部肌肉的锻炼对防止术后腹壁软弱有着重要意义。女性腹部力量一般较弱，应根据患者实际情况选择合适的锻炼方法（可以在住院前进行）。对于腹部力量较强、经常参加体育锻炼的患者，可以选择仰卧起坐，每日30

次，坚持1个月。对于腹部力量严重不足的患者，可采用平卧位，抬高下肢，用以锻炼腹部肌肉。

4．术区设计 多普勒测量血管，并做好标记。

5．用物准备 胸带、腹带、腰封、便盆，负压引流器，影像学检查资料。

6．环境准备 单独病室，双摇床，床单位舒适整洁，软枕，医疗护理垫，温湿度测量仪，冬天可备电暖器已保证室温。

三、术后护理

1．病室环境 用温湿度测量仪监测病室的温度和湿度，使室温保持28℃恒温，湿度保持50%~60%。皮瓣局部注意保暖，以免引起皮瓣血管的收缩或痉挛而影响皮瓣血运。

2．体位护理 术后患者腹部切口张力较大，为了避免腹部切口的裂开，术后需保持屈膝屈髋位，以减小腹部伤口的张力。患者长期卧床，为防止静脉血栓和静脉炎的发生，手术24小时后可指导患者每日做手部的伸、握拳运动，足部的勾、伸足运动，促进全身的血液循环，同时保持患者全身皮肤的清洁、干燥，定时按摩皮肤受压部位，防止压疮的发生。加强基础护理，满足患者卧床期间的生理及生活需要。

3．呼吸道的护理 患者因术中全身麻醉插管刺激和长期卧床，呼吸道分泌物增多，加之胸腹部术区疼痛等原因，不能有效咳出呼吸道分泌物，极易继发呼吸道感染，甚至引起呼吸道阻塞，从而降低肺部通气功能。因此，术后呼吸道的护理应加以重视。为了保持呼吸道的畅通，使患者血氧保持在正常范围内，减小因痰多，咳嗽引起的腹部张力，防止呼吸道继发感染，术后常给予雾化吸入；使用化痰药物，如口服沐舒坦等，另外，护士应教会患者有效咳痰的方法，并协助患者排痰；必要时可给患者进行吸痰，清除呼吸道分泌物。

4．再造皮瓣的护理 术后皮瓣血运的观察，是术后护理中的重点。术后一周内应严密观察皮瓣的血运变化，包括皮瓣的色泽、指压反应、皮瓣温度、皮瓣肿胀程度及渗血、渗液等情况，若皮瓣色泽红润、皮温是邻近正常皮肤温度的±2℃、指压反应好、皮瓣弹性好、无肿胀，则表示皮瓣血运良好。若皮瓣颜色发白，指压反应>5s，温度低于邻近正常皮肤2℃，则表示动脉供血不好，提示皮瓣动脉供血不足；若皮瓣颜色暗红或发紫，指压反应<1s，说明静脉回流不好，皮瓣明显肿胀，皮瓣颜色呈紫红色，则表示有局部血肿的可能。此时应立即通知主管医师进行处理，同时立即检查皮瓣蒂部，是否有扭转和受压，及时进行体位调整，必要时进行手术探查，是否有血管内血栓的形成。

5．负压引流的护理 妥善固定负压引流管，保持负压引流通畅，防止引流管脱出，受压、打折等，密切观察引流液的性质和量，并分别详细记录。保持负压引流器呈持续负压状态，当引流器球体充盈（负压减小）时，应及时倾倒引流液，倾倒时应注意无菌操作，防止引流液倒流，引起逆行感染。如发生引流管堵塞，应及时通知医师并协助进行处理。

6. 腹部供区的护理　术后应保持腹部敷料加压固定，以减轻腹壁的张力，防止腹部供区切口裂开，以达到腹部供区切口一期愈合。尽量避免能引起突然腹压增高的因素，如咳嗽、便秘等。患者咳痰时护士应协助并指导家属双手轻拢患者腹部，以减轻腹部张力。

7. 饮食护理　术后给予高蛋白、高维生素、高热量、少渣半流质饮食，多食蔬菜、水果，多饮水。患者术后多数存在不同程度的低钾，应鼓励患者多食用含钾高的食物，如橘子、香蕉等，必要时可口服氯化钾缓释片。

四、出院指导

1. 下地活动早期可将上身前倾，逐步恢复直立行走和日常活动，术后腹带加压包扎3个月，其间避免做剧烈运动。

2. 应根据患者的自身情况进行出院宣教，遵照医嘱告知患者术后进行皮瓣修整、乳头乳晕再造等治疗计划的时机。

3. 告知患者术后6个月内应戒烟、保持排便通畅、尽量避免咳嗽，应初步进行腹部功能的恢复和锻炼，3个月内避免做剧烈运动。

4. 手术瘢痕有增生和成熟的过程，可在术后早期使用软化瘢痕、抑制瘢痕增生的药物，必要时6个月后可手术修整瘢痕。

5. 定期复诊。

第七节　乳房下垂矫正手术的护理

一、概述

乳房下垂是指乳房体积正常，但乳房及乳头、乳晕位置下移，明显低于正常位置。乳房下垂是由乳房皮肤及腺体内的支持结构松弛，弹性降低，乳房在重力作用下向下垂坠，失去正常向前突起的乳房形态。根据下垂程度可分为：①轻度，乳头位置低于正常，但高于或恰好达乳房下褶线水平；②中度，乳头低于下褶线水平3cm内；③重度，乳头低于下褶线水平超过3cm。

手术方式因人而异，主要有：①采用硅凝胶假体植入隆乳术；②自体颗粒脂肪注射移植术；③乳房上提固定术。

二、术前护理

1. 评估患者健康状况，遵医嘱协助患者完成术前检查。

2. 心理护理 评估患者身心状况，讲解术前准备的必要性，取得理解合作，使患者能够积极正确地面对手术，保持乐观的心理状态。

3. 皮肤准备 术前1天沐浴，剪指甲，洗去指甲油，遵医嘱备双腋窝。

4. 胃肠道准备 术前1天晚餐进食易消化、不易胀气的食物。根据麻醉方法，全身麻醉者术前8小时禁食，6小时禁水。

5. 术晨准备 清洁面部后（勿用化妆品），并应取下义齿、眼镜（包括接触镜）、手表、发卡、耳环、项链等饰物及贵重物品交家属保管。排空膀胱，贴身穿病服，携带胸带、便器、引流器前往手术室。根据医嘱，术前半小时给予麻醉前用药。

三、术后护理

1. 妥善搬运患者。

2. 保持正确体位 全麻术后未清醒患者应采取去枕平卧位，防止呕吐物误入气管引起窒息和吸入性肺炎。患者清醒后6小时内禁食水。咽部不适患者遵医嘱给予雾化吸入，并鼓励患者自行咳痰排痰。注意保护伤口。

3. 观察病情 监测生命体征，观察术区胸带包扎是否妥善固定，有无伤口渗血、渗液情况，妥善固定引流管，防止脱落、扭曲，保持引流通畅，及时倾倒引流液，保持良好的负压状态。准确记录引流液的颜色、性质和量，如有不适或异常及时通知医师。准确记录出入量。

4. 遵医嘱给予抗炎止血治疗，注意观察有无药物不良反应。经常巡视患者，满足其卧床期间的生活需要。

5. 饮食指导 进食高蛋白、高维生素、高热量食物，加强营养，促进伤口愈合。

6. 根据引流情况，术后5～7天、24小时引流液<10ml，拔除引流。术后10～14天拆线，同时应尽量保持胸带舒展，2个月内禁止做剧烈运动，如持重物或游泳等。

第八节 男性乳房增生矫正术的护理

一、概述

男性乳房发育症是男性一侧或双侧乳房呈女性样的发育增大。临床表现为乳晕直径变大，乳房异常增大，出现乳房下皱襞，皮肤松垂，乳头、乳晕下垂，双侧乳房不对称。

根据不同的临床表现，男性乳房发育可大致分为4度：①Ⅰ度，仅有乳头，乳晕隆起；②Ⅱ度，整个乳房隆起，乳头、乳晕在乳房下皱襞上方；③Ⅲ度，乳房轻度下垂，乳头、乳晕在乳房下皱襞水平；④Ⅳ度，皮肤松垂，乳头、乳晕低于乳房下皱襞1cm。可由先天性和获得性原因引起。部分男性乳房发育可自然恢复，持续6个月不能自行消失的，影响男子阳刚之美与健康生活的男性乳房发育，可手术治疗。

手术治疗的目的是恢复正常男性平坦胸廓、乳头乳晕复合体位置、去除乳房下皱襞和多余的皮肤、矫正双侧乳房不对称、排除恶性肿瘤。手术切口有乳晕下半圆切口、双环切口、下皱襞切口、倒T形切口。

二、术前护理

1. 心理护理 乳房发育的男性由于形体的特殊性，影响了正常生活，有很大的心理压力。医护人员给予心理疏导，护士配合医师讲解乳房发育的相关知识、手术方案及术后效果，为其树立信心，从思想上对疾病有正确认识，放下精神包袱，积极配合治疗。

2. 完善术前检查 血、尿实验室检查，心电图，胸片及术前照相。

3. 皮肤准备 去除胸部、双腋的体毛，使皮肤无破损、无污垢，术前淋浴、剪指甲、更换清洁病服。

4. 物品准备 弹力背心、胸带。

5. 胃肠道准备 术前一日晚进易消化、不易导致肠胀气的食物。术前8~12小时禁食、4~6小时禁水。

6. 术晨准备 穿清洁病服，排空膀胱，取下义齿、饰品、手表等，携带弹力背心、胸带、便器、引流球由护士送入手术室。

三、术后护理

1. 麻醉恢复期间平卧4~6小时，生命体征平稳以后逐渐调整为半卧位，有利于呼吸和引流。术后一日可下床活动。

2. 保持引流管的通畅与负压，不牵拉、无折叠，及时清理引流液，注意观察引流液的性状、颜色与量。术后3~4天，24小时引流量<10ml，可以拔除引流管。

3. 预防感染，术后抗生素与止血治疗3~4天。护士多巡视病房，加强生活护理。

4. 观察乳头、乳晕的血供、感觉恢复情况，术区胸带包扎松紧适宜，保持敷料清洁干燥。

5. 术后进高蛋白、高维生素、易消化的食物，忌食辛辣、刺激性食物。术后1~2天伤口疼痛明显的，可用镇痛泵或口服镇痛药。

6. 术后7天可逐渐拆除伤口缝线，拆线24~48小时后可以淋浴。

四、出院指导

1. 出院后仍要保持伤口清洁、干燥，可用抗瘢痕的药物3~6个月。

2. 弹力衣继续固定1个月，保持术区敷料平整，避免打褶引起的不适。

3. 术后1个月内限制上肢做剧烈的上举、外展等动作，2个月后逐渐恢复正常活动。

4. 3~6个月复诊，如有不适，及时与主管医师联系。

第九节　乳房人工材料取出手术的护理

一、概述

人工材料即医用聚丙烯酰胺水凝胶，商品名奥美定或英捷尔法勒。聚丙烯酰胺为均质胶状物质，无色透明，是由丙烯酰胺、甲基丙烯酰胺经联合胶联分支，是联网状结构的多聚体，为非高热产物。

聚丙烯酰胺水凝胶作为组织填充材料在注射部位形成薄层透明的纤维包膜。从表面上看薄薄的包膜似乎是组织相容性良好的结果，实际上正是由于这一薄薄的包膜，无法将凝胶状的聚丙烯酰胺固定于注射部位，受注射局部弹性、密度、压力、外力、重力等因素的作用，水凝胶会在组织间隙中发生扩散和移动，导致形态和位置不稳定，这是材料本身的特点所决定的。聚丙烯酰胺与人体组织和体液直接接触，其易溶出物质——残留的原料单体，低分子聚合物、催化剂、添加剂等处于机体复杂的理化环境中，引起炎症和组织反应。

明确并发症为乳房疼痛、肿块或硬结、血肿、感染、散在性结节，胸部不适或疼痛；与心理相关的并发症有失眠、注意力不集中、抑郁、恐惧、癔症。

手术方法为全身麻醉下乳晕下缘切口行人工材料取出+纤维包膜切除术。切除后冲洗内腔，置负压引流，加压包扎。

二、术前护理

1. 健康评估　综合评估患者的健康状态，无异常，无手术禁忌证，避开月经期可手术。

2. 完善术前检查　胸片，心电图，血、尿实验室检查，照相，磁共振。

3. 备齐术后用物　胸带、弹力背心、便盆等。

4. 皮肤准备　淋浴、修剪指（趾）甲、刮除腋毛和胸部毛发。

5. 胃肠道准备　全身麻醉术前8小时禁食、6小时禁水，术前晚药物灌肠。

6. 术日晨准备　贴身着病服，取下发夹、眼镜（包括接触镜）、义齿、手表、首饰、贵重物品保管好，去手术室前排空膀胱。

7. 心理护理　患者主要表现恐惧和焦虑。告知患者关于疾病和手术的知识，以生命健康为重，面对现实，通过手术把危害降至最小，以积极平和的心态接受手术和面对未来生活。

三、术后护理

1. 病室环境整洁安静，通风良好，温湿度适宜，床单位清洁。患者麻醉未清醒前给予去枕平卧位，头偏向一侧，防止呕吐及胃反流引起误吸。患者清醒，生命体征平稳后，床头可抬高 30°～40°，便于呼吸和引流，减轻局部切口张力，促进伤口愈合。

2. 观察术区敷料包扎情况，胸带加压包扎，弹力胸衣加以固定。

3. 保持引流管通畅，观察引流液的颜色、性质、量，及时倾倒引流液并认真记录。若引流液持续增多，鲜红，伴胀痛警惕血肿发生。术后 4～5 天，24h 引流液量 < 10ml，可拔除引流管。

4. 术后遵医嘱给予抗炎止血治疗，严格遵守无菌技术，多巡视，确保安全。

四、出院指导

1. 限制上臂过度活动　手术腔隙大，限制活动，可使组织贴合紧密，防止无效腔，促进愈合。

2. 弹力胸衣固定 1 个月。

3. 术后半年随访和复诊。

第十三章 泌尿生殖器、会阴、肛周畸形矫治手术与易性癖手术治疗的护理

第一节 尿道下裂与尿道上裂修复术的护理

一、概述

1. 尿道下裂 是一种常见的男性泌尿生殖系统先天性畸形，其发生率较高，大约每出生300~600个男孩中就有一个尿道下裂患儿。发病原因不明，是20余种分化不良疾病的临床表现之一，主要表现为尿道外口异常、阴茎弯曲畸形、阴茎背侧包皮堆积、不能站立排尿、成年后不能进行正常的性生活等，给患者的身心健康造成非常大的不良影响。

临床上根据尿道口位置的异常，可分为六型，即阴茎头型、阴茎远端型、阴茎近端型、阴茎阴囊型、阴囊型和会阴型。①阴茎头型，占50%：尿道口位于阴茎头下方，冠状沟腹侧或下方，可以分成阴茎头型和冠状沟型两类；②阴茎远端型，占31.5%：尿道外口位于阴茎中段以远的腹侧中线上，可同时伴有尿道外口狭窄；③阴茎近端型，占10%：尿道外口位于阴囊与阴茎中段之间的阴茎腹侧中线上；④阴茎阴囊型，占4%：尿道外口位于阴茎阴囊交界处，阴茎下弯畸形明显，阴茎短小似阴蒂；⑤阴囊型，占4%：阴囊分裂为两部分，尿道口位于阴囊中缝处，分裂的阴囊之间，成漏斗形，尿道口宽大，可误认为阴道；⑥会阴型，占0.5%：尿道口位于阴囊后端会阴中线区，阴囊严重发育不良，均成分裂状。

尿道下裂治疗的唯一手段是手术治疗，治疗的时间为出生后6个月。因为有关专家测定，人的性心理形成年龄是2岁左右，因此在患者还没有形成性心理前就完成尿道下裂的修复手术，可以避免先天畸形给患者带来的心理上的伤痛；此外，小儿身体组织愈合能力较强且局部无分泌物，不易造成感染。

治疗尿道下裂的手术方法多达250种，最基本的过程是阴茎矫直术和尿道成形术。

2. 尿道上裂 男性尿道上裂，依据程度从重到轻分为阴茎耻骨型（伴有膀胱外

翻)、阴茎型和冠状沟型；女性患者可分为远端型、中间型和严重型。

手术是治疗先天性尿道上裂的唯一手段。男性尿道上裂手术主要为矫正阴茎畸形，重建性功能及外形较满意的阴茎，修复尿道畸形，重建尿道，治疗尿失禁，控制排尿，修复膀胱外翻。女性前庭型很少见或常因无尿失禁不需要手术治疗。耻骨下型及耻骨后型大多有完全性尿失禁。手术主要为延长后尿道，重建膀胱颈部，控制排尿，抗尿失禁和女性外生殖器矫正，修复膀胱外翻。

二、术前护理

1. 常规检查　完善术前检查，了解患者各重要器官的功能及营养情况是否适宜手术。

2. 心理护理　尿道下裂、尿道上裂患者因先天性泌尿生殖器畸形，排尿姿势与众不同，故患者心理压力很大，表现为性格孤僻，不愿与旁人交谈，怕他人看不起，心理压力随着年龄的不断增长也逐渐加重。护理上对年龄小的患者就要给予特别的关怀和照顾，经常抚摸、搂抱患儿，通过与患儿家长多接触、交流，消除陌生感；对成年男性就要注意态度和蔼，主动热情地与之交谈，在交流过程中注意尊重其个人隐私，建立良好的护患关系；对患者家属要耐心解答他们提出的问题，主动讲解术前的注意事项，介绍手术的经过及术后护理要点，让他们对手术有一个全面系统的了解，消除顾虑，变被动陪住为主动参与护理。

3. 皮肤准备　术前一周将包皮与阴茎头用手法分离，清除隐藏于冠状沟的包皮垢，保持会阴部清洁，每日温水坐浴。若患者伴有尿失禁，则尿液浸润会阴部皮肤，造成尿性皮炎，可于术前每天用1∶5000的高锰酸钾溶液清洗2～3次，并保持局部干燥，感染较重者，可局部用抗生素。术前一日备皮，范围是上至肚脐，下至股下10cm。为成年男性备皮时，需有两名护士进行，以减少不必要的误会。备皮时要检查会阴部皮肤有无疖肿、溃烂，如有要积极治疗，痊愈后才能进行手术，备皮后安排患者沐浴、更衣。

4. 胃肠道准备　术前一日嘱患者中、晚餐进清淡、易消化饮食，禁食肉类、蔬菜，以免因灌肠次数太多给患者带来不适；术前一日晚及术日晨，2岁以上患者要做清洁灌肠，以彻底清除滞留在结肠中的粪便，保证术后三天内能控制排便。灌肠液温度40～42℃，灌肠时注意动作轻柔，勿损失肠道黏膜。晚8时灌肠后只可进流食，术前8～12小时禁食，4～6小时禁水，患儿术前4小时禁哺乳。为了保证手术和麻醉的安全性，应告知患者及家属禁食、水及清洁灌肠的重要性。

5. 口腔准备　根据手术方法，需要取口腔黏膜再造尿道时，成年患者应用0.02%醋酸氯己定漱口液于术前一日清洁口腔，3岁以下患儿可嘱家长在患儿每餐后喂其清水，以达到口腔清洁的目的。

6. 术日填好手术交接单，让患者将贵重物品交给家属保存，取下活动义齿，扶送患者去手术室。

三、术后护理

1. 伤口护理　患者术后需卧床1周，使用支被架避免伤口受压，支被架固定要牢固。密切观察伤口渗血情况，当出血颜色鲜红，术区敷料短时间浸透或阴茎阴囊过度肿胀时要立刻报告医师进行处理。

2. 饮食护理　术后3~5天内进无渣流食，如牛奶、果汁、各种营养液等。要求高营养、高热量、高蛋白、低纤维素，这样既有利于伤口的愈合又能控制排便；取口腔黏膜再造尿道的患者，术后不要进食热饮以防出血，每次进食后要用0.02%醋酸氯己定漱口液清洁口腔。要向患者极其家属讲明限制饮食的重要性，取得他们的支持和配合。

3. 尿管护理　术后要妥善固定引流管，防止脱出，尿袋固定不可高于床面，防止尿液倒流引起尿路感染，要保持尿管通畅，防止其受压、扭曲、折叠，一旦出现阻塞，要及时用无菌0.9%氯化钠注射液冲洗、疏通；要注意观察尿液的颜色和尿量，鼓励患者多饮水，每日饮水量不低于1000ml，以达到稀释尿液防止尿管阻塞的作用。尿袋每7天更换一次。

4. 疼痛护理　术后患者疼痛较轻时，可通过听音乐、看电视等放松法分散、转移患者的注意力，减轻不适；对疼痛反应强烈者可遵医嘱给予镇静镇痛药减轻患者痛苦。防止因疼痛而过度躁动，导致伤口出血、敷料脱落、尿管脱出等问题的发生。

5. 预防感染　密切观察患者生命体征的变化；术后遵医嘱合理使用抗生素；要保持床单位清洁、干燥，敷料一旦浸湿、污染要及时更换。

四、出院指导

1. 注意保持会阴及外生殖器的清洁，每日温水坐浴，勤换内裤。

2. 冬季注意保持会阴部温暖，防止皮瓣遇冷收缩导致排尿困难的发生。

3. 3个月内避免剧烈运动，禁止骑、跨动作，以防再造尿道受损。

4. 排尿时注意观察尿线粗细的变化，如果尿线逐渐变细并出现排尿困难时应及时与医师联系。

第二节　阴茎再造手术的护理

一、概述

阴茎是男性重要的泌尿、生殖器官。由于先天性畸形、创伤、肿瘤等原因导致阴茎部分或完全缺损以及变性手术（女转男）均有阴茎再造的需求。

阴茎再造是整形外科的一项重要手术，包括尿道再造、阴茎体再造、阴茎支撑物的植入等。目前阴茎再造的手术方法，大体而言，可分为两类：皮管法和皮瓣法。各种皮管法因并发症多，渐趋淘汰。20 世纪 50 年代，随着皮瓣血供研究的不断深入，使轴型皮瓣成为整形外科领域应用的热点。轴型皮瓣对再造阴茎的血供有良好的保证，手术可以一次完成，标志着阴茎再造术从最初的皮管法向轴型皮瓣法过渡。20 世纪 80 年代年，随着显微外科技术的普及，身体上许多游离皮瓣的供区都可游离移植进行阴茎再造，主要有前臂皮瓣游离移植阴茎再造、肩胛皮瓣游离移植阴茎再造、脐旁岛状皮瓣移植再造阴茎、下腹部岛状皮瓣移植再造阴茎、髂腹部岛状皮瓣移植再造阴茎等。

本节以肩胛皮瓣游离移植阴茎再造为例，介绍阴茎再造的护理。

二、术前护理

1. 常规检查　完善术前各项检查，了解患者各重要器官的功能及营养情况是否适宜手术。

2. 心理护理　此类患者精神比较抑郁，性格孤僻，求治心理比较强烈，对手术效果抱有较高希望。患者入院后，护士应主动与患者沟通，消除其紧张感，尊重患者，注意言行，避免在他人面前谈论患者疾病，并与医师配合，让患者了解手术方法和效果，使其对手术有正确的认识。

3. 局部清洁　患者入院后，督促患者每日沐浴，更换内衣裤，保持会阴部清洁。术前 3 日，每日 1 ~2 次分别用肥皂水和清水清洗会阴部，尿道外口及阴囊的皱褶处。术前晨起再清洗 1 次。

4. 皮肤准备　术前一日剔除术区毛发，范围是上至肚脐，下至股下 10cm。为成年男性备皮时，需有两名护士进行，以减少不必要的误会。备皮时要检查会阴部皮肤有无疖肿、溃烂，如有这些问题要积极治疗，痊愈后才能进行手术，备皮后安排患者沐浴、更衣。

5. 术前一日嘱患者进流食或半流食，术前一日晚及术晨给予清洁灌肠。

6. 协助医师测试供瓣区血管走行及分布，用亚甲蓝绘出，碘酊固定。

三、术后护理

1. 患者术后需卧床 1 周，使用支被架避免伤口受压，支被架固定要牢固。

2. 供瓣区护理　供瓣区加压包扎，防止血肿和皮片的移动，注意局部是否有血肿，如发现异常应及时处理。

3. 再造阴茎局部护理

（1）带蒂皮瓣再造阴茎：密切观察再造阴茎的血供，颜色和温度变化，以及有无渗血、血肿现象。术后24小时，每2小时1次；术后24～72小时，每4小时1次。如发现异常应及时通知医师全面检查及处理。

（2）游离皮瓣再造阴茎：参见显微外科护理。

4．饮食　术后5天内进无渣流食，以控制1周内不排便，保持会阴部伤口的清洁。

5．尿管护理　术后要妥善固定引流管，防止脱出，尿袋固定不可高于床面，防止尿液倒流引起尿路感染。要保持尿管通畅，防止其受压、扭曲、折叠，一旦出现阻塞，要及时用无菌0.9%氯化钠注射液冲洗、疏通；要注意观察尿液的颜色和尿量，鼓励患者多饮水，每日饮水量不低于1000ml，达到稀释尿液防止尿管阻塞的作用。尿袋每7天更换一次。

四、出院指导

1．嘱患者保持会阴及外生殖器的清洁，每日温水或1∶5000高锰酸钾溶液坐浴，每日2次，每次15分钟，勤换内裤。

2．3个月内避免骑跨动作，保护外生殖器避免外伤。

3．冬季注意保持会阴部保暖，防止皮瓣遇冷收缩导致排尿困难。

第三节　阴道成形手术的护理

一、概述

阴道是软产道的重要组成部分及女性性生活的重要器官。各种先天性疾病所致先天性无阴道或阴道闭锁及各种损伤或肿瘤切除后的盆腔清扫和放射治疗等造成的阴道缺如或缺损，以及男性要求女性化者等都有阴道重建的要求。

阴道再造术的适应证包括：

1．先天性无阴道或阴道闭锁，是因副中肾管未发育或副中肾管尾端发育停滞，未向下延伸所致的一种先天性发育缺陷，发生率占新生儿的1∶(4000～10000)。绝大多数病例阴道为实体组织所代替，子宫发育不全或实心原基，卵巢可能有位置变异，但功能正常，染色体为46XX，故具有明显的女性第二性征和性生理，会阴部结构如阴毛分布、阴蒂、大小阴唇都是正常的，体型和乳房发育都具备女性特征。

2．妇产科肿瘤或转移癌手术切除，或外伤致阴道缺损的患者。

3．易性病者。

4．男性假两性畸形。

5. 睾丸女性化综合征患者。

临床上阴道再造主要采用皮片、肠袢、皮瓣、口腔黏膜等自体或异体组织移植。现以自体口腔黏膜微粒游离移植治疗先天性无阴道为例，介绍阴道再造的护理。

二、术前护理

1. 常规检查 完善术前各项检查，了解患者各重要器官的功能及营养情况是否适宜手术。B超检查，了解患者子宫及双侧卵巢情况。

2. 心理疏导 先天性无阴道患者大多在青春期发现患此病，认为自己存在生理的异常和生育的缺陷，害怕受到轻视，自卑、孤僻、焦虑、忧郁等心理障碍症状明显。对于手术担心能否成功，将来性生活能否达到自己期望的满意效果，手术后是否就可生育等方面存在忧虑或抱有较高期望值。针对患者生理和心理的特殊性，医护人员有的放矢地进行心理疏导，尊重患者，注意言行，通过恰当的语言和行为，建立尊重、理解、同情、信任的护患关系。护理操作及换药时注意遮挡，尊重隐私。严格执行医疗保护制度，不传播患者隐私，不随意介绍病情，同时鼓励和指导患者家属给予其心理、生理及经济上的支持。及时对患者及其家庭成员讲解术前必要的准备，术后可能的并发症，使其客观地认识手术效果。

3. 肠道准备 术前3天开始流质饮食，术前1日晚及术晨清洁灌肠，术前6～8小时禁水，8～12小时禁食。

4. 口腔准备 术前1日用0.02%醋酸氯己定于饭后漱口，术前1日晚及术晨嘱患者仔细刷牙后，再用0.02%醋酸氯己定清洁口腔。

5. 皮肤准备 术前1日剃除阴毛，观察术区皮肤的完整性，术前1日晚及术晨用温水清洗会阴部，并更换干净内裤。

三、术后护理

1. 饮食护理 术后7日进无渣流食，以清水为主，7日后半流食，逐步改为普食。患者术后首次排便困难时可使用外用肠道润滑剂，如开塞露。

2. 口腔护理 患者应饮用温凉清水，避免水温高引起口内伤口出血。应用0.02%醋酸氯己定漱口；严密观察口腔有无出血，保持黏膜采取处碘伏纱条压迫；密切注意颊部肿胀程度。若颊部肿胀呈进行性加重，并伴有红、肿、热、痛炎性症状时，应考虑术中是否损伤腮腺导管，及时通知医师。

3. 腹部胀气护理 阴道再造术后，腹部、肛门至会阴均有敷料加压包扎，肠蠕动减慢，为避免腹胀，可按摩、热敷腹部，必要时遵医嘱给予留置肛管或新斯的明肌内注射以缓解腹胀。

4. 会阴部护理 术区敷料加压包扎。严密观察会阴部敷料有无渗血、松脱。保持尿管通畅，每周更换一次尿袋，术后 6～10 天拔管。指导患者排尿时用手向里按压阴道模型，以免模型滑脱。

四、出院指导

1. 模具使用的健康教育　向患者宣教，为了防止再造阴道狭窄、粘连，应坚持使用模具，使其明确重要性，指导患者掌握消毒、使用模具的方法。术后 1 个月内，阴道内的软模具不取出，每日自行用卵圆钳取出软模具内纱布，用 0.05% 醋酸氯己定 50～100ml 冲洗腔穴，然后用卵圆钳将无菌纱布填塞到软模具内。卵圆钳保持清洁，每日用开水煮沸 10 分钟后备用。遵医嘱使用硬质模具后，每日将硬模具取出，清洗干净，用 0.05% 醋酸氯己定冲洗后放入，放入时尽量向内插入，但动作要轻柔，不能强行插入。每次排便时，用手按住模具，以防模具滑脱。使用模具期间，应穿弹力裤或带丁字带，保持模具的顶压状态。有固定性生活后，可逐渐减少或停止使用模具，无性生活者，术后 6 个月内每日使用，6 个月后改为每晚使用。

2. 复查　术后 1 个月来院复查，检查阴道上皮生长情况、再造阴道有无狭窄、缩短。如再造阴道无出血、破溃等并发症出现，可以将软模具更换为硬质模具。3 个月后再次复查，若上皮生长完好可行性生活，以后分别于半年、1 年来院复查。

3. 会阴部自我护理　保持会阴部清洁。开始使用硬模具后，停止阴道冲洗，每晚用 1∶5000 高锰酸钾坐浴，每次 10～15 分钟，阴道上皮生长完好后，每日用温水清洗会阴部即可。

第四节　直肠阴道瘘修补手术的护理

一、概述

直肠阴道瘘是连接直肠前壁和阴道后壁之间的异常病理性管道，又称粪瘘。直肠阴道瘘的主要症状为由阴道排出粪便和气体，稀便时更为明显。阴道和外阴部经常受粪便的污染刺激，易于诱发炎症和泌尿系逆行感染，局部卫生难以保持。

直肠阴道瘘的分类：按病因分为①损伤性直肠阴道瘘，包括产科分娩损伤、创伤、炎症性损伤等；②非损伤性直肠阴道瘘，包括先天性直肠阴道瘘、疝性瘘等；按瘘管的类型分为①单纯性直肠阴道瘘，指直径 <2.5cm，位于阴道下半部，多由创伤或感染导致；②复杂性直肠阴道瘘：指直径 >2.5cm，位于高位，由肿瘤、炎症性肠病或放疗所致；按瘘管的位置分为低位瘘、高位瘘、中位瘘。

直肠阴道瘘的手术方式选择决定于直肠阴道瘘的病因、部位及到达难度、大小、肛门括约肌功能状况、局部组织情况、有无手术史和放疗史、患者的整体健康情况以及外科医师的技术和判断。

现以阴道局部黏膜瓣法为例介绍直肠阴道瘘的护理。

二、术前准备

1. 常规检查　完善术前各项检查，了解患者各重要器官的功能及营养情况是否适宜手术。

2. 直肠逆行造影　用复方泛影葡胺做直肠瘘道造影，了解瘘口的位置、数量、大小及与周围腔道的关系。

3. 心理护理　此病患者心理负担较重，应尊重、理解患者。入院后护士主动接近患者，加强与患者的有效沟通，建立良好的护患关系。

4. 皮肤准备　术前一日剃除阴毛，观察皮肤的完整性，术前一日晚及术晨用温水清洗会阴，淋浴，更换清洁病服。

5. 肠道准备　术前3天口服肠道抑菌药，进流质饮食，术前一日晚及术晨清洁灌肠，向患者说明肠道准备的重要性，取得患者配合。

6. 阴道准备　术前3天应用0.05%醋酸氯已定冲洗阴道每日1~2次，每晚睡前阴道内放置甲硝唑1片，预防术后感染。手术应选择在月经后3~7天。

三、术后护理

1. 卧床1周，加强生活护理，满足患者生活上要求。

2. 术区观察　术区敷料加压包扎，严密观察会阴部敷料有无渗血、松脱。

3. 肛管护理　术后患者放置肛管者，严密观察肛管固定情况，患者自主排气后可拔除管。

4. 尿管护理　术后妥善固定引流管，防止脱出，尿袋固定不可高于床面，防止尿液倒流引起尿路感染，要保持尿管通畅，防止其受压、扭曲、折叠，一旦出现阻塞，要及时用无菌0.9%氯化钠注射液冲洗、疏通；要注意观察尿液的颜色和尿量，鼓励患者多饮水，每日饮水量不低于1000ml，以达到稀释尿液防止尿管阻塞的作用。尿袋每7天更换一次。术后一般7~9天可以拔出尿管。

5. 饮食　术后5~7天应进食高蛋白、高热量无渣流食，以控制1周内不排便，预防过早排便污染伤口。

6. 术后9天可以间断拆除术区缝线，观察伤口愈合情况。

四、出院指导

1. 注意饮食，给予粗纤维食物，含纤维素高的水果。

2. 养成定时排便的习惯，多做提肛运动。

3. 定期返院复查。

第五节 会阴部瘢痕挛缩松解手术的护理

一、概述

会阴部瘢痕挛缩畸形常为烧伤、烫伤及外伤所致，多见于儿童。瘢痕主要累及会阴周围、股内侧、臀部和阴阜等。可分为会阴周围型及会阴中央型。周围型畸形的特点是瘢痕部位距离外阴和肛门有一定的距离，大部分分布于周围，如会阴部与两股之间、会阴部前后及两股之间形成蹼状瘢痕，造成下肢外展功能障碍；中央型由于损伤外生殖器、会阴及肛周组织而造成肛门周围瘢痕挛缩，影响正常功能，甚至造成外生殖器的畸形及缺失。会阴瘢痕治疗以手术为主，根据瘢痕覆盖面积及挛缩程度，可采用自体皮片游离移植或局部皮瓣转移修复，并可与扩张器联合使用，以减少供皮或供瓣区的畸形。由于会阴部解剖的特殊性，因此该部位的瘢痕切除整形术的围术期护理显得尤为重要。

二、术前护理

1. 常规准备 完善术前各项检查，了解患者各重要器官的功能及营养情况是否适宜手术。

2. 心理护理 理解、同情患者由于疾病带来的痛苦，了解患者心理需求，配合医师给予针对性满足，如讲解手术目的及方式、麻醉方式、术中可能出现的情况、术后可能出现的不适等，使患者对手术有大致的了解，减轻焦虑、恐惧感，积极配合治疗护理。

3. 皮肤准备 瘢痕部位于手术前3天开始，用1∶5000高锰酸钾溶液坐浴，每日2次，浸泡擦洗瘢痕部位，尤其是瘢痕皱褶凹陷处及窦道内。术前一日耐心细致地做好瘢痕部位的清洁工作，由于瘢痕高低不平，皱褶、凹陷处常积存污垢，有的瘢痕组织形成假性憩室或窦道，甚至形成慢性小溃疡及窦道感染。因此，清洁时一定要耐心细致用棉签清除污垢，动作轻巧，防止造成新的损伤。供皮区术前一日清洗干净，并剃去毛发。

4. 肠道准备 术前3天进流质饮食，术前晚及术晨清洁灌肠，术前6~8小时禁水，8~12小时禁食。

三、术后护理

1. 心理护理 会阴部瘢痕手术后为使创面干燥及减少细菌污染，需暴露会阴部，采取被动体位，但会阴部系人体的隐私部位，大多数患者不愿暴露，护士应向患者讲采取被动体位的原因及重要性。同时在护理操作时注意保护、遮挡，使患者产生安全与信任感，取得合作。

2. 术区护理　严密观察会阴部敷料有无渗血、松脱，保持敷料清洁干燥，固定良好。

3. 尿管护理　术后要妥善固定引流管，防止脱出，尿袋固定不可高于床面，防止尿液倒流引起尿路感染，要保持尿管通畅，防止其受压、扭曲、折叠，一旦出现阻塞，要及时用无菌0.9%氯化钠注射液冲洗、疏通；要注意观察尿液的颜色和尿量，鼓励患者多饮水，保持尿管通畅，每周更换一次尿袋，术后7天拔管。

4. 体位　术后卧床7天，取平卧位，植皮术后的患者均须保持特殊体位，体位姿势的正确稳定与否与手术的成败有着密切的关系，植皮后双腿屈曲外展，双膝关节下垫软枕并制动。骶尾部垫气圈以防止压疮。

5. 饮食护理　术后7日内进无渣流食，使患者于术后7日内无粪便排出，防止过早排便污染术区。

四、出院指导

1. 保持术区清洁，穿柔软面料衣物，减少摩擦手术部位皮肤，防止形成新的瘢痕。

2. 冬季注意术区皮肤保暖，减少局部皮肤血管收缩，夏天防止蚊虫叮咬，避免形成新的创面。

3. 术后1个月内避免运动，减少外力对手术部位的牵拉。

4. 术后2周穿定制的弹力裤，通过对手术部位的加压，减少瘢痕生成。

5. 术后加强功能锻炼是提高手术效果、促进功能恢复和改善外观的重要措施。手术治疗只能为功能恢复创造有利条件，要达到良好的功能恢复，还需进行有效的功能锻炼。为了防止继发挛缩和有利于恢复功能，术后2周即可进行两侧髋关节功能锻炼，并逐渐增加锻炼幅度，持续3~6个月至局部畸形完全纠正，功能恢复正常为止。

第六节　肛门括约肌修复手术的护理

一、概述

肛门失禁是指肛门直肠节制和排粪功能障碍，不能随意排出和控制粪便和气体，不能感知直肠内容物的容量和性质，不能控制夜间排便。临床上根据失禁的程度轻重进行以下分类：

1. 完全性肛门失禁　肛门失去控制粪便、黏液和气体的功能。

2. 不完全性肛门失禁　肛门能控制固体粪便，但不能控制液体粪便和气体。

3. 感觉性肛门失禁　直肠和肛门局部失去对肠内容物的感觉，经常有少量液体粪便、黏液或气体不自主排出。

4. 便急　当直肠腔粪便积聚到一定量时，或腹泻时产生强烈的排便需要，而此时周围环境又不具备排便条件，需要人为控制排便，如果通过收缩肛门仍不能抑制并延迟排便至少5分钟，称为便急。

肛门失禁的治疗中重建肛门括约肌功能是治疗肛门失禁的关键。根据肛门失禁的病因和程度，可选用保守治疗、手术治疗两大类。常用的手术方法如下：

1. 股薄肌肌瓣转位行肛门括约肌成形术　适用于肛门括约肌广泛性受损，或神经损伤引起括约肌功能丧失而致的肛门失禁。

2. 肛门括约肌紧缩　肛门括约肌没有断裂，但因括约肌松弛，收缩力减弱，可致肛门失禁。对女性患者可在肛门前作半圆形切口，显露括约肌，将肌肉折叠缝合，其折叠的长度以缝合后肛门科通过一小指为度，对男性患者，则取肛门后切口性括约肌的折叠缝合。

3. 断裂肛门括约肌修复术　因肛门括约肌或直肠肛门环受损，其受损范围不超过周径1/3者，可行肌肉断端瘢痕切除，肌肉断端缝接，以恢复括约肌功能。

二、术前护理

1. 常规准备　完善术前各项检查，了解患者各重要器官的功能及营养状况是否适宜手术。

2. 心理护理　肛门失禁的患者心情紧张而窘迫，常感到自卑和忧郁，期待得到理解和帮助。护理人员应尊重和理解患者，给予心理安慰和支持，帮助其树立信心，配合治疗和护理。

3. 皮肤准备　床上铺一次性护理垫，每次便后用温水擦洗肛门周围及臀部皮肤，保持皮肤清洁干燥。必要时，肛门周围涂红霉素眼膏保护皮肤。术前一日备皮，剃除阴毛，观察皮肤的完整性，术前一日晚及术晨用1∶5000高锰酸钾溶液清洗会阴、肛门，更换清洁病服。

4. 肠道准备　术前3天口服肠道抑菌药，进流质饮食，术前一日晚及术晨清洁灌肠。术日晨12小时禁食，6～8小时禁水，向患者说明肠道准备的重要性，取得患者配合。

5. 精神紧张难以入睡者，术前晚睡前可遵医嘱给予镇静药，保证患者充足的睡眠。

三、术后护理

1. 术区护理　严密观察术区敷料有无渗血、松动，术后3～5天去除敷料后，注意观察肛门周围分泌物、排泄物的性状，如有异常，及时通知医师。

2. 肛管护理　术后患者放置肛管者，严密观察肛管固定情况，患者自主排气后可拔除。

3. 饮食护理　术后7天内进无渣流食，尽可能使患者在术后7天内粪便排出。

4. 皮肤护理　术后开始排便后，每次便后用1∶5000高锰酸钾溶液洗净会阴及肛门周围，患者臀下置看护垫，一经污染，立即更换，以减少床褥污染。要随时更换污染的衣物和被单。

5. 保持室内空气新鲜，经常通风。

6. 保证患者每天摄入充足的液体。

四、出院指导

1. 帮助患者重建排便的能力　教会患者进行肛门括约肌和盆底部肌肉收缩锻炼，或重建肌肉的收缩与肛门收缩之间的配合训练。指导患者试做排便动作，先慢慢收缩肌肉，然后再慢慢放松，每次10秒左右，连续10次，每次锻炼20~30分钟，每日数次，以患者感觉不疲乏为宜。

2. 饮食注意，应给予粗纤维的食物，保证排便通畅。

3. 如有异常，及时来院复查。

第七节　易性癖手术治疗的护理

一、概述

一个生物学上的男性或女性个体，尽管他（她）们清楚地知道自己的生物学性别，但却在心理上感觉到自己是异性，并终生渴望改变自己的生物学性别，以异性身份去生活、工作和学习。这种现象称为“易性癖病”（transsexualism），这样的人称为“易性癖病患者”（transsexual）。

易性癖病是一种非性心理障碍性疾患，大多数学者认为易性癖病有其生物学基础，并提出了各自的学术观点和发现。主要学说有生物学学说、两性体学说、脑学说、心理学学说、精神分析学说。

易性癖的治疗到目前为止尚无完全统一的意见。一般来说，易性癖的治疗方法主要有心理治疗、药物治疗和外科治疗。

由于心理疏导和内分泌治疗效果有限，真正的易性癖患者通过保守的治疗方法往往无效，最后多半求诸手术的方法，即变性手术。所谓“变性手术”，顾名思义，通过整形外科手术（组织移植和器官再造）使易性癖病患者的生物学性别与其心理性别和社会性别相一致。手术内容包括：

1. 男性变女性的变性手术　主要包括：阴茎、睾丸切除术；尿道移位、阴道、阴蒂再造术；大阴唇、小阴唇及阴阜的成形术，阴毛再分布手术；女性胸廓成形和甲状软骨缩小成形术。此外还有鼻整形、颏整形、颧颊部等面部轮廓女性化的手术及声调调整、激光、电解或手术除毛等附加手术。

2. 女性变男性的变性手术　主要包括：子宫、卵巢、阴道切除术；乳腺摘除术；阴茎再造术；睾丸植入和喉结再造术。此外还有腹部、髋部整形和鼻、颏、下颌、颧、颊部等面部轮廓男性化的手术及声调调整等附加整形术。

变性手术对患者而言，不论是经济上还是肉体上均需要有足够的准备才可以考虑手术，因此要慎重对待。

二、护理

变性手术需分多次完成，可根据实施手术的不同，实施相应的护理措施，详见各章护理。本文将以心理护理为重点介绍变性手术患者的护理。

1. 易性癖是生理学性别和心理认识的性别不一致而产生的一种状态。易性癖患者的心理较为复杂，属病理心理学范畴，患者在社会中常不被认可，内心非常痛苦，大多表现为抑郁，沉默寡言，不愿与他人沟通等。他们在心理上更为敏感，更易受到伤害。因此，在工作中护士应主动与患者沟通，理解他们的处境，尊重他们的选择，同时与其家属沟通，了解他们的社会背景，鼓励家属给予患者必要的心理支持。

2. 护士针对患者知识层次不同，深入浅出地开展健康教育，从疾病的发生发展、术前的各种准备、术后的生理变化及可能面临的问题等方面入手，使患者及家属能面对现实，保持良好的心理状态和行为方式。

3. 护理人员在工作中应注意自己的语言、行为，避免无意间引起患者的不良情绪。尊重患者，对患者表示理解和同情，态度和蔼，避免交头接耳，使用语言准确规范，通俗易懂，避免患者听不懂，产生疑惑、误解，引起焦虑、恐慌、悲观等消极情绪。

4. 严格执行医疗保护制度，不传播患者隐私，不随意介绍病情，尊重患者人格，严格做好保护性治疗和护理。

5. 异性患者需手术切除性腺器官，造成体内激素水平改变，患者术后易出现情绪波动，如烦躁不安、易怒、疑心加重、喜怒无常等。护士与患者接触中，应注意患者的情绪变化，随时帮助调整心态，并告知家属患者术后可能产生的反常情绪，以取得患者家属的理解配合，必要时遵医嘱给予激素治疗。

参 考 文 献

[1] 王炜. 整形外科学. 杭州：浙江科学技术出版社，1999
[2] 宋秀英. 整形外科护理. 北京：人民卫生出版社，1997
[3] Sherrell J. Aston Robert W. Beasley Charles H. M. Thorne. 格－斯整形外科学. 世界图书出版西安公司，2002
[4] 洪光祥，王炜. 手部先天性畸形. 北京：人民卫生出版社，2004
[5] 张涤生. 整复外科学. 上海：上海科学技术出版社，1979
[6] 李雅英. 医院消毒新标准贯彻实施与消毒新技术操作要点及供应室安全管理必备手册. 北京：人民卫生出版社，2010
[7] 霍孝蓉. 医院消毒供应中心（室）知识问答. 南京：东南大学出版社，2007
[8] 任伍爱. 消毒供应中心管理指南. 北京：科学技术文献出版社，2006
[9] 宋儒耀，方彰林. 美容整形外科学. 北京：北京出版社，1992
[10] 井西学，刘隆祺. 医学心理学. 北京：科学出版社，2007
[11] 孟昭兰. 普通心理学. 北京：北京大学出版社，1994
[12] Millard DR. Principlization of Plastic Surgery. Boston：Little，Brown and Company，1986
[13] 林崇德. 发展心理学. 北京：人民教育出版社，2006
[14] 王登峰. 变态心理学. 北京：时代文化出版公司，1993
[15] 陈素坤，周英. 临床心理护理教程. 北京：人民军医出版社，2007
[16] 乔群. 整形美容系列丛书——乳房美容100问. 北京：中国妇女出版社，2001
[17] 栾杰主译. 乳房再次整形手术学. 北京：人民卫生出版社，2008
[18] 李世荣，姜世正. 除脂塑身整形外科. 成都：四川科学技术出版社，2004
[19] 戚可名. 女性美容整形外科学. 北京：人民军医出版社，2001
[20] 余媛. 整形美容外科及烧伤科护理常规. 北京：中国协和医科大学出版社，2005
[21] 薛富善，袁凤华. 围手术期护理学. 北京：科学技术文献出版社，1989
[22] 李森恺. 尿道下裂学. 北京：科学出版社，2008
[23] 朱洪荫. 中国医学百科全书. 整形外科学. 上海：上海科学技术出版社，1986
[24] Herford A，Zide MF. Reconstruyction of superficial skin cancer defects of the nose. J Oral Maxillofacial Surg，2001，59：760
[25] RM Zuker，L Capek，W de Hass. The expanded forehead scalping flap：a new method of total nasal reconstruction. Plast Reconstr Surg，1996，98：155
[26] 李小静，宁金龙，高学宏，等. 应用改进的额部扩张皮瓣行全鼻再造术. 中华整形外科杂志，2005：208－210
[27] 张淑兰，陈玉琴，牛莲英. 额部皮瓣全鼻再造的护理4例. 中国实用护理杂志，2003，19：52
[28] 李金荣，秦霞南，李小丹，等. 全鼻再造手术方法的探讨. 中华整形外科杂志，2004，20：247

[29] 鲁开化，艾玉峰，郭树忠．皮肤扩张术在整形外科应用的经验．中华整形烧伤外科杂志，1996，12:60－61

[30] Edgerton MT，Hangman MW，Prusinsky TP．Plastic surgery and psychotherapy in the treatment of 100 psychologically disturbed patients．Plastic Reconstr Surg，1991，88：594－608

[31] Borah G，Rankin M，Wey P．Psychological complications in 281 plastic surgery practices．Plast Reconstr Surg，1999，104：1241－1246

[32] Pavan C，Simonato P，Marini M，et al．Psychopathologic aspects of body dysmorphic disorder：a literature review．Aesthetic Plast Surg，2008，32：473－484

[33] 霍孟华，黄金井，戚可名．聚丙烯酰胺水凝胶毒副作用的实验研究．中华整形外科杂志，2002，18:79－80

[34] 管佳琴，张晓菊，黄嘉玲，等．DIEP 皮瓣乳房再造术的围手术期护理．中国实用护理杂志，2009，25：34－35

[35] 常兴华，王志军．乳癌术后乳房再造的研究进展．中国实用美容整形外科杂志，2006，17：216－218

[36] 郭娜，倪毅，关炜．乳房再造术的研究进展．山西中医学院学报，2008，9：60－62

[37] 张立成．乳腺癌术后乳房再造的进展．实用全科医学，2007，5：1010－1011

[38] 杨庄青，汤学良，邹天宁，等．乳腺癌改良根治术后即刻乳房再造不同方法的临床应用．现代肿瘤医学，2009，17：1692－1695

[39] 秦妍彦．会阴部瘢痕切除整形术围手术期护理．徐州医学院学报，2007，27：186－187

